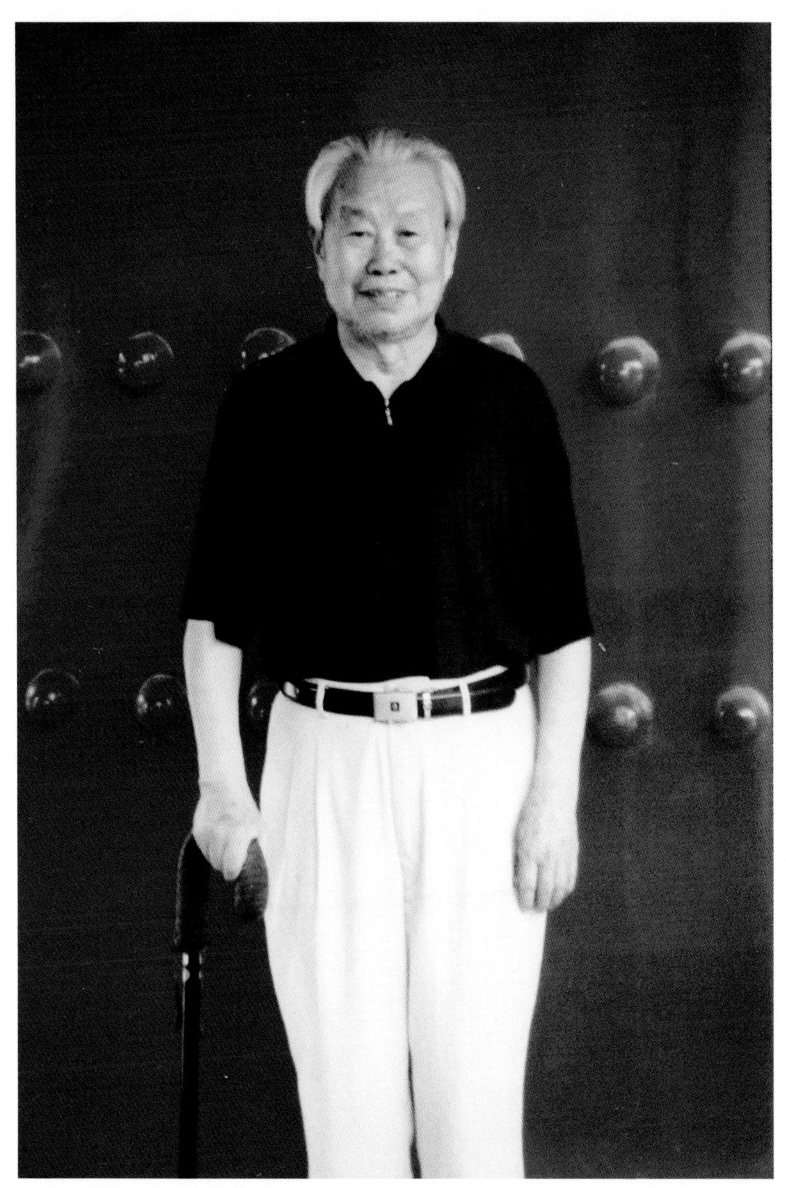
国家级名老中医谢远明

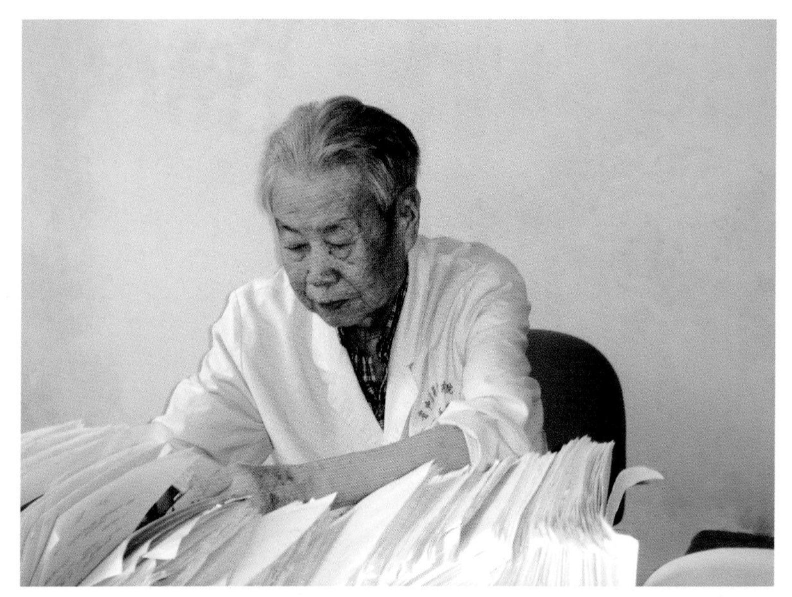

谢老在门诊工作中

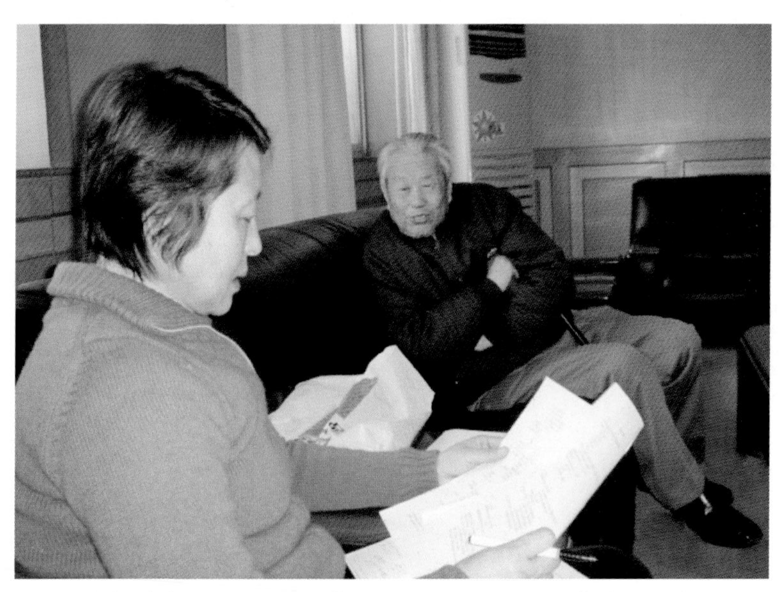

谢老学术经验继承人曹利平向老师汇报工作（左二）

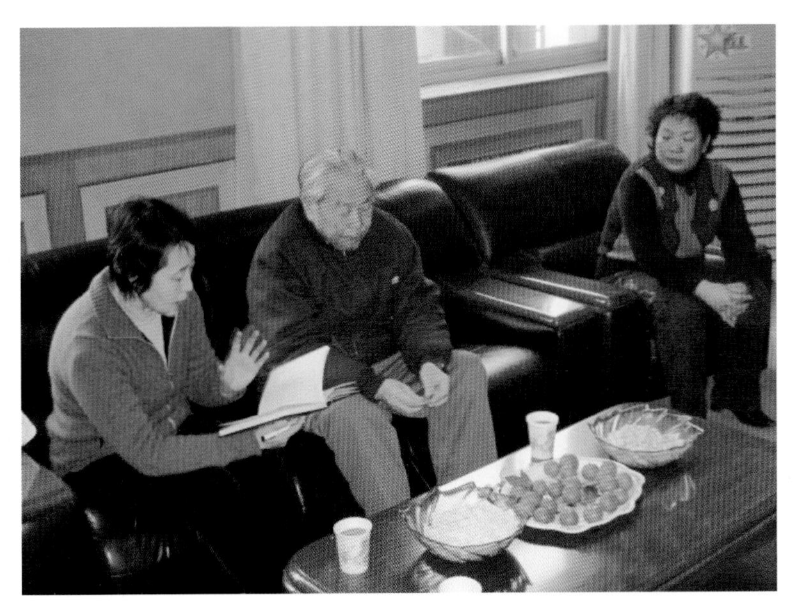

谢老和传承工作室人员在一起（左二）

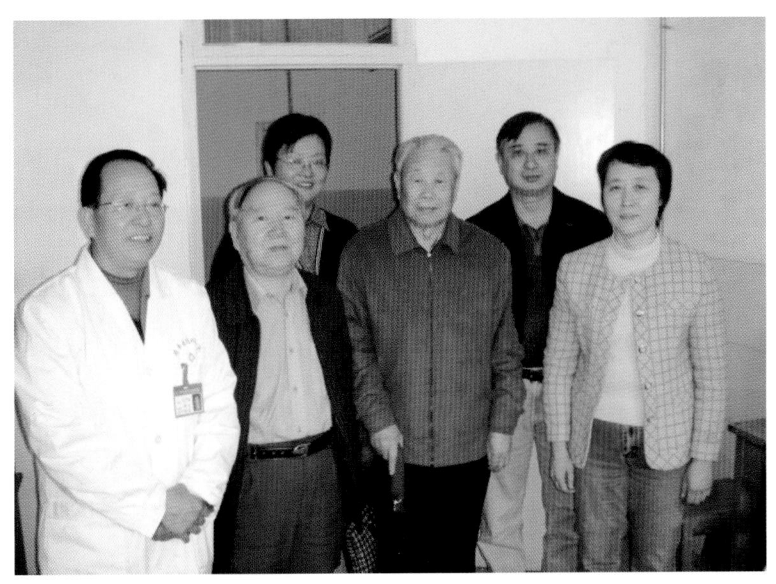

国家中医管理局、省局及院领导和谢老在一起（右三）

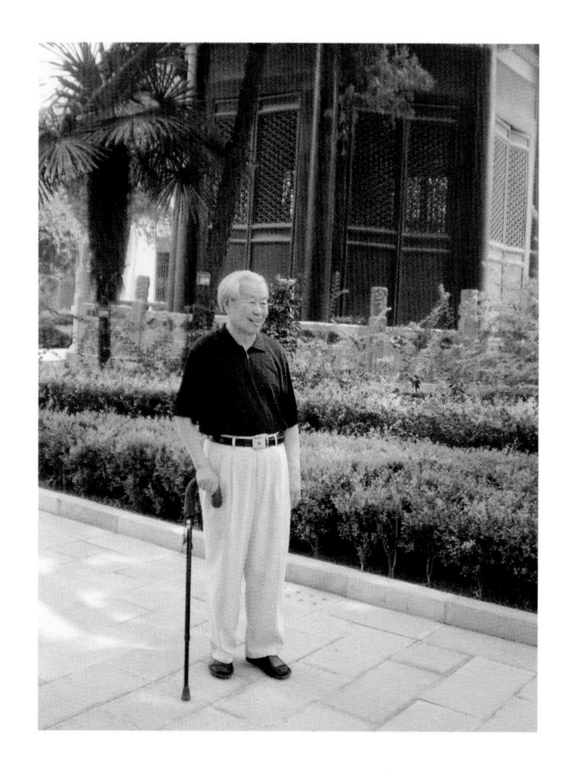

谢老生活照

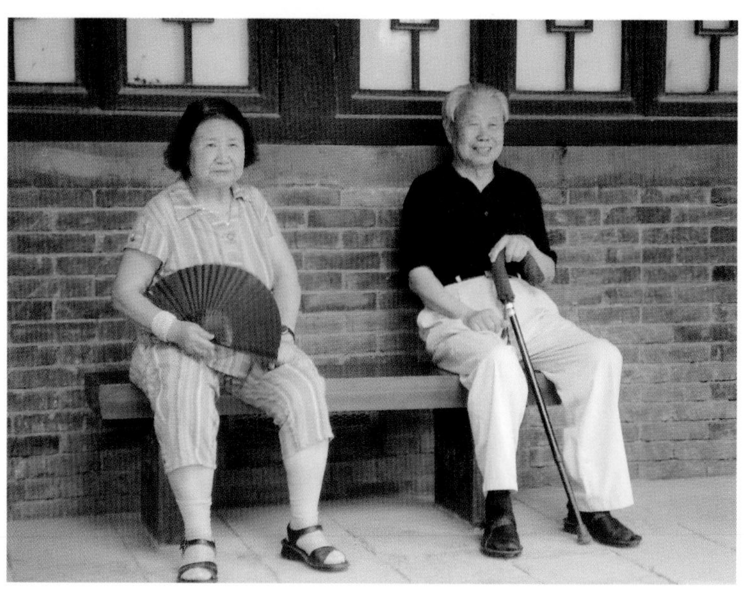

谢老和夫人生活照（左二）

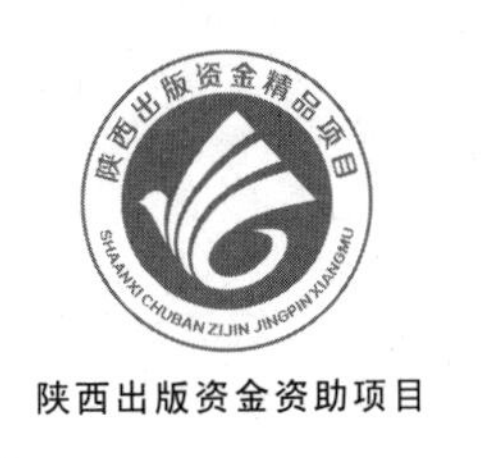

陕西出版资金资助项目

名老中医师承工作室系列丛书

谢远明临证精华

◎苗文红　曹利平　主编

陕西出版传媒集团
陕西科学技术出版社

图书在版编目(CIP)数据

谢远明临证精华/ 苗文红,曹利平主编. —西安:陕西科学技术出版社, 2015.1

(名老中医师承工作室系列丛书)

ISBN 978-7-5369-6175-3

Ⅰ. ①谢… Ⅱ. ①苗… ②曹… Ⅲ. ①中医学-临床医学-经验-中国-现代 Ⅳ. ①R249.7

中国版本图书馆 CIP 数据核字(2014)第 199573 号

谢远明临证精华

出 版 者	陕西出版传媒集团 陕西科学技术出版社 西安北大街 131 号 邮编 710003 电话 (029)87211894 传真 (029) 87218236 http://www.snstp.com
发 行 者	陕西出版传媒集团 陕西科学技术出版社 电话(029)87212206 87260001
印 刷	中煤地西安地图制印有限公司
规 格	720mm×1000mm 16 开本
印 张	16.25 插页 2
字 数	260 千字
版 次	2015 年 1 月第 1 版 2015 年 1 月第 1 次印刷
书 号	ISBN 978-7-5369-6175-3
定 价	50.00 元

主　编　苗文红　曹利平

副主编　谢燕华　陈　涛　王向阳　魏亚东

编　委（排名不分先后）

张军城　鱼　涛

序

陕西是中医药科技文化发祥很重要的地方，素有“秦地无闲草，陕西多名医”之美誉。自古以来，在陕西涌现出了许许多多的中医药学家，代不乏人，亦不乏术，中医药在这里不曾有文化上的断层。药王孙思邈，就是隋唐时期他生活的年代最伟大的医药学家，承上启下，在医林影响一千三百多年，以至于今。陕西中医药学家、学者，传承医祖医圣药王的医经经方时方和各科医学思想及经验是多方面的，其内容丰富多彩。

近代以来，陕西中医学院、陕西省中医药研究院、陕西省中医医院、西安市中医医院、各地的中医大专班、各市县的中医医院和各民营中医药医疗科研单位，荟集了一大批名老中医、名中医、中青年中医新秀，还有众多的民间名中医。他们的学术经验是非常宝贵的医药科技文化资源，需要及时的挖掘整理，用以指导后来的学者。同时，也可以为那些因时空等各种原因而不能亲自在名老中医身边学习的从医人员，提供一个如同在名医名师身边学习的机会。

对名老中医学术经验传承和推广应用的工作，国家中医药管理局一直非常重视，从“十五”开始，就确立了名老中医学术思想临证经验的挖掘整理及推广的专项研究，陕西省也出台了《陕西省人民政府关于扶持和促进中医药事业发展的实施意见》，以实施名医名科名院的“三名”战略。

这项工作是收集整理、继承应用名（老）中医的学术思想和临床经验，培养中医人才，开展学术交流，进行中医科学研究的一个重要阵地和平台，在中医临床、中医药教学，中医学术流派传承，中医药科研等方面，发挥着越来越重要的作用，将成为中医学发展中的一项不可替代的重要工作。

陕西科学技术出版社出版的这套《名老中医师承工作室系列丛书》，就是基于上述需要而组织编写的。本丛书将每位名老中医的宝贵经验分为医家传略、学术研究、临床经验、医案医话及个人文集五个篇章来编写。书中较为突出的特点是“医案医话”部分，均为各位名老中医的临证医案，体现了多种精粹内涵。对继承和发扬名老中医的学术经验、促进中医诊治疑难病的水平，乃至推动中医学术发展，具有一定的参鉴作用和现实意义。

張学文

甲午孟冬

前 言

中医学是一个伟大的宝库，作为一名现代中医只有保护和发扬中医特色，坚持“继承而不泥古，创新而不离宗”，才能使中医的理论体系进一步得到完善，使中医更好地应用于临床实践，造福于广大人民群众。

全国名老中医谢远明，是国内著名的中医学者、临床家，陕西省中医药研究院暨陕西省中医医院主任医师，全国第二、第三批名老中医药专家学术继承工作指导老师。从事中医临床50余年，经验丰富，疗效显著，在患者中享有很高声誉。谢老熟谙中医经典，精于辨证论治，临床擅长治疗血液病、内科疑难杂症及肿瘤等，在治疗中认证准确，用药力猛，善于守方，用药独特。谢远明主任医师献身祖国医学事业，在继承、发扬我国传统医学，培养人才方面取得了显著的成就和突出的贡献，不愧为杰出的中医学专家和名老中医。其医德医风更是值得我们后辈学习。

笔者有幸跟随老先生临证学习，受益匪浅，我们梳理、归纳、整理了谢老的学术思想及临床经验，并将谢老部分疗效显著的医案加以总结，愿广大同行能从中受益。不足之处敬请同仁指正。对在本书编写过程中给予我们支持的同道，表示衷心感谢。

编 者

2014年5月

目 录

开篇 医家传略

上篇 学术研究

中篇 临床经验

下篇　医案医话

附篇 个人文集

开篇　医家传略

谢远明（1932—2007），陕西省汉中市南郑县人。1947 年师从当地名医陈元奎先生学习中医，刻苦攻读 4 年出师。1953 年参加政府统一考试，取得中医师证书并开始在保健诊所正式行医。1956 年受聘于该县海棠乡卫生所，中医师，并担任所长。1958 年被选送到陕西中医学院师资班深造，毕业后分配到陕西省中医研究所（现陕西省中医药研究院、陕西省中医医院）从事临床、科研、教学，终生从医 57 年。历任中华全国中医药学会陕西分会常务理事，陕西省中医药学会肿瘤专业委员会主任委员，中国抗癌协会陕西分会常务理事，陕西省新药评审委员会委员，《陕西中医》杂志编委，1992 年 10 月起享受国务院批准的政府特殊津贴，中国中医药学会临床药物评审专家委员会委员，国家中医药管理局选定为全国第二、第三批名老中医药专家学术继承工作指导老师。谢老在临床的同时先后带教学生数百名，晚年带学术继承人 4 名，深受广大患者及学生们的爱戴和敬重。

谢远明启蒙时期学习的医学教材涉猎各家，有《内经》《伤寒杂病论》《温病条辨》《温热经纬》《神农本草经》《本草纲目》《伤寒来苏集》《本草求真》《温疫论》《千金方》《千金翼方》《医林改错》《脾胃论》《医学三字经》，等等。其他学习资料包括《诸病源候论》《外台秘要》《血证论》《医宗金鉴》《幼幼集成》《寿世保元》《叶天士医案》《陈修园七十二种》，等等。谢老少年时学习刻苦，善于思考，勤于实践，触类旁通，是他早年成才的重要原因。谢老回忆说："早年当学徒时，有一小儿被开水严重烫伤，老师让我上山采来几斤生地榆，洗干净，捣成糊状敷在烫伤处，敷上几小时后小儿停止哭闹，数日后烫伤痊愈，并且不留疤痕，我高兴万分。想来生地榆有止痛消炎的作用，也是治疗烧伤的良药，在农村，孩子烧伤烫伤较多用之，可痊愈。"最令他觉悟的一件事是："1952 年 3 月一患者家属来请出诊，老师让我单独出诊。患者属产后发烧，被诊断为产后感冒，我用桂枝汤加黄芪和生化汤，水煎服，3剂。复诊病情未见好转，老师出诊后仍用原方3剂症状大减，我问老师为什么，他反问我医有十不治，第一条是什么。我说是病家不相信者不治。他说我对了一半，而且3剂药远未起到治疗作用。”从此他领会到，临证时需辨证准确，用药精当，还需取得病家信任，愿意配合医生治疗。

谢老早年随陈元奎先生学习中医时，除勤奋好学外，还特别注意学习中医古典书籍的先后顺序、要领及方法。他认识到，经典是源，要精读；还要读专著；特别强调要学好《陈修园七十二种》《医宗金鉴》《神农本草》《本草纲目》和《诸病源候论》等。要记好读书笔记，开篇先读序，了解内容和重点，如《伤寒论》首先领悟六经辨证的提纲，重点必须精读，做到背诵如流，泛读领会其意。四大经典宜精读，因其是中医的基础理论，是源；《医宗金鉴》《陈修园七十二种》《诸病源候论》《伤寒来苏集》《伤寒类方》《叶天士医案》《名医类案》等宜粗读，以求博极医源，精勤不倦。他特别推荐的古代医书是《本草纲目》，因为该典籍改进了中国传统的中药分类方法，格式比较统一，叙述比较科学、严密，对动物和植物的分类学的发展具有重大意义，尤其是附方中有很多简、便、验、廉的有效良方。

谢老对清代医学家王清任所著的《医林改错》评价较高，认为王勇于实践，重视实践，对我国的解剖学和临床学作出了重大贡献。《医林改错》对继承和发扬祖国医学遗产具有一定现实意义，赢得了国内外医学界的赞扬。

谢老治学经验：要求后学者理论扎实，善于总结提高；业精于勤，多读经典，勤于实践。他最欣赏的名句与精段，在《内经》中有：“正气存内，邪不可干，精神内守，病安何来。邪之所凑，其气必虚。”“未病防病，已病防变；肾为先天之本，脾为后天之本。”在《伤寒论》中有：“保胃气，存津液，有胃气则生，无胃气则死。”并在他的中医临证实践中始终得到贯彻。

此后的50多年间，他博览中医经典著作，结合中医内科、肿瘤诊治及大量临床医、教实践，逐步形成了自己独特的中医理论及认识：中医学不是一门孤立的学科，它涉及哲学、天文、地理、历法等学科，必须涉猎广泛，才能真正通晓其医理。他继承而不泥古，创新而不离宗，发挥中医辨证论治的优势，多途径整体调整机体的病理状态，并能将现代医学的研究成果有效地运用于临床，运用现代医学的手段弥补中医诊断的不足，发古人之未发，创今人之未创，形成了自己独特的治疗方法，取得了突出的成就。

上篇　学术研究

谢老在临证中潜心研究历代医家的经典著作，汲取众家所长为我所用，又借鉴现代医学的研究成果来充实中医的内涵，即“通古而融今，继承而创新”。临证以脏腑辨证为纲，以气血辨证相辅，重视舌诊辨证，体现了辨证与辨病相结合，扶正与祛邪相结合，局部与整体相结合，治病与防病相结合的特点。其临证思辨有以下几点：

一、维护中医是正确思辨的根基

谢老终生都坚持认为，中医学是中国人民长期与疾病作斗争的极为丰富的经验总结，是我国优秀文化的一个重要组成部分。它在古代的唯物论和辩证法思想的影响和指导下，通过长期的医疗实践，逐步形成并发展为独特的医疗理论体系，为中国人民的保健事业和中华民族的繁衍昌盛作出了巨大的贡献。它是研究人体生理、病理以及疾病的诊断和防治等的一门科学，有独特的理论体系和丰富的临床经验。它源于实践，反过来又指导实践。在现代科学技术飞速发展的今天，中医学不可避免地受到了巨大的冲击，谢老不为各种表现所迷惑，更不为各种谬论所动摇，他教导学生们要认识中医学是一个伟大的宝库，它不是一个孤立的学科，它的理论涉及哲学、天文、地理、历法等多学科，它的理论体系和实践意义是现代医学所无法取代的。作为一名现代中医，只有保护和发扬中医特色，防止丢失中医的精髓，坚持“继承而不泥古，创新而不离宗”，才能使中医的理论体系进一步得到完善，使中医更好地应用于临床实践，造福于广大人民群众。

二、借鉴西医的研究成果充实中医的内涵

随着现代科学技术的飞速发展，现代医学取得了巨大的进步，医疗方法和手段日新月异，新的医疗设备、产品层出不穷，特别是西医发展得更快。

谢老说作为一名现代中医绝对不能排斥西医，故步自封，相反地应当利用和借鉴科学技术成果和现代化手段，为我所用，用其来诠释数千年中医理论的内涵，利用西医的科研成果来发展中医的理论和治疗手段。例如传统的中医外治法借助现代科技的红外线、微波等技术运用于临床，更易为患者接受。目前越来越多的中药和复方进行了药理分析和研究，为中药治病找到了科学依据，为中医走向世界，与国际社会接轨打下了坚实的基础。谢老虽为中医权威，但绝不排斥西医。在近年来的医疗实践中，他充分利用现代药理学的研究成果处方用药，疗效显著。例如，现代药理研究表明川芎、丹参、赤芍等药有明显的扩张冠状动脉，增加冠脉血流量，改善心肌供血、供氧等作用，故谢老诊治胸痹时，无论证属血瘀还是气血亏虚，均加用上述药物治疗，疗效颇佳。现代药理研究表明，虫类药可抑制血小板聚集，促进纤维蛋白原溶解，改善微循环，改善血液高凝状态及免疫状态，并有明显抑瘤和杀死肿瘤细胞的作用，故谢老治疗肿瘤多加用虫类药，以预防肿瘤复发和转移。

三、以脏腑辨证为纲

谢老在临证时，突出显示脏腑辨证的重要性。他说人体是一个统一的有机体，各脏腑、组织、器官的功能活动不是孤立的，而是整体活动的一个组成部分，在生理功能上存在着相互制约、相互依存和相互为用的关系，在病理状态下也是互相影响、互相牵制、互为因果的。辨证的本质其实是寻求病机的过程。从病机的构成看，它有三个要素，即病因、病位和病性。临床所现证候至少由两个以上要素组成，甚至包含三个要素，即病因+病位，病位+病性，或病因+病位+病性。无论哪种组合均反映出具体的脏腑器官的功能失调。例如，心属火，位居于上属阳；肾属水，位居于下属阴。从阴阳、水火的升降理论来说，位于下者以上升为顺，位于上者以下降为和。因此，心火必须下降于肾，肾水必须上济于心，心肾之间的生理功能方能协调，故称之为“心肾相交”，也称“水火既济”；若心火不能下降于肾，肾水不能上济于心，则心肾之间的生理功能就会因失去协调而出现一系列的病理表现，即称为“心肾不交”，或“水火失济”。据此理论，谢老在诊治胸痹患者时，多加用淫羊藿以交通心肾，调济水火。再如，肺与脾从五行归属上看，脾属土，肺属金，二者存在着相生关系，因此在生理功能上密切相关，在病理变化上也相互影响。如脾气虚损，常可导致肺气不足，而肺病日久，也可导致脾的运化功能失常，或使脾气亏虚。据此理论，临床上谢老在诊治肺癌，尤其是肺癌晚期或肺癌放、化疗后呈现一派肺气不足证候时，常选用枳朴六君子汤化裁，充分诠释“培土生金”的治法原理，临床疗效颇佳。谢老曾诊治一刘姓患者，男，65 岁。主诉为右肺腺癌手术后 1 年，术后因体质虚弱未做放、化疗，刻诊症见周身疲乏，咳嗽，气短，动则尤甚，自汗，痰少，咳痰无力，纳呆，腹胀，便溏，每日 2 ~ 3 次。查体见形体消瘦，面色萎黄，精神不振，少气懒言，舌质淡，苔白腻，脉沉细。谢老认为证属肺脾气虚，处方选用枳朴六君子汤化裁。服药 2 周，精神明显好转，气短、自汗、咳嗽均减轻，前方加黄芪 60g，黄连、砂仁各 10g，荜澄茄 15g，又服 12 剂，纳食增加，腹胀消失。守方随症加减，服药 2 年，病情稳定，未见复发和转移。又如，谢老临床诊治骨癌，或各种肿瘤骨转移等皆从肾论治，因肾主骨生髓，只有肾中精气充盈，才能充养骨髓，祛除骨病。对于各种血液病及肿瘤放、化疗后引起的骨髓抑制而见白细胞降低，或血小板减少，或三系细胞均减少的治疗，大多数人都以补气生血为原则，而谢老仍从肾论治。他认为肾主骨髓，髓能生血，肾气充盈，则气血旺盛。处方选用参芪地黄汤化裁，疗效显著。

在脏腑辨证的基础上，谢老也结合八纲辨证，进一步明确病因病性，而采用“同病异治”“异病同治”的法则。例如，义某，女，43 岁。就诊主诉为肺癌手术、化疗后 4 个月，现症见咳嗽，咯白痰，痰黏难咯，气喘，动则尤甚，伴消瘦，纳差，口干喜饮，无咯血症，全身乏力。舌质红，少苔，脉细。谢老考虑为肺脾气虚、肺阴不足，处方选用一贯煎加减。服药 2 周，咳嗽、气喘等症减轻，痰易咳出，乏力减轻，纳食增加。上方继服 12 剂，咳嗽轻，口干不著，痰少，易咳出，活动后气喘，仍乏困，纳食尚可，舌质淡红，苔薄白，脉沉细。四诊合参，阴虚证已减，而气虚犹存，遂改用枳朴六君子汤加减健脾益气。张某，男，73 岁。就诊主诉为肺癌手术、化疗后 1 月，症见声音嘶哑，吞咽困难，咳嗽，痰少质黏难咯，伴胸闷气短，神疲懒言，纳少，二便尚调。谢老分析该患者虽有声音嘶哑，痰少质黏难咯等阴虚症，但因其刚结束化疗，肺脾受损，正气亏虚，故当以健脾益气，顾护胃气为主，处方予枳朴六君子汤加减。服药 12 剂，精神好转，纳食增加，咳嗽减轻，痰量减少，但痰黏难咯，喉部发紧，前方加白芥子、莱菔子、浙贝母、瓜蒌等以加强化痰之功。又服药2周，精神较好，咳嗽轻，咯少量白黏痰，吞咽有阻塞感，仍声音嘶哑，继服前方加乌蛇、蜈蚣、土鳖虫等以增强活血化瘀、软坚散结作用。守方服用2个月，病情稳定。以上两病例虽然诊断相同，但因其病机不同，所采用的治法方药亦不同，即“同病异治”。而“异病同治”的案例亦不胜枚举。如谢老对于肿瘤化疗后的治疗，无论病位在哪里，也无论病理分型是否相同，多以健脾益气、扶正培本为法，处方皆选用枳朴六君子汤化裁，疗效显著。如关某，女，55岁。就诊主诉为卵巢癌术后、化疗后4年，现症见下肢无力，纳呆，便溏，大便不爽，头昏。舌质淡，苔白，脉沉细。处方给予枳朴六君子汤加黄连、荜澄茄、乌蛇、蜈蚣、土鳖虫等。服药12剂，乏力减轻，纳食增加，但仍便溏，脘腹痞满，上方加炒麦芽、鸡内金、姜黄。服药半月，脘腹痞满稍减，又出现两胁下胀满不适，考虑有肝郁气滞，肝胃不和之嫌，上方加香附、郁金。守方服药半年，精神尚好，纳可，偶有便溏，余无特殊不适。3个月后随访，病情稳定。李某，男，59岁。就诊主诉为肝癌手术后3个月。患者自述半年前无明显诱因出现右上腹疼痛不适，呈间歇性钝痛，劳累后感身困乏力，后症状逐渐加重，遂到某西医医院作磁共振检查示：肝右叶前、后段交界处占位，考虑肝癌可能，于2001年9月25日行肝癌楔形切除术，冰冻切片报告：高分化肝细胞癌。术后未进行化疗，转求谢老中药调理。现症：胃脘部胀满，微感恶心，精神尚可，纳呆，二便调，右上腹无疼痛感。观其面色晦暗，舌质暗红，舌下静脉紫暗迂曲，苔白腻，脉细弦。诊为肝积，证属气虚血瘀，方选枳朴六君子汤加乌蛇、蜈蚣、土鳖虫、生薏苡仁、黄芪等。服药12剂，胃脘胀满减轻，恶心症消，二便尚调，但双腿略有肿胀，舌淡暗，苔白腻，脉细弦。前方加大腹皮、牛膝、姜皮、冬瓜皮。又服12剂，肿消，精神佳，食纳可，二便调，无明显不适。守方服药4年，病情稳定，无特殊不适。2005年10月，因肝区隐痛，乏力，纳呆，口苦，做腹部CT检查，疑有肝内转移，故行介入治疗1次，术后仍坚持在谢老处服中药治疗，处方仍为枳朴六君子随症加减。2006年7月随访，病情稳定，生活自理，能参加适度的劳动。

四、以气血辨证相辅

气血是构成人体和维持人体生命活动的最基本物质，是人体生命活动的动力和源泉。在生理上既是脏腑功能活动的物质基础，又是脏腑功能活动的产物，因而在病理上脏腑与气血的病变是相互影响的。谢老认为，任何脏腑的病变皆可表现为气血的功能失常。因此临证时首当辨别脏腑，其次要重视气与血的辨证。例如，对各种肿瘤的诊治，谢老认为肿瘤是一种慢性消耗性疾病，早期症状隐匿，一旦确诊多已进入中晚期，加之确诊后又历经手术、放疗、化疗等治疗，使脏腑功能受损，气血耗伤，故而易呈现气血亏虚、气滞血瘀等病理变化，谢老以"非虚即瘀"的病机来概括它。多年来谢老以疑难杂症和肿瘤作为主攻方向，以扶正培本、活血化瘀作为主要治则，屡屡奏效。谢老自拟黄芪内托散、益气化瘀汤、化瘀利湿汤等方剂，治疗各种淋巴结炎、淋巴结肿大、肿瘤淋巴转移、恶性淋巴瘤、脑瘤、肾病等皆以益气化瘀汤治疗。王某，女，36岁，农民。就诊主诉为左耳后结节3月余。自述3个月前不明原因左耳后疼痛，可扪及一结节，大如花生粒，有触痛，且日渐增大，大如杏核，局部红肿热痛，曾到一西医医院诊为"腮腺混合瘤"，给予抗结核治疗2个月，无显效，转求谢老诊治。谢老认为该病属中医瘰疬范畴，病机当责之为痰瘀互结、热毒内蕴而成，但病已逾数月，故处以黄芪内托散化裁以益气活血，软坚散结。服药半月，局部红肿消退，肤色正常，包块较前缩小，无明显压痛。守方服用2个月，包块全消，无其他不适，随访半年，无复发。曾诊一男，酗酒成性，每日必饮酒至烂醉，曾尝试戒酒，但均未成功，恳请谢老处以中药协助戒酒。谢老言少量饮酒可以温通经脉，但大量饮酒必损伤肝脏，致肝气郁结，瘀血内阻，故处以理气活血之血府逐瘀汤加减，以疏通气机，使气血调和，心情愉悦，增强自控力。服药12剂，精神转佳，酒量减少，未再醉酒，又服药1个月，酒已戒除，且精神饱满，无任何不适症，饮食睡眠正常。随访3个月，未再饮酒。郭某，女，50岁。就诊主诉为脱发2个月，伴心烦，易怒，失眠，多梦。近半年来月经周期紊乱。查体见舌边尖红，苔白，脉弦。头发稀疏，无斑秃，色花白。谢老分析患者处于围绝经期，情绪波动大，易致气滞血瘀，治宜理气导滞，活血通络。处方予血府逐瘀汤加丹参、炒酸枣仁、柏子仁、夜交藤各30g，香附12g，琥珀10g。每日1剂，水煎服。服药1个月，心烦易怒症明显减轻，梦少，睡眠较前改善，头发每日脱落量较前减少。上方加旱莲草、黑芝麻、女贞子各30g。再服2个月复诊，自述头发每日脱发量与常人相比无明显异常，心情平和宁静，失眠多梦症明显减轻，睡眠改善。上方共研细末装胶囊，每次3～4粒，每日3次口服。2个月后随访，病情稳定，无明显不适。

五、重视舌诊辨证

舌诊属于中医诊断学望诊的一个组成部分，一向为祖国医学所重视。舌象可以客观地反映人体内部的变化，如五脏的虚实，六淫的浅深，津液的盈亏，气血的盛衰等。谢老临证时，除了观察舌体的胖瘦，舌苔的色泽、薄厚，以及是否有根以外，重点观察舌下静脉是否紫暗迂曲。舌下静脉分布在舌体下面，起于金津、玉液穴，通过经络与脏腑气血直接联系，为人体上部“苗窍”。脏腑气血如有寒热虚实病变，必然会反映到人体上部的“苗窍”，所以谢老说全身络脉能直接用目测看到的并且最浅表、最显露、最能反映五脏六腑者，莫过于舌下络脉，望此络脉便可对脏腑病变有一个大致的了解，尤其是对瘀血证的判断更为明显。若舌下静脉青紫怒张而长则为瘀，淡红细小而短则为虚，淡紫而紧束则为寒，紫红而粗长则为热。另外，舌下静脉紫暗曲张与肿瘤的诊断关系密切。若舌脉青紫迂曲则要高度警惕恶变可能，其在辅助诊断癌症和估计预后方面的作用不容忽视。另外，舌苔的变化与肿瘤的演变密切相关，如光红苔表示正气大伤，胃气全无，虚极不能生苔，多预后不良，所谓“有胃气则生，无胃气则死”，恶化情况可以光剥的程度作为观察指标，病情能否缓解亦可以舌苔能否复生为指标。舌体变化与肿瘤亦相关：肿瘤病人约1/3舌体胖，1/4有裂纹，胃癌的裂纹舌比例更高。

总之，谢老临证时紧扣辨证施治之精髓，突出扶正祛邪之特点，独树一帜，成效非凡。谢老在临床诊病中，不断总结提高，是公认的临床大家，几十年来，他诊治的肿瘤及其他疑难杂病患者不计其数。在如何做好临证方面，谢老强调第一是望诊，包括望双目及望面色，“有神有胃气则生，无神无胃气则预后不良”。第二是问诊，肿瘤患者除主症之外，主要问有无病理诊断。下来就是切诊。脉象也是重要的参考依据，脉证相符选方用药不难，若脉证不符则依据个体实际情况，或舍证从脉，或舍脉从证。谢老在长期的临床、教学和中医科研工作中治愈了大量的患者，积累了丰富的临证经验，加之他自学钻研、学研相长，逐步形成了独特的学术思想体系。

六、在中医基础理论上倡导辨证辨“病”相结合理论

“辨证辨‘病’相结合理论”是谢老在继承而不泥古，创新而不离宗，

继承、创新、发扬中医及吸收现代医学精华的基础上，结合50余年临床经验总结出来的，是谢老对中医理论的继承、总结和升华！他常讲，中医的辨证论治，以脏腑辨证为纲，三焦、经络等辨证为目，纲举目张；以证为对象进行治疗，辨的是机体内在的生理病理状态，反映了中医在诊断和治疗学上的特点。谢老认为，辨证论治包括中医的辨病论治，证是既包括四诊检查所得，又包括内外致病因素及病位，判断疾病在某一阶段的特殊性质及主要矛盾，辨病是按照辨证所得，与多种相类似的疾病进行鉴别，在此基础上进一步辨证，可预料病情的顺逆吉凶，使治疗原则和方药紧密结合。从辨证到辨病再到辨证，是对疾病认识不断深化的过程。谢老在这里所说的辨“病”，范围比较宽泛，既指中医的辨病也指西医的辨病。他认为祖国医学虽然也讲究辨病，虽然通过辨证也联系到病因，但不同于西医的辨病论治，现代医学是以病（病源）为对象进行治疗的，也可以说是“辨病论治”。中医传统的辨病论治，辨的是病名、病因，是以致病因素为主，机体内在的生理病理状态为辅，而建立起的一套完整的病症诊治体系。中医历来重视辨证论治，而忽视辨病论治。中医的辨证是在整体观的前提下进行的，但在现代的发展中，中医也应该注意辨病与辨证的结合。《医学源流论》曰：“为医者，无一病不穷究其因，无一方不洞悉其理，无一药不精通其性，庶几可以自信……”谢老强调应该把中医辨证与西医辨病的理论有机地结合起来，努力发掘祖国的医学遗产，同时要积极学习现代医学科学知识，做到“古为今用，洋为中用”，走中西医结合的道路，为人类的健康事业作出贡献。

多年以来，谢老面对各种内科疑难杂症和形形色色的肿瘤，始终发挥中医的治疗优势，注重祖国医学辨证论治的特点；而对那些无任何临床症状，无证可辨的患者，如肿瘤术后或化疗后瘤体消失者，则根据疾病进行辨病论治。许多病案表明，谢老从临床实践中升华出辨证辨“病”相结合的理论，又以辨证辨“病”结合理论指导临床，在疑难杂症和肿瘤等的辨证论治中起到了良好的指导作用，临床屡获奇效，为千千万万病患者解除了痛苦。

七、强调治病以扶正为本、活血化瘀为标

谢老多年来以肿瘤及疑难重症作为主攻方向，锐意钻研，学术上的主要特点是治病以扶正为本，活血化瘀为标。“上工治未病，中工治已病”，对于肿瘤治疗的最高境界，他认为是治未病，这包括未病先防及已病防变。这在

他临床治疗肿瘤上得到了充分的体现。“正气存内，邪不可干”，人体正气（相当于免疫机能）不虚，即使邪毒（相当于致癌因子）进入机体也会被很快驱除，只有当正气虚损不足以御邪时，邪毒才能致病，这就是“邪之所凑，其气必虚”的缘故。恶性肿瘤正是这种全身性疾病的局部表现。谢老推崇祖国医学重视整体的观念。从人体正邪的消长而论，《内经》云：“正气存内，邪不可干”，“邪之所凑，其气必虚”；《医宗必读》中论述肿瘤提出：“积之成也，正气不足，而后邪气踞之。”《素问·至真要大论》说：“因其衰而彰之。”《外科医案》进一步明确提出：“正气虚则成岩”；张景岳也说：“凡脾肾不足及虚弱失调之人，皆有积聚之病。”所以谢老认为癌症的发生、发展是一个正虚邪实的过程，正气内虚是肿瘤发生发展的根本原因，大多数的外界因素，也多是在人体正虚的情况下侵入机体而发病的。因此，他提出扶正培本治则及一系列有关方药，是探索防治肿瘤的重要途径，“扶正”即扶助正气，“培本”即培植本元。它是在中医学的阴阳五行、脏象学说的理论基础上形成的，也是以中医的整体观念、天人合一观念及阴阳平衡观念为依据的。扶正培本治则是中医防治肿瘤的基本法则，是其最大特色，也是最大优势，贯穿在肿瘤治疗始终，大量临床及基础研究取得了可喜成果，显示出其在肿瘤综合治疗中极其重要的地位。近 40 年来在中医防治肿瘤的研究中，扶正培本法的研究取得的成果最突出，内容最多，应用最广泛。肿瘤患者得益最大的也是扶正培本这一法则。

在扶正方面，谢老最擅长使用的方剂就是参芪地黄汤和枳朴六君子汤。他认为肾为先天之本，脾胃为后天之本，固本即是扶正，这一思想在谢老治疗肿瘤方面得到了充分的体现，也成为他治疗肿瘤的一大特色和优势，给那些中、晚期肿瘤患者带来了带瘤长期生存的机会和希望。他致力于“瘀证”的研究，主张“非痰即瘀”之说，得心应手地运用“活血化瘀”治法，特别是用于肿瘤的治疗，使疗效显著提高。他指出血瘀病变可使肿瘤生成和发展，已经形成的肿瘤，又可造成血瘀的病变，因而生成的肿瘤可使血瘀加剧。其他原因如痰结、湿聚生成的肿瘤，又可造成血瘀病变，这就是瘀血与肿瘤之间互为因果的病理关系。他依据各类肿瘤的不同病理病机和症状特点进行治疗，分别采取通窍活血止痛、清热化瘀通络治疗鼻咽癌；化痰破瘀、解热散结治疗甲状腺癌；分别采用润肺化瘀或滋阴化瘀的方法治疗早期及中晚期肺癌；补肾化瘀治疗脑瘤；活血化瘀、行气软坚治疗宫颈癌等。他的活血化瘀学术特点主要有：①在医治肿瘤及其他疑难杂病时，多以此法立方遣药，以达到散结化瘀之目的，但因此类病人久病体虚，又要注意扶正培本。②善于结合现代医学研究的最新成果，选用久经验证的疗效可靠之中药，体现了辨病与辨证的用药特点。③常用并善用虫类药。④辨证精当，认证准确，注意辨证施治与专病专方的有机结合，善于守方。谢老在临证中极力强调“有胃气则生”的理论，他认为对于肿瘤病人，许多是因虚致瘀，因虚而致病，所以在治疗中要扶正达邪。谢老运用益气活血化瘀法则治疗肿瘤及疑难杂病时注意谨守病机，据证立法，重视保胃气和守法、守方治疗。在治疗过程中活血化瘀、化痰散结、消瘀散结等均需在正气恢复的情况下，才能达到气行血行、气行痰消、气行水行，从而通过扶正而达到正复邪祛的目的。

八、在中医肿瘤临床基本理论上发展了肿瘤“舌诊、脉诊”的学术内容

舌诊属于诊断学中望诊的一个组成部分，一向为祖国医学所重视。舌象可以客观地反映人体内部的变化，如五脏的虚实、六淫的浅深、津液的盈亏、气血的盛衰等。近年来，由于肿瘤发病率的升高，谢老临床上应诊了很多的肿瘤患者，对肿瘤病人舌诊、脉诊方面的研究进行得较为广泛、深入，对舌象及脉象规律的探讨及在肿瘤防治方面取得了一定的成绩。

谢老认为舌质变化与肿瘤有以下联系：舌质的正常与否可作为估计肿瘤严重程度的依据。他在临证中发现舌质正常者生存期较长，预后较好；舌瘀者多病情较重，预后较差。一些原发性肝癌患者舌上可出现“肝瘿线”，即在舌的左右两侧边缘呈紫或青色，或条纹状或有不规则形态的斑点、黑点，境界分明。谢老认为按藏象理论，患者出现的紫斑舌位于舌边者居多，其可认为与肺、肝、胆有关。因此，当患者舌边出现瘀斑时，要重视治肝。另外，西医认为肿瘤病人的青紫舌主要与静脉瘀血、缺氧、色素沉着及血液高凝状态有关，其可作为中医瘀血内积辨证之借鉴。舌质可直接反映人体正气盛衰，肿瘤病人的舌质、舌面瘀紫瘀点以及舌腹面静脉瘀紫怒张，都属“舌质既变”，是正气虚损的先兆。这种瘀紫舌质是气滞血瘀的指标，是符合肿瘤的病理变化的。有些肿瘤患者手术后，经过中西药调理几个月，舌质可以恢复正常色泽。因此，凡是有慢性肝病、胃溃疡病等肿瘤前期患者，舌质逐渐瘀紫，舌腹面静脉曲张瘀紫，要警惕其中有癌变的可能。另外，肿瘤病人的舌质由瘀紫转为淡红舌，往往表示气血耗竭，病情转危。

舌苔变化与肿瘤的联系：舌苔是由胃气熏蒸而生，正常舌苔薄白洁净，不滑不干。临床上各种肿瘤的病理基础不同，舌苔表现也不一样。如光红苔表示正气大伤，胃气全无，虚极不能生苔，多预后不良，所谓“有胃气则生，无胃气则死”。恶化情况可以光剥的程度作为观察指标，病情能否继续缓解，亦可以舌苔能否复生为指征。舌体变化与肿瘤的联系：肿瘤病人大约1/3舌体胖，1/4左右有裂纹舌，胃癌的裂纹舌比例更高。胖及齿痕舌体多为气虚舌象，常与痰、湿、热、虚有关，而舌体瘦小则多见于阴血亏损者。现代医学认为舌体胖大常见的原因是血浆蛋白减少、舌组织水肿、炎症充血等造成；而舌瘦小则多是慢性消耗性疾病所致，这与中医的观点相符合。舌下静脉与肿瘤的联系：舌下静脉，是指舌体下舌系带两旁各一支主干静脉及其分支。舌脉粗张，呈青紫或黯紫色，在恶性肿瘤诊断中有一定意义。若舌下静脉有瘀点色紫黑要考虑恶性肿瘤的可能，应引起重视。在临床上往往舌脉粗张严重的癌症，其舌质青紫亦较严重，两者可成正比。由于判断青紫舌缺乏严格的标准，而舌脉主干充盈或小静脉扩张的出现比较固定和客观，故舌脉粗张在辅助诊断癌症和估计预后方面的作用不容忽视。

中医脉诊，是中国传统医学诊察疾病的主要方法。谢老认为正气充沛，气血调和畅达，脉即舒缓，此为有胃气、有神的表现，属于常脉。强调要学习《素问·平人气象论》“平脾脉来，和柔相离，如鸡践地，曰脾平，长夏以胃气为本”的诊断，深刻理解和柔，即雍容不迫也；相离，即匀净分明也；脾胃为后天之本，生化之源，脾胃气旺，气血充盛，故脉缓，此为脾之平脉；即使病脉，中有和缓之象，为胃气尚存，虽重不惧；若无和缓之象，即胃气已亡，虽轻亦足堪虞。他指出，癌症属于全身性疾病，其病理变化常可由脉象反映出来，肿瘤患者常见脉象有沉、细、弱、弦、浮、滑、数、涩、促、结等，浮、弦、滑、数均属阳脉，是病有实邪之象；沉、细、涩、促、结（代）等均属正虚之征。因癌症是比较复杂的，故脉象亦常数种并见，因而反映的是一个综合病证。若脉细沉弱，系病在里，有气血亏虚而无邪实见证，这对一个肿瘤患者而言，示病情稳定；若脉滑而弦数，则示病邪猖獗，病情正在发展。有时一部分患者在手术、根治性放疗后，原发病灶已经切除或消失，邪毒已去，脉应平和或呈虚象，若见滑数、弦数等脉时，须高度警惕，是否有余邪未净，肿瘤复发、转移等可能性。另外，在病情危重阶段，可出现怪脉、绝脉等，常提示病情凶险，预后极差。

中篇　临床经验

一、血液病治疗经验

（一）白细胞减少症

白细胞减少症指外周血白细胞绝对计数持续低于 $4.0\times10^9/L$。中性粒细胞是白细胞的主要成分，所以中性粒细胞减少常导致白细胞减少。外周血中性粒细胞绝对计数，在成人低于 $2.0\times10^9/L$ 时，在儿童≥10 岁低于 $1.8\times10^9/L$ 或 <10 岁低于 $1.5\times10^9/L$ 时，称为中性粒细胞减少；严重者低于 $0.5\times10^9/L$ 时，称为粒细胞缺乏症。白细胞减少症常继发于多种全身性疾病，临床表现以原发病为主。少数患者可无症状，检查血常规时才发现，多数患者可有头晕、乏力、食欲减退、低热、咽喉炎等特异性表现，有的患者可反复感染。

西医对白细胞减少症的治疗采用针对病因治疗、防治感染、升粒细胞药物如重组人粒细胞集落刺激因子（rhG－CSF）、重组人粒细胞－巨噬细胞集落刺激因子（rhGM－CSF）等，对自身免疫性粒细胞减少和通过免疫介导机制所致的粒细胞缺乏可用糖皮质激素等免疫抑制剂治疗。

白细胞减少症属中医“虚劳”范畴。

病因病机：虚劳是脏腑元气亏损、精血不足的总称。《景岳全书·虚损》中说：“凡虚损之由……无非酒色劳倦，七情饮食所致，故或先伤其气，气伤必及于精；或先伤其精，精伤必及与气。”本病属于本虚标实之症，以脾虚和肾虚为主。脾虚则生化乏源，气血不足；肾虚则精亏，温煦脏腑及卫外抗邪功能减弱，从而易于感染四时不正之气，致使正气受损，表现出一系列虚弱之症。

辨治思路：谢老认为白细胞减少症属丁“气虚”“血虚”“气血俱虚”

等证候的范畴，伴感染发热时可归属“热病”范围。本病常由久病、体虚、饮食失调、药毒所伤等因素所致，其病机为气血俱虚，脾为气血生化之源，肾主骨生髓，脾肾双亏发为本病，当脾肾虚弱，卫外不固时，外邪乘虚而入，或正气不足，邪毒内生，可出现毒热入血，热毒败血等病机变化。当白细胞减少未见感染时，谢老注重脾肾的功能调节，以健脾补肾为治疗大法，即缓则治本，当伴感染时，则以清热解毒、祛邪外出为治疗大法，试验表明，清热解毒类药物具有消炎、抗菌、抗病毒作用，对金黄色葡萄球菌、大肠杆菌、肺炎球菌等均有较好的对抗作用，当清热解毒后，再以扶正为原则，即遵循中医的“急则治其标”之原则，因此说，谢老在整个治疗过程中注重标本兼治。中西医有机的结合亦是谢老的一个重要证治理论，当白细胞低于 2×10^9/L 时，除了中医辨证施治外，需配合西医的快速升白疗法，即静脉注射白细胞，或皮下注射人类重组粒细胞集落刺激因子。伴感染的时候，除中药加用清热解毒之品外，应根据感染的轻重，选择使用西医的抗生素治疗。另外鉴于白细胞减少症病程较长，起效较慢，因此一定要坚持治疗，并根据病情的变化，合理组方，辨证施治。

治疗方法：中医对白细胞减少症的治疗效果肯定，虽然中医疗法升白速度较慢，但其疗效持久、稳定，因此越来越多的患者求助于中医的治疗。谢老在大量的临床实践中，总结出了丰富的经验，他认为白细胞减少症以气血两虚治宜益气养血，重在调脾；阴阳两虚证宜调理阴阳，重在补肾。前者症见头晕气短，面色萎黄、声低汗出，常用枳朴六君子汤加味。后者症见面红口干、五心烦热，并见畏寒肢冷，常用肾气汤治之，桑椹、骨碎补、女贞子、补骨脂等药物具有很好的升白细胞作用，谢老常选择用之，并发感染，责之于毒邪外袭，加用连翘、贯众、大青叶等清热解毒祛邪外出。对于采用各种方法治疗无效的患者，谢老根据病久必瘀的理论，临证时采用活血化瘀治疗，往往起到意想不到的效果，总之，白细胞减少症治疗疗程较长，白细胞升至正常后仍需一阶段的巩固治疗，因此要患者必须坚持服药，不能用用停停，以免延误病情。

（二）再生障碍性贫血

再生障碍性贫血简称再障，是一组由于化学、物理、生物因素及不明原因引起的骨髓造血功能障碍，以造血干细胞损伤，外周血全血细胞减少为特征的疾病。临床上常表现为较严重的贫血、出血和感染。据国内21省市自治区的调查，年发病率为0.74/10万人口，明显低于白血病的发病率，各年龄组均可发病，但以青壮年多见，男性发病率略高于女性。再障分为先天性和获得性两大类，以获得性居绝大多数，先天性甚罕见。以往国内根据临床表现、血象和骨髓象不同综合分型，将再障分为急性和慢性两型，国外则按严重度划分出严重型再障。现临床将其分为非重型再障和重型再障，非重型再障多呈慢性发病（国内以往称为慢性再障），重型再障可呈急性发病（国内以往称为急性再障）也可由非重型再障进展而来。

国内治疗非重型再障仍以雄激素为首选，多选用口服剂型如司坦唑醇和十一酸睾酮等，一般用药6个月才能判断疗效；雄激素联合免疫抑制剂可望提高疗效，常用者为环孢素；造血细胞因子对非重型再障可能有一定的疗效。重型再障可采用异基因造血干细胞移植、免疫抑制治疗，常用的免疫抑制剂有抗胸腺细胞球蛋白或抗淋巴细胞球蛋白和环孢素。

再生障碍性贫血属中医“虚劳”“血证”等范畴。

病因病机：本病的发生与心、肝、脾、肺、肾五脏均有密切关系，其关键在于脾、肾两脏。肾为先天之本，主骨生髓，肾藏精，精血同源。若先天不足，肾亏精乏则营血亦不足。肾精亏损、肾阳虚衰，则濡养温煦他脏的功能亦减退，使他脏亏虚，可出现心不主血、脾不统血、肝不藏血、肺虚卫外不固而致贫血、出血、发热等症。脾为后天之本，《灵枢·决气》篇云：“中焦受气取汁，变化而赤，是谓血。”脾为气血生化之源，饮食入胃须经脾胃之运化，取水谷之精气而化生气血。如饮食失调、劳倦内伤等因素，可致脾气亏虚，出现血虚、出血等症。人体是一个有机的整体，五脏各有所司，又相互联系，肾虚可致脾虚，脾虚亦可导致肾虚，终至脾肾双虚，累及肺金，卫外不固，则易受外邪侵袭，外邪侵入，又可加重脏腑气血的亏虚，形成错综复杂的证候。

辨证思路：谢老认为，先天不足，劳倦内伤，七情失调，瘀血阻滞，药毒、疫毒入骨髓为再障主要发病原因。部分病人也可由外感六淫之邪，侵入机体，损伤正气而发病。肾主骨、生髓、藏精、化血，因久病劳伤，房事过度，损伤肾脏，精不化血，血瘀虚少，阴阳失衡发为虚劳；心主血脉，脾主生血，肝主藏血，或因忧郁思虑，损伤心脾，或因情志不遂、肝郁气滞，则产生气血阴阳俱虚而发为虚劳，或由于情志、劳倦、出血、热毒、疫毒、药毒等原因导致瘀血停滞体内，阻滞经络，气血运行不畅；败血不去，新血不生，导致肝、脾、肾三脏受损，气血阴阳亏虚发为虚劳。在诸多病因之中，先天不足、药毒、疫毒为主要病因；虚损虽在脾肾二脏，但病位确在骨髓、髓腔空虚，气血难以生化。其疾病发展为虚、劳、损连续过程，其外在表现为气血阴阳虚损。

对于重型再障，谢老临证时分为急劳髓枯温热型及急劳髓枯虚寒型，前者以凉血解毒为主，后者治宜温补脾肾、填精益髓。非重型再障则根据临床表现，予以辨证施治，或补肾阴，或补肾阳，或阴阳双补，或健脾益肾。在诊治过程中，谢老强调扶正祛邪，中医与西医有机地结合起来，并根据中医“急则治其标，缓则治其本”的原则，适时地采用标本兼治的方法论治。血液病大部分都病程较长，起效较慢，再生障碍性贫血也是这种特性。谢老要求病人一定要长期坚持服药，不可半途而废，前功尽弃。在发病开始阶段，应以中西医结合治疗为主，汤剂宜连续使用不可间断，病情稳定后巩固 1 ~ 2 个月后，改为中成药治疗。可服成药肾气丸、六味地黄丸，或将中药有效的汤剂制成丸药或胶囊制剂服用。只要细心观察。用心辨证，合理处方用药，临床上一定会取得较好的疗效。

治疗方法：谢老临床辨治时，以“急则治其标、缓则治其本”的原则，临床表现出血、发热较重时，以止血、退热为主，待血止、热退后再治本取效，对于再障的治疗，不论是肾阴虚还是肾阳虚，或是肾阴阳两虚者，均在参芪地黄汤的基础上加味，参芪地黄汤由党参、黄芪、熟地、山药、山萸肉、丹皮、泽泻、茯苓等 8 味药组成，具有益气补肾的作用，药理研究证实其有提高免疫功能，刺激骨髓造血干细胞的作用。在临床上运用过程中，谢老强调党参、黄芪的用量要大，最多可达 60g，一般用量 30g，这样才能起到良好的效果。偏肾阴虚者，可加地骨皮、女贞子、桑椹、首乌；偏肾阳虚者，可加制附片、肉桂、仙茅、淫羊藿、巴戟天、菟丝子等；兼瘀血者，加白茅根、旱莲草、三七粉；兼湿者，加薏苡仁、白术、赤小豆；兼脾气虚者，加山药、白术等。皂矾具有刺激骨髓造血、提升三系细胞的作用，但其有一定的副作用，谢老遇三系细胞过低时，常用皂矾治疗，用量一般为 3g，可取得明显的疗效。鉴于再障治疗难度大、疗程长，中医治疗的疗程需半年以上，其疗效与病程呈正相关。医生与患者均要有耐心，不可在短期内未见效果就放弃治疗。在治疗的前 3 个月，谢老常嘱咐病人坚持服汤药，3 个月后待病情稳定后可用丸剂缓缓图效，谢老喜用皂矾丸让患者坚持服用。另外，治法和处方也要随证候的变化而暂时改变，不可拘泥不变。

（三）特发性血小板减少性紫癜

特发性血小板减少性紫癜是指无明显外源性病因引起的血小板减少，因其大多是由于免疫反应引起的血小板破坏增加，故又称为自身免疫性血小板减少紫癜。它是一类常见的出血性疾病，以广泛皮肤、黏膜或内脏出血、血小板寿命缩短、骨髓巨核细胞发育成熟障碍、抗血小板自身抗体出现为特征。临床可分为急性型和慢性型两类，前者多见于儿童，后者好发于40岁以下之女性，女∶男比例约为2～3∶1。

特发性血小板减少性紫癜的西医治疗方法采用糖皮质激素、脾切除、免疫抑制治疗、静脉用免疫球蛋白、抗CD－20单抗的应用及使用达那唑（danazol）、促血小板生成素（TPO）等。

血小板减少性紫癜属中医“肌衄”“发斑”等范畴。

病因病机：祖国医学对诸如血小板减少性紫癜症状早期记载，《金匮要略·百合孤惑阴阳毒病》篇谈到的阴阳毒病与本病颇为相似，谓：“阳毒之为病，面赤斑斑如锦纹，咽喉痛，唾脓血。”《小儿杂病诸侯·患斑毒病候》云：“斑毒之病，是热气入胃，而胃主肌肉，其热挟毒蕴积于胃，毒气熏发于肌肉，状如蚊蚤啮齿，赤斑起，周匝遍体”，阐述了本病的病因机理。

中医认为紫斑虽然表现在肌肤，但其发生与血脉及脾胃有密切关系。热毒入营血或脏腑气血亏损是本病的基本病机。前者多见于急性型，后者多见于慢性型，急性型多因热毒内入营血，或阳明胃热炽盛，化火动血，灼伤脉络，而出现皮肤紫斑或其他部位血证，以病起急骤，斑色紫赤、面红烦躁、口渴、舌红，脉数而属实热之证。急性发作后因气血耗损，阴损及阳，可能变成慢性型。慢性型多见脾肾两亏型，脾虚气弱不能摄血，血不循经，溢于脉络外，渗于肌肤之间；肾阴不足，虚火炎上，阴阳不和为守，血溢于脉外。离经之血，瘀阻体内，可加重出血，使病情反复不已。

辨证思路：谢老认为特发性血小板减少性紫癜即中医的血证，其主要原因为感受外邪、饮酒过多、嗜食辛辣厚味、劳倦内伤、久病或热病之后等。病机可归纳为火热熏灼，迫血妄行；气虚不摄，血溢脉外及血瘀阻络，血不循经。在火热之中，又有实火及虚火之分；气虚之中，又有仅见于气虚及气损及阳，阳气亦虚之别。此外，出血之后，已离经脉而未排出体外的血液，留积体内，蕴结而为瘀血，阻碍新血生长及气血正常运行，导致病情进一步加重，以此往复，使疾病缠绵难愈。

因本病以出血为主要临床表现，无论急性或慢性，均以止血为要。血热妄行，应凉血止血，阴虚火旺应滋阴降火止血，气不摄血应健脾益气摄血，瘀血引起应化瘀止血。部分患者通过多种治疗措施综合治疗后，血小板亦无明显升高，或出血倾向有加重趋势，称为难治性血小板减少，应辨证与辨病相结合治疗，临床上常见精髓亏虚及瘀阻骨髓证型，治疗时应补肾生髓，祛瘀活髓。在血小板减少性紫癜的证治过程中，谢老重视局部与整体、驱邪与扶正的有机结合。紫癜是全身性疾病在皮肤局部的一个表现，因此不能单纯见血止血，而要在整体辨证论治的基础上加用，针对其出血原因或收敛止血，或凉血止血，或化瘀止血，所以说是局部与整体辩证地统一起来。在病情发展的过程中，邪毒盛时应以解毒祛邪为主，稳定期以扶正为主，祛邪扶正随证情的变化而变，或驱邪扶正兼顾。总之，对血小板减少性紫癜的证治应辨病辨证相结合、局部与整体有机结合、驱邪与扶正有机结合，只有遵循这一理论，在具体施治时，才能切中病机，取得良效。

治疗方法：中医在血小板减少性紫癜的治疗方面发挥了很大的优势，其无毒副作用，作用明显，不失为一种较好的治疗手段，谢老认为，血小板减少性紫癜的根本病机为脾气亏虚，气不摄血，精髓空虚，或因先天不足，或髓海乏源，或因瘀阻骨髓，均导致脾虚及骨髓亏虚，因此健脾益气，补骨生髓，重视调理脾肾的功能，为治疗血小板减少性紫癜的治本方法，临床上擅长使用六君子汤、犀角地黄汤、参芪地黄汤为主组成的基础方，随症加减，鉴于出血为本病主要表现，则应分析是为血热妄行出血、阴虚火旺迫血，还是气不摄血、瘀血出血之症，如为血热妄行，在基础方上加水牛角、赤芍、三七粉；阴虚火旺，加用茜草、知母、旱莲草等；气不摄血加用当归、白术等；瘀血出血，加用桃仁、红花、川芎、丹参等。紫草、仙鹤草有清热解毒、凉血止血之功，药理研究证实具有抗凝，改善血液循环作用，谢老临床上常配伍使用以加强止血力量。病情稳定后，可服补中益气丸、肾气丸、香砂养胃丸、六味地黄丸，或将基础方化裁后变成丸剂，坚持服用数月，以巩固疗效，防止复发。

二、肿瘤治疗经验

（一）肺癌

原发性支气管肺癌或称支气管癌，简称肺癌，起源于支气管黏膜或腺体，是最常见的肺部原发性恶性肿瘤。是全世界目前发病率和死亡率最高的癌症，其发病率随年龄增大而增加。肺癌按组织病理学分为非小细胞肺癌和小细胞肺癌。肺癌以咳嗽、胸痛、咯血为主要临床表现，可以伴有发热、气短、骨关节痛等症状。

非小细胞肺癌首选手术治疗，辅以化疗和放疗；小细胞肺癌应采用化疗加放疗，必要时辅以手术。肿瘤分子靶向治疗如吉非替尼等药物能提高化疗治疗晚期非小细胞肺癌的疗效，成功的关键是选择特异性的标靶人群；三维适形放疗和调强放疗是目前较为先进的放疗技术。支气管动脉灌注化疗适用于失去手术指征、全身化疗无效的晚期患者。

肺癌属中医学中的“咳嗽”“息贲”“肺积”等病证的范畴。

病因病机：祖国医学认为，肺癌主要由痰凝、气滞、血瘀、热毒互结而成。多由邪毒内犯，正气衰败所致。人体正气虚损，邪毒乘虚而入，其毒犯肺，肺气膹郁，宣降失司，气机不畅，津液输布不利，积聚成痰，痰瘀涩滞，气血运行受阻，气滞血瘀，络脉阻滞，宿久成积，积聚成核，则发为肺积。正如《杂病源流犀烛》云：“邪积胸中，阻塞气道，气不得通，为痰……为血，邪正相搏，邪既胜，正不得制之，遂结成形而有块。”邪毒与正气是本病发病的关键，又互为因果关系，人体正气（相当于免疫机能支持物质）不虚，既是邪毒（相当于致癌因子或初生癌细胞）进入也会很快被驱除，只有为正气虚损不足以御邪时，邪毒才能致病，这就是“邪之所凑，其气必虚”的缘故。邪毒一旦导致疾病又可加剧正气损伤，引起气机紊乱，阴阳失调，气血津液输布障碍，产生痰饮，瘀血又助长了邪毒致病作用，进一步加重正气损伤和衰败，致使生命危急甚至死亡，这就是邪毒犯肺，导致肺癌发生的关键所在。其病全身为虚，局部为实，本证为肺肾气阴亏虚，标证为痰、瘀、热、毒互阻。

辨证思路：肺癌以正气亏虚，邪毒蕴积，痰浊内聚，气滞血瘀，导致肺气郁滞，宣降失司，瘀痰胶结为基本病机。其病之根本在于正虚，由肺脾之虚，渐及肺肾阴虚，气阴两虚等。谢老临床在辨治肺癌时，根据患者的临床表现、体征，结合现代科学的检测手段等，将肺癌主要分为痰热壅肺、瘀痰阻肺、脾肺气虚、肺肾阴虚等四型来进行治疗，早期或伴肺部感染时，患者多表现为痰热壅肺、瘀痰阻肺证型，或两者兼杂；晚期以脾肺气虚、肺肾气阴两虚多见，尤以肺肾阴虚为主。肺癌当前西医治疗的公认的有效的手段有手术、化疗、放疗，病人常常是做完这些治疗或病至晚期无法进行手术、放疗、化疗时才转而求助于中医，因此在中医单位就诊的患者绝大多数是晚期病人，他们常常表现为肺肾阴虚为主的一系列症状，而滋补肺肾之阴成为常用的治疗法则。

肺癌的病因至今尚不完全明确，大量资料表明，长期大量吸烟是肺癌的一个重要致病因素，多年吸烟每日 40 支以上的人群肺鳞癌和未分化癌的发病率比不吸烟者高 4～10 倍；城市居民肺癌的发病率比农村高，这可能与大气污染和烟尘中含有致癌物质有关，因此，谢老在治疗肺癌的过程中，一定要求病人戒烟，经常到户外走动，多呼吸新鲜的空气，这些都有利于患者的康复。

治疗方法：痰热壅肺证临床可见咳嗽、胸闷，气喘息粗，咳痰黄稠而不爽，痰中带血或有腥臭味，身热面赤，口干欲饮，舌红苔黄腻，脉滑数。谢老常用方剂：清金化痰汤、二陈汤、三子养亲汤等，酌加鱼腥草、白花蛇舌草、大青叶、山豆根、地龙、乌蛇、蜈蚣等，以清热化痰，解毒散结；痰瘀阻肺证，可见咳嗽气喘日久病人，痰多而稠，咳痰不爽，或咯吐血痰，胸闷胸痛，咳则痛甚，或呈刺痛，面、唇、爪甲、舌质青紫，脉结代。谢老治疗这一类肺癌，常用导痰汤、二陈汤合桃红四物汤、血府逐瘀汤等以祛痰化瘀，软坚散结，常用药物为陈皮、半夏、瓜蒌、浙贝母、胆南星、茯苓、地龙、赤芍、川芎、丹参、百部、乌蛇、蜈蚣等；肺脾气虚而见咳嗽声低，语言低微，纳少脘痞、气短不足以息，舌淡苔薄腻或白滑，脉细数，治疗以补脾益气为主，方用六君子汤化裁；对于阴虚内热、气阴两虚而见咳嗽、痰中带血、午后潮热、五心烦热、口渴心烦，形体消瘦，舌红而干，苔薄黄而剥，脉细数，谢老自拟加味一贯煎，曾治疗 106 例肺癌患者，生存时间 3 年以上 46 例，延长生命，提示该疗法具有明显的缓解临床症状，延长生命，提高生存质量之功效。加味一贯煎组成：沙参、麦冬、龙葵各 30g，枸杞、川楝子、僵蚕、浙贝母各 15g，乌蛇 10g，蜈蚣 2 条，全虫 10g。气虚甚可加人参、黄芪、女贞子，伴见血虚加西洋参、冬虫夏草、阿胶；咯血者加土大黄、仙鹤草、生地榆、三七；发热者加青蒿、鳖甲、紫草、大青叶；伴胸水者加葶苈子、大枣；喘咳明显者加太子参、蛤蚧，加味一贯煎体现了谢老诊疗晚期肺癌病人以益气养阴、扶正固本为主兼清热解毒祛邪为辅的辨治思路，是谢老多年临床经验的总结。

（二）食管癌

食管癌在全世界范围内都是一种主要的肿瘤致死原因，由于食管癌患者死亡率极高，因此发病率和死亡率基本一致，早期主要症状为胸骨后不适、烧灼感或疼痛，食物通过时有滞留或轻度梗阻感，咽部干燥或紧缩，下段食道癌则表现为剑突下或上腹部不适，呃逆或嗳气，中晚期患者表现为吞咽困难、梗阻、胸骨后或背部肩胛区疼痛以及进行性消瘦。

食管癌仍以手术切除及放射治疗为主。晚期病人给予化疗及放疗，对缩窄性病人可给腔内近距离放疗，腔内激光治疗或试用电化学治疗，为缓解吞咽困难症状也可向腔内放支架。近年来较多做术前化疗（新辅助化疗）或术前放化疗，取得一定疗效。

食管癌属于中医学“噎膈”病范畴。

病因病机：噎，指吞咽时哽噎不顺；膈，指胸膈阻塞，饮食不下，祖国医学对此早有论述，《诸病源候论》载：“噎膈者，饥欲得食，但噎塞迎逆于咽喉胸膈之间，在胃口之上，未曾入胃即带痰涎而出。”其病变部位位于食道。清代杨素园曰：“食管中系有形之物，阻挠其间，而非无故狭窄者矣。”中医认为由于过食辛热灼损食道或情志失遂，而致气滞、痰凝、血瘀结而成症，留阻食道而成。详而论之，即饮食不慎，食物粗糙、过硬、过热；嗜烟、酒、浓茶；多食辛辣及霉变食品；口腔不洁，邪毒侵袭等因素，食管长期受其刺激而损害。此外，家族禀传，居地水土贫瘠，患有梅核气，忧思恼怒不节等，可使气机郁滞，血行受阻，瘀血阻滞，气、瘀、毒、痰互结，日积月累而壅结交阻，发为本病。初期以实证为主，多见痰气交阻，胸膈痞闷，久则化生燥热，耗伤气阴，气虚津枯，病是虚实夹杂；晚期阴损及阳，阳气亏虚，以虚损正亏为主。

辨治思路：食管癌的临床分型大致有两类，一类分为脾虚肝郁、瘀血内阻、热毒伤阴三种证型；一类分为痰气交阻证、瘀血内结证、阴虚瘀热及阳气亏虚四种证型。谢老行医 50 余年，经过长期的临诊，对食管癌的证治形成了自己独特的认识。他认为食管癌即噎膈，是一种本虚标实的疾病。是由于脾胃正气亏虚、气化无力，湿痰留而不化，痰瘀互阻、邪毒滞留而成。因邪正虚实力量的不同，而形成了噎膈的三个病理阶段，发病的初期以邪实为主，表现为痰气交阻和瘀血内结之证，前者临床上可见吞咽不利，胸膈痞闷，情志舒畅时症状可减轻，呕吐痰涎，苔薄白，脉弦滑。后者表现为胸膈疼痛，食不得入，面色晦暗，舌暗红或青紫，脉细涩；病至中期则虚实交杂，而见阴虚瘀热证，临床病人表现为吞咽梗塞而痛，固体食物难下，形体消瘦，口干咽燥，五心烦热，大便干结，舌红而干，或有裂纹，脉弦细数；病至晚期阴阳俱虚，以虚损羸弱为主，病人出现吞咽不下，水食难进，泛吐清涎，面色淡白，神疲气短，颜面肿胀，畏寒肢冷，形体消瘦等一系列症状和体征。正虚邪实两种力量的较量决定了疾病的发展阶段，病情的轻重程度也决定了病人的预后及治疗效果，因此在治疗中要认清邪正关系，分别给以抗邪为主、扶正祛邪兼顾及扶正固本为主的治疗法则，这样才能收到事半功倍的效果。

治疗方法：辨证是治疗的前提和基础，只有辨证准确，才能为合理的用药提供依据；治疗是辨证的最终目的，是对辨证的具体体现，只有法证有效的结合，才能取得满意的临床效果。正是有了对食管癌病因病机关键的全面认识，在治疗中谢老特别强调扶正固本与驱邪抗癌的合理使用。对于早期食管癌患者，谢老主张强有力的攻邪，以驱邪为主的攻击战。其常用的方剂有通幽汤、血府逐瘀汤、旋覆代赭石汤，并常常加用乌蛇、蜈蚣、土鳖、全蝎等虫类药以毒攻毒，山豆根、重楼、白花舌蛇草加强解毒抗邪作用，这些药物经现代药理证实均有一定的抗肿瘤作用。对于中、晚期食管癌患者的治疗，谢老提倡以扶正为主，酌情使用驱邪药物。扶正方面，谢老最喜欢最擅长使用的方剂就是枳朴六君子汤，他认为脾胃为后天之本，固本即是扶正，这一思想在谢老治疗消化道肿瘤方面得到了充分的体现，也成为谢老治疗肿瘤的一大特色和优势，给那些中、晚期恶性肿瘤患者带来了带瘤长期生存的机会和希望。六君子汤功效为健脾和胃助运，枳壳有扩张平滑肌作用，对于食管癌患者尤以水食难下者，有很好的通利作用。临证加减伴见形体消瘦、口干咽燥、五心烦热者，枳朴六君子汤加丹皮、地骨皮、麦冬、花粉等；见面色淡红、神疲气短者加黄芪、当归等；伴畏寒肢冷，可加附子、肉桂等。

并根据邪实的不同，酌情加用土鳖、乌蛇、蜈蚣、白花蛇舌草、重楼、山豆根等抗癌药物。对于食入而吐，水食难下者，谢老经常在辨证施治的同时，在中药汤剂中加用铜绿，起到了通关启膈的良好作用，但使用时要注意使用方法和合适的剂量。

食管癌的预后一般较差，但经过积极的治疗可以为病人减轻痛苦，延长其生命，我们希望谢老的学术经验得以传承，以造福于更多的患者。

（三）胃癌

胃癌是发生于胃黏膜上皮的恶性肿瘤，是世界范围内最常见的恶性肿瘤之一。近20余年来我国的胃癌发病率呈一定下降趋势，尤以男性明显，进一步分析发现，下降的主要是胃窦部癌。胃癌病因属多因素，幽门螺杆菌感染，环境因素和遗传因素协同作用的结果已成为共识。早期胃癌多见无明显症状，随着病情的发展，可逐渐出现非特异性的，酷似胃炎或胃溃疡的症状，包括上腹部饱胀不适或隐痛、反酸、嗳气、恶心，偶有呕吐，食欲减退，黑便等。进展期胃癌可出现梗阻，上消化道出血，上腹隐痛等，且多伴有消瘦、乏力等全身症状，病情严重者常伴有贫血、下肢浮肿、发热、恶病质等。

手术治疗是目前唯一有可能根除胃癌的手段，手术效果取决于胃癌的浸润程度和扩散范围；早期胃癌可作内镜下黏膜切除术或内镜黏膜下剥离术。胃癌细胞对化疗不甚敏感，因此总体上胃癌的化疗效果不够理想。抗癌药物可在术前、术中及术后应用，以期望抑制癌细胞扩散和杀灭残存癌细胞，从而提高手术效果。

胃癌属于中医学中“胃反”“反胃”“胃脘痛”“胃痞”“积聚”等病证的范畴。

病因病机：祖国医学很早就对该病有了认识，《医宗金鉴》对胃癌的发病原因，临床表现进行了详细描述：“三阳热结。谓胃、小肠、大肠三府热结不散，灼伤津液也。胃之上口为贲门，小肠之上为幽门……贲门干枯，则纳入水谷之道路狭隘，故食不能下为噎塞也，幽门干枯，则放出腐化之道路狭隘，故食入反出为反胃也”。

中医学认为，引起胃癌的因素是多方面的，是多种综合因素的结果，长期食用霉制食品、咸菜、烟熏或腌制鱼肉；感受邪毒、蕴积胃腑；情志不调，肝失条达，横逆犯胃皆是胃癌之诱因，其病机为饮食内伤、情志抑郁及感受邪毒，而致胃脘食积气滞、痰凝血瘀、结而成癥。初起正气尚未大虚，邪实而不甚，积块亦不明显；以后正气渐衰，邪气渐甚，则积块明显，痛有定处，纳食日减；末期正气大虚，邪气实甚，积块增大，朝食暮吐，羸瘦无力。

辨证思路：谢老认为，胃痞的发生与生活环境、饮食因素、胃的慢性病变刺激有关，临床上表现为胃脘痛、纳差、消瘦、便血等症状。正盛邪不可侵，正虚则邪而居之。脾胃为后天之本，气血生化之源，长期的饮食不慎，情志不舒以及慢性胃部疾病的刺激，引起脾胃失调，纳化失常，痰湿内生，进而痰涎、气滞、瘀血、邪毒互结，留聚胃脘，积久恶变而成胃癌。初起表现为本虚标实；后期邪毒结聚化热、灼伤胃阴，或阴损及阳，脾胃阳虚，以虚实夹杂证或虚证为主，脾胃虚弱始终贯穿于整个疾病的发病过程中。临床上传统的辨证论治法将胃癌分为肝胃不和、胃热伤阴、瘀毒内阻、痰湿凝结、脾胃虚寒、气血双亏等 6 大证型，多年来中医大夫大都遵循此六法进行辨证治疗，也取得了一定的疗效。谢老对胃癌的辨证有独特的认识，他强调脾胃虚弱是本病的关键，是胃癌发病的主要机理。无论是饮食伤胃、肝气犯胃，还是邪毒结聚胃脘，痰凝气滞，瘀血留聚胃脘，皆是在脾胃虚弱的基础上形成的，因此在辨证及治疗上一定要紧紧抓住这一关键，紧扣脾胃虚弱这一机制，将调理脾胃这一主导思想贯穿于治疗的始末。胃癌的预后一般较差，早期可行手术、一期胃癌可行根治性手术，二期和三期根治性术后辅助化疗或做术前、术中化疗；四期胃癌主要行化疗或辅以免疫治疗和中医治疗，化疗后如有手术条件或适应证可作姑息性手术或放疗。这些就是西医治疗胃癌现今通行的方法。谢老强调，不要等到病到晚期才想到配合中医治疗，无论是在病情的早、中、晚期，中医中药的治疗都是非常必要的，中医配合手术，可使患者的正气增强，提高对胃癌这一创伤性手术的耐受力，使术后易于恢复；中医配合放、化疗，可增效增敏，减轻放、化疗的毒副作用。因此，在胃癌的任何阶段都不要忽视中医中药的治疗作用，因而不能忽视调理脾胃，扶正固本这一主导思想。现代医学亦证实。扶正类中药确有提高免疫功能，抗癌抑瘤的作用，并对放、化疗有增效减毒的作用。

治疗方法：谢老集多年来的临床经验，总结出正气不足、脾胃失调是胃癌发生、发展的病机关键，因而在治疗上强调益气扶正，调理脾胃，时刻顾护脾胃之气，通过扶正以达到驱邪的目的。枳朴六君子汤是谢老临床上治疗胃癌的基础方，这紧扣他对胃癌发病机制的认识，是对其理论思想的升华。枳朴六君子汤是在六君子汤的基础上加枳壳、厚朴而成，是一调理脾胃的基本方剂，其补而不滞，理而不虚，充分体现了谢老补中有调，顾护后天之本的思想。乌蛇、蜈蚣、土鳖是谢老临床上最喜用的虫类药品，三者合用，以毒攻毒，通络散结。谢老在临床上诊治胃癌时常将枳朴六君子汤加乌蛇、蜈蚣、土鳖等作为通用方，临证时灵活加减，伴有胃脘胀满疼痛，痛引两胁，加用柴胡、当归、白芍、香附、郁金以疏肝理气、调理脾胃；临床上见胃脘灼热疼痛、嘈杂，心烦口渴，舌红绛，少苔，脉细数等胃热阴虚者，加用沙参、麦冬、玉竹、生地以滋阴清热养胃；见胃脘隐痛、喜暖喜按，面色㿠白等脾阳虚者，可加桂枝、生姜以暖胃补阳；临床上表现为胃脘胀满剧痛，痛处不移，呕吐黄浊黏痰，皮肤甲错等痰瘀互结证，加以川芎、赤芍、桃仁、浙贝母以祛瘀化痰。谢老对胃癌的治疗强调顾护后天之本，是他几十年来从医经验的结晶。

（四）肝癌

原发性肝癌为我国常见的十大恶性肿瘤之一，其早期发现困难、发展迅速，难以治愈，预后极差而被称为“癌中之王”。临床上以右胁痛、肝大坚硬、呕恶腹胀，渐现黄疸等为主要表现。原发性肝癌的病因与发病机制至今尚未确定，一般认为与病毒性肝炎、肝硬化、黄曲霉毒素、饮水污染、酒精中毒等有关。

早期肝癌手术治疗、肝移植或经皮消融治疗后的 5 年生存率在 50% ~ 70% 。介入治疗是非手术治疗的首选方法；放射治疗属于姑息性治疗手段，采用三维适形放疗或调强放疗照射方法更好；目前认为对于没有禁忌证的晚期肝癌患者，全身化疗优于支持治疗。其他的治疗方法有生物治疗、分子靶向治疗等。

肝癌属于祖国医学“胁瘤”“癥积”“鼓胀”“黄疸”等病范畴。

病因病机：祖国医学对肝癌的论述散见于文献中，《圣济总录》对黄疸有“心间烦闷，腹中有块，痛如虫咬，吐逆粗喘，此是血黄”的描述。《灵枢》曰：“鼓胀如何……腹胀身皆大。大与肤胀等也，色苍黄。腹筋起，此其候也。”《外治秘要》对其预后作了以下描述：“腹中有物坚如石，痛如刺，昼夜啼呼，不疗之百日死。”

中医认为该病的形成，与肝病日久，脏腑气血亏虚，脾虚湿聚，痰凝血瘀；六淫邪毒入侵，血凝毒结；七情内伤，情志抑郁等有关，饮食内伤，邪毒侵袭，情志不遂，导致脾失健运，肝失调达，从而气滞血瘀，痰火互结为瘀。湿、热、瘀、痰、毒互结，裹积于肝，初时气血旺盛，奋起与邪激烈抗争，正邪搏结不解，日久渐弱，亵渎盘踞，耗伤气血，以致内脏衰败。

本病正虚于内，邪毒蕴结，病位在肝，与脾、胆、胃密切相关。其起病隐匿，发展迅速，病机复杂，病势凶险多变，临床上缺乏有效的治疗方法，预后极差。

辨证思路：“上工治未病，中工治已病。”对于肿瘤治疗的最高境界，谢老认为是治未病，这包括未病先防及既病防变，这在谢老对待肝癌的治疗上得到了充分的体现。肝癌是一种极凶险的恶性肿瘤，预后差，流行病学调查显示肝癌的发病率有明显的地域区别，我国沿海地区高于内地，与肝癌的发生相关性最大的慢性疾病是慢性乙型肝炎，另外，慢性丙型肝炎的相关性也较大，其他相关性因素有脂肪肝、接触黄曲霉素、酒精性肝病、自身免疫性活动性肝炎等。因此，谢老强调对慢性肝炎患者要及时积极的治疗，防止其进一步发展为肝硬化，进而发展为肝癌，而对健康人群，则要远离烟熏油炸炙烤之品，不食霉变之食物。少量饮酒有活血保健的作用，但切忌贪杯、忌暴饮过量。这对肝癌的发生都有一定的预防作用，体现了未病防病的思想。

肝癌一经确认，治疗重点就要放在防变上。谢老常说，按中医的五行学说，肝木克脾土，肝病容易传变到脾土上，临床上一定要治肝先实脾，保护脾胃之气，如出现脘腹胀满、乏力等脾胃亏虚之象时，治疗往往难以奏效。因此，谢老治疗肝癌时，根据治肝先实脾的理论，临床上惯用枳朴六君子汤、归芍六君子汤加味辨证。六君子汤是调理脾胃的要方，用来治疗肝癌可以说是谢老的一大治疗特色。根据肝癌的临床表现，人们通常将肝癌分为肝郁脾虚、热毒瘀肝、肝胆湿热、热毒伤阴、瘀滞肝络等几大证型，给予理气活血、清热解毒、利湿化瘀、软坚散结等治疗。而谢老在辨治肝癌时，则是辨病辨证相结合，他将枳朴六君子汤、归芍六君子汤合乌蛇、蜈蚣、土鳖三种虫类作为通用方，在此基础上随症加减。这处处体现了即病防变的思路。

值得一提的是，谢老认为热毒和瘀血在肝癌的病因病机中起着很重要的作用。肝炎病毒既是一种热毒，又是一种疫毒，而肝为刚脏，喜舒条达，郁而不舒，易致气滞血瘀。因而在治疗中要重视清热解毒和理气化瘀的运用，使热毒清、气平瘀化。一些学者认为，肝癌发展快、预后差，又没有有效的治疗方法，不如做一些对症治疗，加强营养，随其自然。谢老是极力反对这一消极态度的，他认为肝癌患者的生存质量大部分是可以得到提高的，痛苦可以减轻，生命是可以延长的，有的患者生存期可以延长 2 年、3 年，甚至有 10 年的。因此，对于肝癌不要轻言放弃，要积极地去治疗，同时要做患者的思想工作，使其树立信心，积极配合治疗。

治疗方法：肝癌患者的病情变化与情绪有直接的关系。许多病人诉说，情绪突变时感到右胁胀满不适，而当情绪稳定时或遇到喜事时右胁疼痛明显减轻，精神转佳，纳食量增加，这说明肝癌与情志变化有很大的关系。谢老在临床上非常重视这种关系，面对肝癌患者，常常告知他们要思想开朗、心情愉快，这对于提高治疗效果有很大的帮助。

治未病，未病防病、既病防变是贯穿在谢老治疗肝癌的整个过程中，其治疗肝癌的基本药物为：枳壳、厚朴、陈皮、半夏、党参、白术、茯苓、甘草、乌蛇、蜈蚣、土鳖。加减变化为：热毒蕴肝而见右胁疼痛、发热、口苦、咽干、黄疸者，可加大黄、茵陈、栀子以清热解毒；肝脾气血两虚而见右胁疼痛，腹部胀大，面色苍黄，头晕眼花者，可加黄芪、当归；热毒伤阴兼见五心烦热、口干口苦、舌红苔少，脉细数者，可加丹皮、地骨皮等；瘀滞肝络而见右胁刺痛，肝脏肿大坚硬，按之痛甚、腹大坚满、脉络怒张着，可加桃仁、大黄，这两味药与土鳖虫合而为下瘀血汤，可去瘀通络；对于合并有肝炎患者，可加虎杖、白花蛇舌草、板蓝根以解毒除疫；合并肝腹水者，可加猪苓、泽泻、牛膝、苍术以利水燥湿；合并呕血、黑便者，可加三七粉、白及、仙鹤草以化瘀止血。

需要注意的是，对于肝癌合并腹水、胸水及上消化道出血者，要积极配合西医利尿、止血之品治疗，进行中西医结合治疗。另外，将盐炒热外敷脐部，或百草霜炒热外敷脐部对腹水也有一定的治疗作用，临床上可以配合使用，总之，肝癌的治疗是多方面，既要重视心理的疏导，也要将内治外治结合起来，并将治未病的思想贯穿在治疗过程中。

（五）大肠癌

大肠癌包括结肠癌、直肠癌，是常见的恶性肿瘤之一，其发病率和死亡率呈逐年上升趋势。本病以 40 ~ 70 岁中老年男性发病较多见，最先见到的症状是排便习惯和粪便性状的改变。对于本病病因的研究，大量资料表明，长期高脂肪食物者易患大肠癌，国外以美洲、欧洲为高发区，亚洲发病率较低；国内以城市人口为高发区，农村人口为低发区。这种地理分布的差异提示了大肠癌的发病主要与环境因素有关，与人们的生活习惯、饮食方式有明显关系。

大肠癌的治疗以手术切除肿瘤为首选，辅之以放射治疗、化学药物治疗及分子靶向药物治疗等。目前在大肠癌的治疗中，主要有两种分子靶向药物：贝伐单抗和西妥昔单抗。前者针对血管内皮生长因子，后者针对表皮生长因子，这两种因子与肿瘤的血管生成和生长繁殖有关。已有的资料证实，这两种药物与化疗药物联合应用可以提高有效率，并延长有效时间，可能会延长生存期。

中医文献中所描述的“肠积”“肠风”“肠蕈”“脏毒”“下痢”“锁肛痔”等与大肠癌的临床表现颇相类似。

病因病机：关于大肠癌古人对此病早有记载，对其病因病机多有论述。《灵枢》曰：“肠蕈如何？岐伯曰：寒气客于肠外，与胃气相持，气不得荣，因有所系，癖而内著，恶气乃起，息肉乃生。其始生也，大如鸡卵，稍以益大，至其成，如怀子状，久者离发，按之则坚，推之则移，月事以时下，此其候也。”《景岳全书》载“凡肠风者，邪气外入，随感随见；脏毒者，蕴积毒久而始见，又云人惟生卧风湿，醉饱房劳，生冷停寒，久而积热，以致营血失道，渗入大肠，此肠风脏毒之所作也。挟热下血者，清而色鲜，挟冷下血者，浊而色暗。清则为肠风，浊则为脏毒，先便而后血者，其来远也；先血而后便者，其来近也。”中医认为寒气客于肠间，与卫气相持，则阴阳格拒而“息肉”生。阳盛则热，阴盛则寒，阳盛可迫血妄行而下血；寒盛则气不统血亦下血。因肺与大肠相表里，肺主皮毛，皮毛亦受于风，风从皮毛入肺，直下大肠，故风火相煽乃下血更著。肠风可从阳化热，亦可阴而化寒，后者慢而缓，前者速且急，若火聚而为毒，则称“脏毒”。

辨证思路：谢老根据大肠癌的临床表现，将其统分为虚证、实证为主的两大类证型，虚证类似气虚、阳虚为主，责之于脾气亏虚，清气下陷；肾阳不足，不能温化，临床表现为神疲乏力，面色萎黄或苍白，肛门下坠，直肠脱出，畏寒肢冷，大便次数增多，腹部隐痛等，治以健脾温肾，益气升脱，以附子理中汤、举元煎、黄土汤等化裁；实证多以湿热、脏毒积聚为主，临床表现为腹部硬痛，发热口干，里急后重，泻下脓血，治以清热利湿，祛毒消积，以白头翁汤、黄连泻心汤、五味消毒饮等化裁。在证治的过程中注重辨病辨证相结合，中西医相结合，标本缓急，局部与整体相结合。在辨证的时候，除了针对证的变化，亦要考虑到“癌”这一病变，时刻不忘抗癌抑瘤这一大法，将对抗肿瘤始终贯穿到大肠癌的证治中去，这就是辨证辨病相结合；中西医相结合是指在大肠癌的开始与终末都不要离开和忽视中医中药的治疗，亦不能忽视西医的手术和放、化疗方案，适宜手术的尽早手术，能做化疗的不要放弃化疗，但在任何时候不要忘记中医疗法。这对提高生存质量、延长寿命具有肯定的作用。标本缓急指的是急则治其标、缓则治其本，标本兼治，在有出血时应首先控制出血，并注意液体的充分补给，防止因泄泻过多出现脱水的症状；局部与整体的有机结合，就是要正确对待扶正与祛邪的关系，既重视局部肿块的治疗，但也不能忽视全身正气的扶助，应合理安排，扶正与祛邪兼顾。

治疗方法：近些年来，随着人们生活水平的提高，大肠癌的发病增多。谢老对大肠癌的治疗总结了一定的经验。针对虚证为主的患者，临床上常用枳朴六君子汤合举元煎化裁，以健脾益气、升提固脱，并强调大剂量的使用黄芪及党参，这样才能起到脾气健，能升提的功用；对实证为主的患者，一般采用以苦参、生地榆、丹皮、生薏仁等药物为主的自拟方，特点仍是用药剂量大，起到功专力宏的作用。值得一提的是，苦参、生地榆、仙鹤草、生薏仁等是谢老治疗大肠癌的常选药物，他认为这些药物从功用上讲是清热利湿、化瘀止血、健脾利湿之品，切中肠癌病因机理，现代药理研究证实以上药品均有抗癌抑瘤、提高免疫功能的作用，是中草药中常用的抗肿瘤药物。为了加大抗肿瘤的作用，临证时谢老根据病人的体质状况，选择加用虫类抗癌药物如全虫、乌蛇、蜈蚣、土鳖等。大肠癌的出血治疗，谢老以通利为主，采取凉血止血、化瘀止血之法，而不使用涩血、敛血之品，以防邪留，恶血不去新血不生。大肠癌病人常有脓血便，有的改道造瘘，因此做好局部的清洁护理，防止感染甚为重要。谢老常给病人配用以苦参、五倍子、黄柏、枯矾、马齿苋、败酱草为主的中药组方，嘱患者中药煎液先熏后洗，既起到治疗作用，也起到防御感染的作用。

在大肠癌的治疗过程中，谢老并不反对西医治疗，反而提倡借鉴西医的一些治疗方法，中西医结合治疗肠癌，西医治疗原则是早期诊断，早期手术，只有手术切除干净，才能取得根治的效果。当一部分患者已有转移，病变达中、晚期时，只要病变肠管可以游离，应争取手术机会，采取手术切除。当难以切除时，则只能试行造瘘等姑息手术。另外，可根据病理类型、患者全身状况等采取全身化疗、局部化疗及放射治疗。近年来亦常采用免疫治疗、光动力学疗法、激光内镜治疗，亦有人用冷冻治疗和加温治疗（热疗），可以选择使用。

（六）鼻咽癌

鼻咽癌在世界大部分地区发病率较低，但我国是该病高发区，该病的主要流行区在我国南方的广东、广西、湖南等省以及东南亚、北非等地区。鼻咽癌的发生与饮食、病毒及遗传等多种因素有关，现在认为多食腌制肉类食物、EB 病毒感染，久居潮湿之地以及家族中有鼻咽癌患者是其发病的高危因素。

放疗一直是治疗鼻咽癌的首选方法，只要没有多发远处转移的初治患者都应首选放疗，或放疗加化疗。只有放疗后肿瘤未控或复发时可考虑手术。内科治疗除化疗外，分子靶向药物如尼妥珠单抗、厄洛替尼、西妥昔单抗等单用或配合放化疗使用可提高疗效、延长疾病稳定期。

中医学中无鼻咽癌病名，但类似中晚期鼻咽癌症状的描述，散见于“鼻衄”“头痛”“鼻渊”“瘰疬”“上石疽”“失荣”“鼻疽”等病证中。

病因病机：鼻咽癌的主要表现为鼻塞、涕血、头痛、耳鸣等。祖国医学认为鼻咽癌的形成与先天素质、外界邪毒侵袭及七情所伤有密切关系，由于肺气不宣、毒邪乘袭为患，毒热蕴结成积，结于鼻咽；或情志抑郁，致脏腑失调，气滞血瘀，痰湿凝聚，日积月累，久成肿块。

辨证思路：谢老认为，鼻咽癌的发生是由于脾运不健，肺失清宣，痰凝、气滞、热毒蕴结而成。大多数患者早期无明显症状，而病人发现症状未及时就医和被医生疏忽是延误鼻咽癌诊断的主要原因之一。回缩性血涕是鼻咽癌早期症状之一，出现这个症状时应引起重视。早期诊断、早期治疗是提高鼻咽癌疗效的最有效的方法之一。谢老重视热毒瘀结对鼻咽癌的致癌作用，认为鼻咽癌的发生中毒瘀积聚是主要病理机制，因此强调清热解毒、活血化瘀、通络散结治疗方法的运用，灵活地使用辛夷、苍耳子、重楼、乌蛇、蜈蚣等药物治疗鼻咽癌，临床上取得了一定的疗效。我国鼻咽癌患者以南方广州地区居多，那里气候湿热，易被热毒侵袭，日久必瘀，瘀毒互结，聚而成积，临床上大多表现为热毒兼瘀之证候，这与谢老的观点是相吻合的。另外，在临床中谢老除了清热解毒、化瘀散结法的运用之外，特别重视配用养阴生津之品，他常常强调，作为一名现代的中医大夫，应该跟得上时代的发展，要学习现代医学知识，将中西医有机地结合起来，目前鼻咽癌的治疗仍以放射疗法为首选，中医学认为放射是一种具有“火热毒邪”特点的射线，作用于人体导致毒热过盛，津液受损，进而炼津灼血，伤阴耗气。配合放疗或放疗后的病人临床上往往多见口干、咽干喜饮、舌红少苔、脉细或脉数等一派气阴两虚之证，治疗上要以养阴清热、益气生津之法，这样才能证机相投，切中病机，药致取效。

现代医学亦证实，活血化瘀类中药可增加放疗的敏感性，清热解毒、养阴益气类中药可预防和治疗放疗副作用及后遗症，提高机体的免疫功能，延长生存期。

治疗方法：法从证出，药随法定。因为，谢老抓住了鼻咽癌主要的发病机理，即热、毒、瘀、阴亏，因此治疗上主要以清热解毒，活血化瘀、养阴生津立法。热毒壅盛者，临床上多表现为鼻塞，流黄稠涕、量多，臭秽难闻，头痛，心烦口渴，舌红苔黄，脉滑数，治以清热解毒，药用辛夷、苍耳子、山豆根、重楼、白花蛇舌草、乌蛇、蜈蚣、黄芩等；气滞血瘀者，临床可见鼻塞、涕中带血，头部持续性疼痛，入夜加重，耳鸣。舌质暗红，边尖有瘀点，脉涩，治以理气化瘀、软坚散结。方用通窍活血汤化裁，善用桃仁、红花、当归、川芎、赤芍、石上柏、夏枯草等药；气阴两虚者，多在配合放疗或放疗结束后，临床上多表现为咽痛、口鼻干燥、咽干喜饮，纳少、神疲，小便黄、大便干，舌质红或边尖红，无苔或少苔，脉细或脉细数，治以养阴清热、益气养阴，常用自拟养阴汤加味，主要药物有沙参（或西洋参)、麦冬、生地、石斛、玄参、花粉、知母、金银花、山豆根等，以上各种证型的治疗中均有酌情加用虫类药物，以增强抗癌抑瘤之作用。若伴见鼻衄、牙痛，可加白芷、细辛、仙鹤草、三七粉等；伴见头痛剧烈，可加大川芎用量，加蔓荆子、细辛等；若见颈部肿块，可加海藻、昆布、山慈菇、川贝等；若纳差、食少，苔黄腻者，可加生薏仁、焦三仙、藿香、佩兰；如检查白细胞低者，可加补骨脂、鸡血藤、当归；若放疗后局部红肿热毒，可酌加金银花、石膏等。

中医及中西医结合治疗鼻咽癌研究的进展，表明运用中医清热解毒、理气活血、滋阴清热、健脾和胃等治法，与放疗、化疗等抗癌手段相结合，能够提高鼻咽癌的治愈率，延长患者的生存期，可以缓解放、化疗的副作用并增强其疗效。中医中药在对抗肿瘤的过程中，发挥着越来越重要的作用。

（七）乳腺癌

乳腺癌是女性最常见的恶性肿瘤之一，在欧美国家发病率居女性恶性肿瘤的首位，在我国呈现逐年上升趋势，目前已居我国城市女性恶性肿瘤的第1位，严重威胁着女性的生命健康。乳腺癌发病危险增加的有关因素有遗传因素、激素因素、环境因素和良性乳腺病等。

乳腺癌的西医治疗除手术、放化疗外，内分泌治疗起着重要的作用，内分泌治疗适应于雌激素受体和（或）孕激素受体阳性的患者。靶向治疗药物赫塞丁是首个针对细胞膜外HER2受体的单克隆抗体，目前已成为HER2阳性早期乳腺癌的标准治疗。其他靶向治疗药物如拉帕替尼、贝伐单抗等，配合化疗均优于单纯化疗。

乳腺癌属中医学中“乳中痛”“乳岩”“妒乳”“石奶”等病证的范畴。

病因病机：祖国医学认为乳头属肝，乳房属胃，脾胃相联，其病因为忧思恼怒，致肝郁气滞，肝脾两伤。乳腺癌的发生多由情志不遂，气血紊乱，脏腑失调，致邪毒内侵，气滞血瘀，痰浊凝结，瘀滞乳中而成。

辨证思路：乳腺癌是一种全身性疾病，因其治疗与其他肿瘤一样，应充分强调综合治疗的重要性，而根据患者的机体状况，肿瘤的病理类型，侵犯范围和发展趋势有计划地、合理地应用现有的治疗手段，以期较大幅度地提高治愈率。目前由于综合治疗，即手术、放疗、化疗、内分泌治疗及中医中药的合理应用，乳腺癌的治疗效果明显得到提高。对于乳腺癌的治疗，谢老常重视现代医学手段即手术、放疗、化疗和内分泌治疗的应用，强调一定要中西医结合治疗，中医治疗要贯穿在乳腺癌病人的始终，要长期坚持服药。临床上谢老根据患者的病因病机、病证、病期长短、病势轻重的不同，将其归纳为肝气郁结、冲任失调、毒热蕴结、肝肾两虚等四型，并分而治之。在药物治疗的同时，谢老亦强调心理治疗的重要性，谢老常说家庭对于患有乳腺癌的妇女来说是非常重要的，它既是一个安全的港湾，又是一个生命的加油站。一个和睦温暖的家庭，一个善解人意、充满温情、处处关心体贴的丈夫，对乳腺癌患者的心理康复都会起到巨大的作用。因此，在治疗疾病的过程中，要求家人积极配合做好病人的思想工作，这对治疗起着积极的不可低估的作用。

乳腺癌患者手术、放疗、化疗后并发症比较多，常见的有手术切口溃烂、久不愈合、手术静脉淋巴结回流不畅引起患侧上臂水肿，放疗后局部皮肤发痒、红肿、溃破以及化疗后引起的白细胞过低、恶心呕吐等胃肠道反应。对这些并发症的治疗谢老注重对因、对症治疗，如手术大切口溃烂久不愈合主要是因气虚血亏，治疗原则应为益气养血、化瘀生肌；术后上臂水肿的原因为回流不畅，治疗原则应通络化瘀，脉络瘀阻得除，水肿自消；放疗后局部皮肤病变是热毒灼伤所致，强调清热解毒，祛腐生肌；而化疗后白细胞过低、恶心呕吐是由于骨髓受到抑制、胃肠道出现反应治疗原则则为补肾健脾、和胃止呕。抓住了病因病机关键，治疗上才能紧扣病机，切中机制，取得良好效果。

治疗方法：谢老临床上将乳腺癌分为肝气郁结、冲任失调、毒热蕴结、肝肾两虚等证型辨证论治。肝气郁结型：早期很少有症状，或生气后感两胁胀痛，胸闷不适，平素精神抑郁，心烦易怒，遇精神刺激，症状加重，伴口苦、咽干、舌红或稍暗、苔白，脉弦或弦滑。治以疏肝解郁、软坚散结。常用柴胡疏肝散、丹栀逍遥散化裁，喜加青皮、郁金、元胡、乌蛇、蜈蚣之品；冲任失调型：除有肝郁气滞之表现外，并有月经不调和腹部困疼、腰膝酸软等肾虚的症状，治疗原则为疏肝理气、调理冲任。在柴胡疏肝散的基础上加用淫羊藿、鹿角霜等温补肾阳之品；毒热蕴结型：可见乳房局部红肿、疼痛，伴发热、面红目赤、头痛失眠、舌红无苔，脉数。治以清热解毒、化瘀散结，方用仙方活命饮合小金丹化裁；肝肾两虚型；见于病程日久，精神萎靡，疲乏无力，面色晦暗，腰酸腿软，月经失调，舌红苔白，脉细。治以益气养血，滋补肝肾，方用十全大补汤合六味地黄汤、参芪地黄汤化裁。手术后切口久不愈合者，谢老常内服外敷相结合，内服益气养血之品、外敷生肌玉红膏；术后上臂水肿者，常用药物为桔梗、葛根、桃仁、红花、赤芍、丹参、三棱、茯苓、半边莲、黄芪等；白细胞低者，用参芪地黄汤以补肾健脾；恶心呕吐明显者，用枳朴六君子汤加生姜、竹茹以健脾和胃、止呕止吐。还要说明的一点是，对于放疗引起的局部皮肤反应，要保持局部皮肤清洁干燥，禁止直接用肥皂擦洗，防止机械刺激，禁止手抓，如感到疼痒难忍时，可用苦参、地肤子、白鲜皮煎水外洗，并防止感染；总之，治疗乳腺癌强调辨证辨病相结合，中西医结合，全身治疗及局部治疗相结合，要重视综合治疗。

（八）甲状腺癌

甲状腺癌是一组性质明显不同的恶性肿瘤，可发生于各个年龄组。尤以老年病人较为严重。在内分泌恶性肿瘤中，甲状腺肿瘤约为90%，其分化程度由高到低依次为乳头状癌，滤泡状癌、髓样癌和未分化癌。与其他肿瘤不同的是，具有相同病理特征的甲状腺癌，由于发病年龄的不同，其预后也不同；肿瘤的大小、淋巴结转移以及原发病灶损害的范围，与年轻病人的预后几乎无关，但对高龄病人的预后却有很大的影响。

手术治疗是甲状腺癌的主要治疗手段，未分化癌对放射治疗有一定敏感性，滤泡癌的吸碘率强可用放射性核素治疗。其内科治疗主要为激素治疗和化疗，分子靶向治疗也有一定的作用。

本病在祖国医学中，属于“瘿”的范畴，早期分化好的甲状腺癌，与“肉瘿”相类；恶性程度高的或晚期甲状腺癌与“石瘿”相似；部分甲状腺乳头状腺癌原发病灶不明显，颈部有明显转移灶，则属于“瘰疬”“恶核”。

病因病机：古人认为其病因病机多为情志不舒，肝郁气滞，痰浊内生，瘀滞痰毒，结聚不散，积久恶变而成。《诸病源候论》云：“诸山黑水中出泉流者，不可久居，常饮食令人做瘿病，东起增患。”这与现代医学流行病学调查的结果相符，即在缺碘山区甲状腺癌发病率也较高相一致。

辨证思路：谢老集多年临证之经验，总结出甲状腺癌的发生多由于内伤情志，忧思恚怒，肝郁不舒，气滞血瘀，痰湿凝聚而成。对于甲状腺癌的治疗，因其类型不同，采取的治疗方法亦应有所不同，但其辨证与辨病相结合，治本和治标相结合，扶正与祛邪相结合贯穿于整个治疗过程中，其辨证思路为：①辨证与辨病相结合：谢老在临床上根据病人的临床表现及舌脉之症将甲状腺癌常常分为肝郁气滞型、痰瘀互阻型、阴亏火旺型。肝郁气滞型表现为情志抑郁，胸闷不舒，心悸汗出、口干、月经不调，颈前出现单个或多个肿块，质硬，表面光滑，可随吞咽活动，苔薄，脉弦数；痰瘀互阻型可见甲状腺肿大突起如核桃，或既往有瘿瘤病史包块突然迅速增大，质硬，表面不平，随吞咽上下移动。严重时压迫气管引起呼吸困难，压迫声带声音嘶哑，压迫食管出现吞咽困难。舌质紫暗，苔白腻，脉弦滑或结；阴亏火旺多见于甲状腺癌术后，或放疗后复发，余毒未净。临床表现为心悸，动则气短，乏力，汗多，声音嘶哑、口干。舌质淡少苔，脉细。在诊疗过程中，根据患者症状和体征，肿块范围、部位、性质、病情发展趋势，病人全身状况，并结合其病因、病理、客观检查，运用中医理、法、方、药进行辨证辨病治疗。②治本与治标结合：治本包括用消瘿散结药物，以活血化瘀、软坚散结及含碘药物如海藻、昆布等治病求本，同时注意扶正，用以增强及恢复机体的生理机能；治标包括治疗甲状腺癌并发症如肿瘤压迫气管、喉返神经或继发感染等，以缓解症状、减轻痛苦为目的。治疗原发灶贯穿整个肿瘤的治疗过程中，如并发症或转移灶危及生命或为主要痛苦所在时，以治并发症为主，即缓则治本，急则治标；治标与治本结合。③扶正与祛邪相结合：病变早期，机体正气未衰，治疗上以祛邪为主；中期瘿瘤较大，正气尚存，原则以攻补兼施；晚期病已扩散，正气虚弱，治疗以扶正为主，适当加入祛邪药物。

治疗方法：谢老根据多年的临床经验总结出，尽管瘿瘤的病因多与情志有关，但痰瘀互阻是其最后的病理机制，治疗上应重视祛痰化瘀、软坚散结方法的使用，并应贯穿于整个病程中。谢老继承前人的经验，予以发扬光大，形成了一整套的治疗甲状腺癌的理论体系，并在这一体系的指导下，精炼、拣选出治疗甲状腺癌的有效药物，合理组方，创制出“消瘿汤”这一有效方剂，在临床上为许多患者解除了病痛。“消瘿汤”是谢老治疗甲状腺癌的基础方和通用方，适用于各种类型甲状腺瘤。其组成为：昆布、海藻、炒山甲、生牡蛎、土贝母、黄药子、重楼、乌蛇、忍冬藤。方中昆布、海藻化痰散结、软坚消瘿；炒山甲、生牡蛎、土贝母理气化瘀，软坚散结；黄药子、重楼、忍冬藤清热解毒；乌蛇祛瘀通络、散结消瘿。本方中清热解毒药物的使用是考虑到瘿瘤的形成，其病程日久，易于生热蕴毒。对于肿块坚硬者临床上可酌加夏枯草、瓦楞子、三棱、莪术；气血亏虚者加党参、生黄芪、当归；胸闷不舒可加枳壳、丹参、香附；心悸汗出者加黄芪、炙甘草、五味子。临床上要灵活运用，随症化裁，可取良效。

（九）膀胱癌

膀胱癌是泌尿系统最常见的肿瘤之一，发病率近年来有增长趋势，在国内居第一位，在国外仅次于前列腺癌，位居第二位，膀胱癌发病率随年龄的增长而增加，男女比例约为3∶1。其病因尚不明确，现今较公认的致病因素有化学工业物质、食物代谢产物、吸烟和慢性炎症。

外科手术是治疗局限期膀胱癌的主要方式，非浸润性膀胱癌首选经尿道膀胱肿瘤切除术，术后采用不同的膀胱腔内灌注化疗或免疫治疗方案。浸润性膀胱癌首选根治性膀胱切除术，术前术后可选择性地采用全身化疗，提高疗效。对于部分无法行根治手术或有保留膀胱意愿的浸润性膀胱癌患者，可采用腔内手术、放疗以及全身化疗综合治疗方案。转移性膀胱癌，全身化疗是唯一能延长患者生存期的方法，手术、放疗或动脉介入治疗等仅起到止血、止痛等姑息性效果，以提高患者生活质量。

膀胱癌属于祖国医学“尿血”“癃闭”“淋病”的范畴。

病因病机：膀胱癌可能因长期刺激，或长期接触有毒物质，以无痛血尿为早期临床表现。祖国医学认为膀胱癌的发生多因肾气亏虚、热毒蕴积膀胱所致。外邪客于经络，情志郁结，过食腌菜炙烤之品等，导致脏腑气血失调，形成痰结、湿聚、气阻、血瘀，湿、痰、气、瘀搏结，瘀积成毒，下注膀胱而成。肾为水脏，其与膀胱互为表里，以为升降阴阳之用。肾气亏虚，膀胱气化不固，水湿不化，湿热滞留，成为本虚标实之证。

证治思路：谢老认为，膀胱癌的基本病机为肾虚膀胱有热、湿热郁久而生内毒。膀胱有热，郁久生毒，湿、瘀、毒互结，下注膀胱而成本病，出现尿急、尿痛、小便淋漓不尽、热灼经络则出现血尿之症。《景岳全书淋浊》云：“治淋之大法……凡热者宜清，涩者宜利，下陷者提升，虚者宜补，阳虚者宜温补命门。”说明对于诸如膀胱癌湿热证者，可清可利；病久或苦寒分利太过，耗伤肾阳致气化不利者，应先温肾益气以恢复气化。谢老继承了古人的经验，膀胱癌统归为肾虚湿热两个致病因素，按虚证、实证分而治之，临症中又认为湿热实证居多。对于湿热实证，重在清利祛邪，治疗以清利膀胱湿热为主，从小便分利而出。兼气阴虚者，以虚实兼顾为法，标本同治。目的在于扶助正气，正盛邪去。血尿是膀胱癌的主要及常见临床表现，因此谢老重视止血药物的运用，在止血药物的选用上，他仍遵循通利的原则，一般选择活血化瘀止血、凉血止血、益气摄血之品，而不使用收敛、收涩止血药物。在辨证的基础上，谢老不忘辨病论治的重要性，他将辨证、辨病有机地结合起来，在辨证外，合理选择一些经药理证实具有抗癌作用的中药材，融合到治疗中。如果肾气亏虚加用扶正类抗肿瘤药物。另外，在治疗过程中，不忘“急则治其标、缓则治其本”的中医原则，如出血较多，必要时可以应用止血药物、输血等，待止血后再根据证候变化辨病、辨病施治。因此，可以说谢老对膀胱癌的论治理论包括了辨病、辨证论治，中西医有机的结合，急则治其标，缓则治其本等治疗原则，将它们贯穿到整个证治的思路中去，达到了完美的统一。

治疗方法：谢老认为西医对于膀胱癌的治疗有一定的适应的范围。常用的方法有经尿道膀胱肿瘤切除术，其优点为损伤小、恢复快，可反复进行，适用于单发、少数小乳头状癌；经尿道激光电灼术，适用于初发或单发的单个或多个浅表有蒂直径小于2cm者；膀胱部分切除及输尿管移植术，适用于肿瘤体积较大，累及输尿管口的肿瘤；根治性膀胱全切，适用于膀胱多发肿瘤，有浸润性癌，肿瘤无明显边界，反复复发的浅表性膀胱癌；介入治疗，术前灌注可提高膀胱部分切除率，也可作为晚期膀胱癌的姑息治疗。

谢老认为中医治疗适应于膀胱癌的全程治疗，不论是早期膀胱癌还是晚期、复发的膀胱癌，不论是术前病人还是术后病人，不论是否化疗、介入治疗、膀胱灌注与否，中医中药治疗均可作为常规治疗使用。中医中药对减少或消除病人的临床症状如：尿血、腰痛、尿急、尿灼等有明显的作用，它还可以提高患者的免疫功能，不同程度地延长病人的生存期。

对于膀胱癌的辨证，谢老总结出了一套独特的治疗经验和方法。针对膀胱癌的特性，即湿热瘀下注膀胱的理论，他独创了化瘀利湿汤这一治疗膀胱癌的基本方药，形成了自己别具一格的观点。化瘀利湿汤由丹参、黄芪、黄柏、金银花、茯苓、当归、桃仁、红花等八味药组成，方中丹参、当归、桃仁、红花活血化瘀、消癥除积，黄柏、金银花、茯苓清热利湿、解毒祛邪，黄芪益气扶正，共奏化瘀利湿、解毒除积之功效。对于临床伴见腰部酸困，双膝酸软，头晕眼花者，谢老喜加补骨脂、枸杞子、川断、益母草等益肾之品；伴见尿频尿急、尿道灼热者，加车前子、牛膝、金钱草、木通等清利湿热之品。另外，临床上不论是哪个证型，均加用乌蛇、蜈蚣、土鳖等虫类药物，以起到以毒攻毒，通络祛瘀，软坚散结，抑瘤抗癌的作用。血尿明显者，加用三七粉、仙鹤草、白茅根、生地榆等凉血止血、散瘀止血之品。谢老指导我们一定要让病人坚持服药，不能血止或临床上无症状停药，应长期用药，以防复发及转移。

（十）卵巢囊肿

卵巢囊肿属卵巢良性肿瘤，早期一般多无症状，往往在妇科检查时偶然发现，多为子宫一侧的囊性或半囊性球形肿块，表面光滑，可活动，与子宫不粘连，肿瘤发展缓慢，病程长。卵巢囊肿的临床症状可有下腹不适、疼痛、腹部胀大及一些压迫症状。

当囊肿大于5cm时，如不及时治疗，可因蒂扭转造成囊肿破裂而致急腹症。西医治疗以手术为主，或行超声引导介入治疗。超声引导介入治疗是现代超声医学的一个重要分支，其在妇科卵巢囊性肿瘤应用的安全性和有效性已被广泛认可，在治疗的同时达到了明确诊断的目的。

卵巢囊肿属中医的“癥瘕”范畴。

病因病机：对于卵巢囊肿的病因病机，祖国医学认为，癥积致病因素甚多，致病机理主要责之于脏腑功能失调以及气滞、血瘀、痰浊、湿热之邪，可单独或联合地作用于机体而致病，在发病的过程中，他们又互为因果，相互转化而成为多种临床病症。内伤七情，或经前、产后、饮食劳倦、正气受损、脏腑失和；或外感风寒、湿浊乘虚而入，气血乖违，气机阻滞，瘀血内停，积久而成为癥积。本病早期因无明显症状易于误诊及漏诊，应结合现代方法及妇检尽早做出辨病诊断，然后根据中医四诊所得资料辨明寒热、虚实、在气、在血。

辨治思路：本病多因长期忧思郁怒，内伤七情，外感六淫，湿毒内攻，客于胞脉或由正气虚衰，邪气壅滞，与血相搏，而导致卵巢囊肿的发生。谢老认为本病的发生内因脏虚，外因受寒，故病本为虚；因虚致滞，因滞致瘀，且病变过程中由于出血倾向，迁延日久，致气血大衰，临床上出现虚寒而兼气滞血瘀或痰湿等虚实夹杂的表现。病机主要是血瘀气滞、邪实正虚，实验室研究也初步得到验证。

卵巢囊肿的诊断，需在充分排除恶性肿瘤后而成立，对于较小的囊肿，可在严密测试下非手术治疗，采用攻补兼施整体调理。肿块较大者，应先行手术切除，术后配合中药扶正治疗，以尽快恢复体力。要临证辨别病程的久暂，以确定治疗的总则。一般而言，病之初期，邪实而正不虚，正邪斗争激烈，中药可因势利导，以攻邪为主，兼以扶正，达到邪去正不伤的目的。若病久邪毒走窜，则多正气虚衰，当以扶正为主，兼以攻邪力求达到扶正有效，祛邪有力。另外，在辨证过程中，不应忽视全身症状，通过对全身症状的辨别归纳，有利于证型的确定及具体论治的灵活运用。如情志抑郁，少腹胀甚于痛，或时痛时止，属气滞血瘀，当以理气解郁、活血散结为主；若胸闷痞满，时有恶心，苔腻，脉滑，属痰湿凝聚，当以化瘀除湿、软坚散结为主。另外，应时刻顾护胃气，要健脾和胃，使气血来源有续。中医认为脾胃为后天之本，气血生化之源。脾胃失司，则生化无源，正气日损，势必危及患者的生存，而出现气血不足，气机失和的症状。行气活血、燥湿化痰、祛瘀散结类中药对脾胃功能有不同程度的影响，病久也可能导致脾胃功能的进一步损害，应用健脾和胃之法，不忘顾护后天之本。

治疗方法：卵巢囊肿一经确诊，手术治疗是西医唯一的治疗手段。年轻、单侧肿瘤患者一般行卵巢肿瘤剔除术，囊肿较大者或年老患者可行患侧附件切除术。不管术后诊断如何，术中需区别肿瘤是良性还是恶性，可做冰冻切片病理检查，以确定手术范围，手术切口宜大，使囊肿完整取出，以防囊液流出。

谢老认为卵巢囊肿同子宫肌瘤、乳腺增生一样，均是因内分泌失调而引起，与情志变化密切相关。卵巢囊肿的形成是在人体正气相对不足的条件下，脏腑气血功能紊乱、气滞血瘀或痰湿凝滞而成。据“痰瘀同源”理论，治疗上强调活血化瘀，消痰除癥方法的运用。临床上辨证时将活血化瘀、软坚散结同健脾益胃、调理气血有机地结合。谢老擅长使用桂枝茯苓丸合平胃散化裁，根据临床表现、证候虚实而随机变化。湿热重者去桂枝，加红藤、败酱草、黄柏、生薏仁；气虚者加黄芪、党参；纳差者加焦三仙、鸡内金等；腹胀者加大腹皮、枳壳、莱菔子、槟榔等。对于囊肿较大，病情较重者，用红藤、败酱草、蒲公英、莪术、三棱、丹参等药配伍，水煎取汁睡前保留灌肠；并配合使用中药、外敷方法，即将当归、路路通、乳香、没药、川芎、赤芍、桔梗、香附、艾叶、细辛、丹参等药物，用食醋、白酒拌湿，装袋熏热，外敷少腹部，每次约 2 小时，通过透皮作用，起到活络、化瘀散结、祛除包块的作用。

鉴于本病为一慢性病治疗上不能急于求成，根据患者的临床表现、病情变化随时调整方药，鼓励患者积极地配合治疗。只有医患一致，共同努力长期坚持服药才能取得较好的疗效。

（十一）甲状腺腺瘤

甲状腺腺瘤是最常见的甲状腺良性肿瘤，按形态学可分为滤泡状和乳头状囊性腺瘤两种。滤泡状腺瘤多见，周围有完整的包膜，囊性乳头状腺瘤少见，常不易与乳头状腺癌区分。本病多见于40岁以下的妇女。临床表现为颈部出现圆形或椭圆形结节，多发单发，随吞咽上下移动。大部分病人无任何症状，其生长缓慢。

因甲状腺腺瘤有恶变可能，西医主张手术切除。如果腺瘤较大，可以考虑甲状腺大部切除；腺瘤较小者可以行甲状腺部分切除。甲状腺腺瘤也是腔镜甲状腺手术较好的指征，利用现代腔镜技术来进行甲状腺腺瘤切除术，适合于一些对颈部美观要求比较高的患者。

甲状腺腺瘤属于祖国医学“瘿瘤”“肉瘤”范畴。

病因病机：甲状腺腺瘤多因情志内伤、痰浊凝结所致。忧思郁怒，情志内伤，肝失条达，致肝旺气滞，肝木克土，脾失健运，痰湿内生，痰气凝结，气血为之壅滞，积久聚而成形，是为瘿瘤。

辨证思路：因甲状腺腺瘤有20%可引起甲亢，10%可恶变发展为甲状腺癌，谢老强调在中医治疗前，一定要明确诊断，如诊断可疑或瘤体较大者，必须进一步检查，为手术适应证者尽早进行治疗。对那些发展较慢，瘤体较小者，或身体差无法耐受手术者，可进行中医中药治疗。中医中药治疗甲状腺腺瘤需要相当长的时间，少则半年，多则二至三年，甚至更久一些，因此一定要坚持治疗，否则会半途而废，前功尽弃。前人治疗甲状腺腺瘤，多按气郁痰凝论治，治以疏肝解郁、化痰散结，传统方为海藻玉壶汤。谢老认为甲状腺肿块为“瘿”，多由于七情内伤、脏腑功能失调，气血不和，络脉阻滞，导致痰气交阻，痰血互凝，上结于颈项而发病，其病理机制为“痰”、为“瘀”，故可用化痰祛瘀、散结消肿的方法治疗。其总结多年临床经验，自拟“消瘿汤”治疗甲状腺腺瘤，并随症加减，临床上获得满意疗效。谢老治疗甲状腺腺瘤，是在总结前人的基础上继承并发扬，遵古而不泥古。他以化痰祛瘀、软坚散结为治疗大法，配合疏肝理气、清热解毒之品。瘀久化热，热则酿毒，热毒的产生是甲状腺腺瘤发展到一定程度后必然出现的结果，治疗上用清热解毒之品使热毒有去之路，热清毒解；加用疏肝理气之品是针对其有情志内伤，肝气郁滞之病因而设。谢老治疗甲状腺腺瘤，充分考虑到了甲状腺腺瘤气郁、痰凝、血瘀以及日久化热蕴毒之病理变化。在药物治疗的同时，鉴于甲状腺瘤多因气郁为病，谢老非常重视心理治疗，给病人耐心的劝解，做好患者的思想工作。并一再强调坚持用药，贵在持之以恒。

治疗方法：消瘿汤是谢老治疗甲状腺腺瘤的基本方，是基于甲状腺腺瘤的病理特点和基本治法而自行创拟的。消瘿汤组成：昆布、海藻、炒山甲、土贝母、生牡蛎、黄药子、重楼、乌蛇、忍冬藤。方中昆布、海藻消痰散结，为治疗瘿瘤之主药；生牡蛎软坚散结，可加强昆布、海藻作用；炒山甲性善走串，散瘀血之积聚；土贝母、重楼、黄药子解毒散结消肿瘤；乌蛇搜剔，通络驱邪，可增强消散作用；忍冬藤清经络而解热毒，使邪不再生。合方则共奏化痰祛瘀、散结消肿之效。多年来，凡遇甲状腺肿块，谢老均以此方为基本方，辨证施治，随症加减，守方治疗，疗效较好。对于伴有胸胁胀满，心烦易怒，口干口苦者，可在基础方加香附、郁金、山豆根、射干以疏肝理气，清热利咽；伴有包块疼痛、质硬、性情急躁者可加用三棱、莪术、香附、郁金、夏枯草等以破瘀散结通络，软坚，疏肝理气。谢老常说，甲状腺腺瘤的治疗贵在坚持，药物用量要大，药物治疗与心理治疗并重，只有守方治疗，心情愉悦，医患积极配合，临床才能取效。

三、内科及杂病治疗经验

（一）缺血性脑血管病

缺血性脑血管病可分为短暂脑缺血发作和脑梗死，后者包括脑血栓形成和脑栓塞。临床上将局部脑缺血症状在 24 小时以内完全缓解者称短暂脑缺血发作，缺血症状持续 24 小时不消失者称局限性脑梗死。短暂脑缺血发作的一半病人可有 1 年或更长时间停止发作，也不出现严重脑、心血管病变，但远期发生严重脑、心血管病的机会和远期死亡率高于相应的一般人群；脑梗死多见于中年以上人群，多数有高血压、糖尿病、心脏病或高血脂病史。

缺血性脑血管病以病因治疗为主。

缺血性脑血管病属于中医“缺血中风”范畴。

病因病机：中医认为本病起病急骤，证见多端，变化迅速，与风性善行数变的特征相似，故以中风名之。中风之病因病机归纳起来不外风、火、痰、瘀、虚五种，并以有无神志障碍分为中经络、中脏腑两大类。缺血中风多发生于风眩、脑络痹、消渴、心痹等患者。由于肝肾阴亏于下，久病入络，络脉挛急，脑失所养，神气阻痹而发病。或因积损正衰，气血不足，络脉空虚，风邪乘虚入中经络。

辨证论治：谢老总结多年经验，认为缺血中风多中经络亦可兼中脏腑，急性期可危及生命，若急性期过后可留下后遗症，不易完全恢复。本病急性期宜中西医结合治疗为主，配合肢体功能锻炼，以降低死亡率；恢复期以汤药、针灸、推拿等治疗为主，配合肢体功能锻炼，以降低致残率，促进康复。中经络者一般无神志障碍，以肢体偏废、麻木为特征，从肝阳风火上扰、风痰瘀阻经络、气虚血瘀及阴虚风动等证论治；中脏腑者以不同程度的神志障碍为特征，多以痰热腑实、风火痰闭心窍及元气虚脱等角度辨证。

治疗方法：谢老常将缺血中风分为风痰阻络、气虚血瘀、血虚动风、阴虚风动、大肠热结、瘀阻脑络证等 6 个证型论治。风痰阻络证可见半身不遂、口眼歪斜，舌强语謇，肢体麻木或手足拘急，伴头晕目眩、舌苔腻、脉弦滑，治宜化痰熄风，方取导痰汤合牵正散化裁，常用处方：半夏、陈皮、枳实、茯苓、制南星、白附子、僵蚕、全蝎等，气虚血瘀证可见半身不遂，肢体麻木或痿软，神疲乏力，气短懒言，语言謇涩，头晕、头痛，舌淡、脉弱，治宜补气行瘀，方取补阳还五汤化裁，常用处方：黄芪、当归、赤芍、地龙、川芎、桃仁、红花、白附子、蜈蚣；阴虚动风证可见半身不遂，肢体麻木，舌强语謇，伴眩晕耳鸣、心烦失眠、手足拘急或蠕动。舌红，苔少或光剥，脉细弦，治宜滋阴熄风，方用大定风珠，常用处方：干地黄、白芍、麦冬、五味子、龟板、生牡蛎、鳖甲等；瘀阻脑络证可见：舌强语謇、口眼歪斜、半身不遂，并见头晕目眩，方取通窍活血汤，常用处方：赤芍、川芎、桃仁、红花、老葱、荷叶、仙鹤草、地龙、丹参；血虚动风者可见肌肤不仁，手足麻木，突然口眼歪斜、语言不利、口角流涎、半身不遂、舌苔白，脉弦，治宜养血熄风，方用大秦艽汤，常用处方：秦艽、防风、羌活、独活、白芷、细辛、黄芩、石膏、生地、白芍、当归、川芎等；大肠湿热证可见突然半身不遂，口眼歪斜，语言謇涩、形体壮实、便秘腹胀，口干口苦、小便黄，舌红，苔黄干，脉沉弦，治宜清热攻下，平肝熄风，方用调味承气汤、大承气汤等化裁，常用处方：大黄、枳实、厚朴、黄芩、栀子、全蝎、地龙、僵蚕等。针灸治疗对缺血性中风急性昏迷期或苏醒后恢复期、后遗症期均有一定的疗效，宜积极配合使用。

需要强调的是，近年来研究表明短暂性脑缺血是脑卒中的重要先兆，凡年龄在45岁以上或既往有其他原因出现的一过性眩晕、黑蒙、肢麻、失语等小中风症状，有血液流变学指标改变等，应须用散风通络、清肝潜阳、通腑化瘀、活血通络等类药物，以预防中风的发生。防治结合，才能有效地降低其发病率和病死率。

（二）病毒性心肌炎

病毒性心肌炎是指病毒感染引起的心肌炎性改变。约半数患者于发病前一周有病毒感染前驱症状，如发热、全身倦怠感，即所谓“感冒”样症状或恶心、呕吐等消化道症状，然后出现心悸、胸痛、呼吸困难等症状，同时可伴有心音低弱、心率增快或心动过缓等体征。

病毒性心肌炎急性期以采用自由基清除剂如维生素C等治疗为主，抗病毒治疗为辅。慢性期主要是自身免疫性损害和心功能不全，故应以改善心功能为主，难治性者加用免疫抑制剂。

病毒性心肌炎属中医“心悸”“怔忡”“胸痹”等范畴。

病因病机：一般认为本病急性期大多由邪毒感染，侵袭心脉所致，或因体质虚弱，过度劳累、寒暖失调及时行疫毒等因素而诱发。邪毒即可由表入里，亦可直入营血，邪传心包，阻滞心络。若急性期治疗不当，或感邪太甚，内伏心络，或先天禀赋不足，均可转入慢性期，慢性期病情相对稳定。

辨证思路：谢老指出，病毒性心肌炎急性期起病急，变化多，大多数患者因上呼吸道感染或肠道感染而发病，一般应以清热解毒、凉血宁心为基本治法。如患者有胸闷或痛，心悸乏力，气促咽痛，或兼有低热微汗等症状，舌质红，脉弦细而数，兼以通络宁心；如患者身壮热，不恶寒，但恶热，口渴欲饮，汗多，心悸心烦，气粗大便秘结，小便短黄，面赤，舌红，苔黄少津，脉洪数，属气分热盛，应予辛寒清热；如身热夜甚，心烦不寐，甚或神志模糊，渴不多饮，斑疹隐隐，或见出血，尿黄便结，舌绛无苔，脉细数，属热入心营证，治宜清心凉营。慢性期患者病情相对稳定，一般主要表现为胸闷、心悸、脉结或代等症状，临床上多从气阴两虚、心脉瘀阻、心阳虚损等证辨治；病毒性心肌炎严重者可出现心源性哮喘、心源性休克等并发症，中医辨证多从肺肾两虚、阳虚水泛、阳气暴脱论治。慢性期属气阴两虚者可见心悸、气短、胸闷、自汗，动则尤甚，口舌干燥、咽部不适、舌红少津，脉细数或结代，治以益气养阴，佐以活血宁心；心脉瘀阻者，可见心悸胸痛，唇甲青紫，气短微喘，舌质偏暗，或有瘀点、瘀斑，脉结代或涩，治以活血化瘀，通络宁心；心阳不振者，可见胸痹心痛、心中动悸，或伴有肢冷恶寒、泛恶呕吐，唇色青紫、舌淡、边有齿痕，脉结代或沉迟无力，治以温通心阳，宣痹化瘀。肺肾两虚者，可见胸闷气窒，气短不能平卧，咳嗽咳痰，心中动悸，下肢浮肿，甚或伴有胸水，舌质暗，唇青紫，脉沉细数，治以温补肺肾，强心利尿，心阳暴脱者，可见心悸气急，胸闷肢厥，大汗淋漓甚者晕厥，舌淡胖，脉微欲绝，治宜通阳固脱。总之，本病的临床表现及分型较多，临证要细心辨证。

治疗方法：谢老总结出，急性病毒性心肌炎患者应安静卧床及补充营养，通常症状在治疗后数周内即可消失而完全恢复正常，心电图恢复正常则需要几个月，因此，临床上谢老特别强调要充分休息，加强营养，这对病情痊愈起着很重要的作用。既然本病的急性期是因感染引起，针对呼吸道病毒感染应用中药具有抗病毒的药物，典型方剂为银翘散，热毒炽盛者可加水牛角、丹皮；腹痛腹泻者可加黄连、黄芩；咽痛咽干者可加生地、山豆根、重楼。慢性期的气阴两虚为主要表现，可用生脉散合炙甘草汤化裁；心脉瘀阻者，可用血府逐瘀汤化裁；心阳虚损者，谢老常用瓜蒌薤白汤加味；对于肺肾两虚，阴虚偏盛者，他常用金匮肾气汤化裁。另外，对于慢性期患者，谢老常嘱患者坚持服用生脉散、复方丹参片等，这样可以缓解病情，防止病情复发。

（三）冠心病

冠心病是常见冠状动脉粥样硬化性心脏病，亦称缺血性心脏病，是指冠状动脉粥样硬化使血管腔阻塞，导致心肌缺血、缺氧而引起的心脏病，本病多发生在40岁以后，男性多于女性，脑力劳动者较多，近年有增多的趋势。根据冠状动脉病变的部位、范围、血管阻塞程度和心肌供血不足的发展速度、范围和程度的不同，冠心病可分为无症状型冠心病、心绞痛型冠心病、心肌梗死型、缺血性心肌病型冠心病、猝死型冠心病等五种临床类型。

冠心病的急救措施是休息和舌下含化硝酸甘油。药物治疗应用硝酸酯类、他汀类降血脂药、抗血小板制剂、钙通道阻滞剂，手术治疗主要用于不适合支架术的严重冠心病患者。经皮冠状动脉介入治疗（PCI）即支架术创伤小、效果确切、风险小，其效果可与冠状动脉搭桥手术相媲美。

中医根据本病的临床表现，将其归属于“胸痹”“真心痛”“心悸”等症状范畴。

病因病机： 祖国医学认为本病以心脉不畅，胸阳不宣为主，素体阳虚，胸阳不足，阴寒之邪乘虚侵袭，阴乘阳位，寒凝气滞，闭阻胸阳，心气亏虚，运血乏力，血滞脉中，心脉不畅，气血营运不利，心失血养，情志不调，忧思伤脾，脾虚气结，聚湿生痰或肝郁气滞，气郁化火，炼津成痰，痰气交阻，血行不畅，胸阳被遏，均可发生本病。其证多虚实交杂，或虚为主，或实为主，但虚中多实，实中亦多有虚。

辨证思路： 谢老集多年之临床经验，总结出本病的发生主要是由痰浊上犯心胸，心阳失展，阻滞经脉；或由情志抑郁，气机失畅，导致气血郁滞而引起。其病之标，以痰浊、血瘀阻滞经脉为主，病之本则属脏腑机能低下，故有心阳不振、气阴两虚等证型。因此，在急性发作期，主要以通阳化浊、活血化瘀为主治其标症，兼及本虚；在缓解期或慢性发病过程中，则以温通心阳，益气养阴为主，兼治其标。本病临床常见的证型有，胸阳痹阻：胸部闷痛、气短、重者心痛彻背、背痛彻心，舌苔白腻，脉弦滑，治以通阳宣痹化浊；气滞血瘀者，可见胸部刺痛，固定不移，伴气短、心烦不安，情绪波动症状加重，舌质暗或有瘀斑，脉弦或结或涩，治以理气化瘀，活血通络。在缓解期或慢性发病过程中，如表现气虚阳亏之心悸、气短、胸部闷痛，形寒肢冷，面色苍白或颜面浮肿，指甲青紫，苔白，脉细软或虚大无力，治以益气温阳，化瘀止痛；如为气阴两虚，可见心悸、胸闷、气短、乏力、失眠多梦、头晕、口干、舌红、脉细弱，治以益气养阴，化瘀通络。需要强调的是，在急性发作期，中医中药须与西医治疗相结合使用，不能忽视西医的起效快、效果明显的治疗作用，而在缓解期，则要长期坚持服用中药制剂，可作丸剂或散剂以巩固疗效。

治疗方法： 熟知谢老的人都知道，血府逐瘀汤、冠心Ⅱ号、生脉散、瓜蒌薤白半夏汤是谢老临床上常用的治疗冠心病最频繁的有效方剂。血府逐瘀汤谢老临床用于治疗几十种内科及疑难杂症，而在冠心病的治疗中使用也是最多的。他认为一切血瘀之证，均可用之，气滞血瘀是冠心病临床上最常见的证型，采用通胸中的血府之血瘀可收到立竿见影的效果。对于胸阳痹阻，谢老常用瓜蒌薤白半夏汤化裁，如心痛频繁、胸闷气短甚者，可同时配服冠心苏合丸、复方丹参滴丸等以芳香开窍，活血理气。对慢性期心阳亏虚者，可用桔梗瓜蒌薤白白酒汤化裁，气阴两虚者常用生脉散加味治疗。

对于冠心病的治疗，谢老指出，中药要量大力猛，方能取效，而且要兼顾到其虚中有实的特点，要补中有化，化中有补。丹参、瓜蒌、薤白，谢老用量均为30g，赤芍、川芎亦常用15g，瘀滞明显者赤芍有时也用30g；党参、麦冬、黄芪其用量亦大，常常用量为30g，黄芪亦有时用至60g。中医中药在冠心病的治疗方面有很大的优势，其效果明显，无禁忌证，只要辨证准确，方药相投就能见效。辨证时一定要细心辨证详查证候，充分发挥中医中药优势。

（四）慢性胃炎

慢性胃炎是一种非常多见的疾病，男性少，多见于女性。任何年龄都可发病，但随着年龄增长发病率增高。慢性胃炎的分类方法很多，2006年中国慢性胃炎共识意见采纳了国际上新悉尼系统，该方法将慢性胃炎分成非萎缩性、萎缩性和特殊类型胃炎三大类，萎缩性胃炎又分成多灶性和自身免疫性萎缩性胃炎。慢性胃炎病程迁延，大多无明显症状，而部分有消化不良的表现，可有上腹部饱胀不适，以进餐后为甚，无规律性隐痛、嗳气、泛酸、烧灼感、食欲不振、恶心呕吐等，少数可有上消化道出血。

慢性胃炎的西医治疗使用消除或削弱攻击因子、增强胃黏膜防御、动力促进剂，并酌情使用抗抑郁药、镇静药、维生素等。

慢性胃炎属祖国医学“胃脘痛”“吞酸”“嘈杂”等范畴。

病因病机：本病的发生多与饮食生冷损伤脾胃，忧思伤胃，忿怒伤肝，肝胃不和，气郁化火，伤及胃阴，以致升降失常，病久伤络，血脉瘀滞，或见中虚而生寒象。以上因素均可导致脾胃虚弱，胃失濡养及和降，脾失健运，瘀滞胃络，出现胃脘痛、吐酸、胃内嘈杂等症状，日久形成慢性胃炎。

辨证思路：谢老认为。胃位于中焦，与脾、肝、胆等脏腑密切相关，脾胃虚弱、胃失和降是慢性胃炎形成的总病机。脾胃为后天之本，人体营养的来源，脾胃调和则邪不可犯、脾胃失和乃生变证，寒邪客胃，或过食寒凉，辛辣醇酒，热郁胃府，饮食不节，饥饱失宜；忧思恼怒，情志不遂，肝气郁滞，胆失疏泄，横逆犯胃，脏腑功能失调，气滞日久而形成血瘀，瘀阻胃络；久病脾胃虚弱，脾阳不足失温煦，均可导致胃脘痛，此乃不通则痛，不荣则痛之理。中医的嘈杂是指胃中空虚，似饥非饥，似痛非痛，似辣非辣，莫可名状的一种感觉。慢性胃炎患者临床上常可见此症。伤食、胃寒、胃热、阴血亏虚及肝胃不和等均导致嘈杂的发生。在治疗慢性胃炎时，应切中其病因病机，以健脾和胃，助运调气为治疗总则，并根据其临床表现灵活加减，因饮食伤胃者加用消食助化之品，因肝木克土加用疏肝理气之品，因寒滞胃脘加用温中散寒及温补脾阳之品，瘀血阻胃者加用化瘀通络之品，胃热阴虚加用滋养胃阴之品。

谢老总结道，慢性胃炎的预后较好，绝大多数浅表性胃炎积极治疗多能痊愈，仅少数发展为萎缩性胃炎。萎缩性胃炎所表现的肠化生和轻、中度不典型增生经过长期坚持服用中药，是可以改善甚至逆转的。而重度不典型增生，目前认为是癌前病变，在治疗时可加用中药防癌之品，要严密观察，定期复查，进行积极有效的治疗，防止其进一步发展。

谢老认为，目前现代医学发展迅速，已经取得了许多令人瞩目的成就，必须利用先进的现代医学成果，科学地、有效地进行结合，才能发挥最好的治疗作用。对幽门螺杆菌感染引起的慢性胃炎，目前根除的方案很多，可归纳为以胶体铋剂为基础和以质子泵抑制剂加上若干种抗菌药物。在细菌根除后，胃黏膜症状改善，甚至消退，部分患者症状得以改善，临床上与中药配合使用，以求治愈。

治疗方法：对慢性胃炎的治疗，谢老以枳朴六君子汤为基础方，用以健脾益气，调理脾胃。寒邪犯胃表现为胃脘疼痛、恶寒喜温，得温则痛减，遇寒则痛甚，喜热饮，呕吐清水痰涎，舌苔薄白，脉弦者，治以疏肝和胃，方用归芍六君子汤加香附、郁金、柴胡、元胡、川楝子等；湿热中阻而见胃脘疼痛，身体困重，口苦而腻，纳呆，苔黄腻，脉滑数，治以调和脾胃，化湿清热，方用枳朴六君子汤加黄连、荜澄茄等；食滞肠胃而见胃痛，脘腹胀满，嗳腐吞酸，或呕吐不消化食物，舌苔厚腻，脉滑或沉实，治以健脾助运，消食导滞，方用枳朴六君子汤加焦楂、炒三仙、莱菔子等；瘀阻胃络而见胃脘痛，痛有定处而拒按，或痛如针刺，食后痛甚，舌紫暗，脉涩或结代，治以健脾和胃，化瘀通络，方用枳朴六君子汤加五灵脂、赤芍、桃仁、红花、元胡等，或用血府逐瘀汤化裁；胃阴虚而见胃隐隐作痛或灼痛，胃内嘈杂，口干、消瘦、乏力、大便干结、舌红少苔，脉细数，治以滋阴益肾，方用枳朴六君子汤加麦冬、生地、知母、易党参为沙参。

除了药物治疗之外，要求病人饮食应避免食用粗糙、过热、过凉、膏粱厚味之品，多吃新鲜蔬菜水果，尽可能减少吃或不吃烟熏、腌制食物，并减少盐的摄入量。有烟酒嗜好者，应嘱戒除。只要饮食有节，情绪保持稳定，配合积极药物治疗，慢性胃炎的治疗效果是非常明显的。

（五）慢性胆囊炎

慢性胆囊炎是急性胆囊炎反复发作的结果，70% ~95% 的病人合并胆囊结石，临床表现常不典型，多数病人有胆绞痛病史，可出现厌油腻、腹胀、嗳气等消化道症状，右上腹部和肩背部隐痛，但较少有畏寒、高热和黄疸。体格检查时右上腹胆囊区有轻度压痛和不适感，莫菲征呈阳性。

慢性胆囊炎一经明确诊断，对于经常急性发作的患者应以手术切除为宜。对症状较轻，可以采用利胆的药物来治疗，如口服去氧胆酸、胆酸钠或消炎利胆片等。对这些病人的饮食，一般不需特别限制。有的医生认为，在饮食中含有一定量的脂肪，可以促进胆囊的收缩，反而对治疗慢性胆囊炎有一定的帮助。

慢性胆囊炎属祖国医学“胆胀”“腹痛”“胁痛”等症状的范畴。

病因病机：慢性胆囊炎的形成中医早有认识，古人认为是湿热痰瘀等邪阻滞于胆，或因情志郁怒等刺激，使胆气郁滞不舒，以反复发作右上腹疼痛、胀满为主要表现。即由于饮食偏嗜，情志失调，湿热未尽，邪着肝胆，以致肝气郁滞，胆腑气机通畅失常，气血瘀阻、湿热蕴结，甚至形成砂石，影响脾胃运化功能。

辨证思路：谢老认为，慢性胆囊炎病位在胆，涉及肝与脾胃，本病较为顽固，常反复发作，且多数合并有结石，正气尚旺者一般预后良好，对伴有胆结石者可考虑胆囊切除术，不愿手术者在结石小于 1cm 者或未伴结石、症状较轻以及年老体虚不能耐受手术者可采用中西医结合治疗。人们一般将慢性胆囊炎根据临床表现和体征分为肝气郁滞证、肝胆郁热证、肝郁脾虚证、肝胆郁滞证等四种证型，并分而论治，临床上常采用疏肝解郁、行气止痛、清泻肝胆、理气止痛等法则，分别用柴胡疏肝散、清胆汤、柴芍六君子汤、复元活血汤等化裁治疗。谢老认为湿热郁于肝胆、肝气不舒、胆腑不利是慢性胆囊炎的发病关键，因此治疗上强调理气通腑，清热利湿、疏肝利胆。经多年的临床积累，谢老形成了自己的治疗特色，创制出以疏利肝胆、清热利湿为主的治疗慢性胆囊炎的自拟方，现已进行临床前毒理、药理研究，并进一步进行临床研究，申报新药，造福于更多的患者。

治疗方法：针对慢性胆囊炎以肝胆湿热、腑气不通为主之病理关键，谢老采用清热利湿、疏肝利胆之方法进行治疗，他自拟方剂，广泛用于胆石症、慢性胆囊炎的治疗。其基础方为：枳壳30g，白芍15g，炒山甲10g，木香10g，柴胡15g，大黄6g，焦楂30g，香附15g，郁金15g，方中枳壳理气利胆，经现代医学证实有舒张平滑肌作用，白芍理气止痛，木香、柴胡有疏肝理气作用，大黄清热利湿，炒山甲行气祛滞，香附、郁金可疏肝理气，全方合用可共奏清热利湿、疏肝利胆作用，因切中病机，临床每每获效。伴有胆石病者，谢老常常在基础方上加用鸡内金、金钱草等利湿排石；疼痛明显者，常加用元胡、川楝子以加强疏肝理气止痛的作用。

同时，临床上有发热、疼痛较重等急性发作患者，应配合抗感染治疗，选用对胆道感染敏感的抗生素。需要强调的是，一定要嘱咐患者少食脂肪类食物，少食油炸食品，做到合理膳食并坚持服药，坚持治疗，这样才能取得满意的临床疗效。

（六）溃疡性结肠炎

溃疡性结肠炎又称非特异性溃疡性结肠炎，是一种病因不明的直肠和结肠慢性炎症，病变主要限于大肠黏膜与黏膜下层。本病可发生在任何年龄，多见于20～40岁，亦可见于儿童或老年，男女发病率无明显差别。临床表现为腹泻、黏液、脓血便和腹痛。

溃疡性结肠炎没有特效方法，但是可通过药物促使结肠病变愈合，也可以缓解症状。治疗的两个基本目标就是消除症状和维持无症状的状态。目前最常用的药物分为水杨酸类、糖皮质激素、免疫调节剂、生物治疗4类，生物治疗是一类新的治疗炎症性肠病的药物，它是一种疗效较高的药物，主要是阻断肠黏膜炎症反应的“开关”。这种药物起效快，能达到黏膜的长期修复，减少复发，可以帮助类固醇撤药，也是缓解期的维持用药。25%～33%患者在某些时候可能需要手术治疗。

本病属于中医“泄泻”“痢疾”“肠风”“肠毒”等范畴。

病因病机：祖国医学认为脾虚、湿盛为本病之主要病机，临床有寒热虚实之别。外感寒湿暑热以及疫毒之邪，阻滞中焦，脾胃运化失常；饮食不当，宿食内停，或过食肥甘及生冷或误食不洁之物，损伤脾胃，肠道传导失职；情志影响，忧思恼怒，以致肝气郁结，横逆犯脾，导致运化失常；劳倦内伤，久病影响脾肾，或脾胃虚弱，不能化湿行浊；素体阳虚，或久病重病体虚，或年老体衰，阳气不足，以致脾肾阳虚，命火失煦，湿浊不化，皆可导致本病的发生。其病因是多方面的。

辨证思路：谢老认为，本病多责之于脾胃与大小肠病变。多因情志所伤，或者过食肥甘，或湿热之体复因饮食生冷以致脾胃损伤，湿热内蕴，下迫大肠，损伤血络，乃见腹痛、腹泻、便下脓血；病久脾病及肾，肾阳虚而见五更泄泻，故治疗上以健脾肾，清湿热为基本治则。湿热内蕴者，临床上可见发热，腹痛、腹泻，或里急后重，粪便夹有脓血，舌苔腻，脉滑数，治疗以清热利湿为主。肝郁脾虚者，可见情绪紧张或激动后即腹痛泄泻，泻后痛减，伴胸胁作痛，脘闷纳呆，舌苔薄白，脉象弦细，治宜疏肝健脾。脾虚湿热者，可见腹胀作痛，腹泻黏液样便，次数不等，消瘦乏力，舌淡胖，苔微黄厚腻，脉虚弱，治宜益气健脾，兼清湿热。脾胃虚弱者，可见腹胀肠鸣，腹泻黏液便，面色㿠白，神疲乏力，舌淡胖，苔薄白，脉濡，脾肾阳虚者，可见五更泄泻，畏寒肢冷，腰酸乏力，舌淡，脉细缓，治以暖脾温肾止泻。根据急则治其标之原则，如腹泻次数较多，应以益气升提止泻为主，以防泄泻日久产生变证。

治疗方法：溃疡性结肠炎主要临床表现为泄泻、腹痛，其主要病机为脾虚、湿盛，谢老认为肾阳虚亦为临床上常见之病机，因此止痛、止泻贯穿在整个治疗过程中，而健脾利湿、温补脾肾是谢老在临床上最常用的治疗方法。芍药甘草汤由白芍和甘草两种中药组成，是治疗腹痛的经典方剂，举元煎主要作用为益气升提，是治疗泄泻的有效方剂，谢老在辨证论治的基础上常酌情加用这两个方剂，对减轻腹痛，腹泻症状，收到了很好的疗效。脾虚湿盛为重者，谢老喜用枳朴六君子汤加生薏仁、升麻、黄芪、苍术、肉豆蔻、五味子等；脾肾阳虚者谢老常用四神汤合理中丸加减并可食用羊肉泡等温中散寒。如泄泻次数频繁，可加米壳以涩肠止泻。

在药物治疗的同时，谢老亦强调食疗，患者饮食应以清淡无刺激的流食或半流食为主，病情好转后改为正常饮食。而存在脾肾阳虚者可常食用牛、羊肉泡馍，脾虚湿盛者常食薏仁莲子粥等。本病的治疗是一个慢性的过程，要守方长期坚持治疗。

（七）慢性喘息性支气管炎

慢性支气管炎是指气管、支气管黏膜及其周围组织的慢性黏膜特异性炎症，临床上以咳嗽、咳痰，或伴有喘息及反复发作的慢性过程为特征。可分为单纯型和喘息型两型，喘息型除有咳嗽、咳痰外尚有喘息，伴有哮鸣音，喘鸣在晨咳时加剧，睡眠时明显。它是一种严重危害人民健康的常见病，尤以老年人多见。按病情发展可分为急性发作期、慢性迁延期，临床缓解期三期。

慢性喘息性支气管炎急性发展期的治疗是使用抗生素、祛痰及解痉平喘。

慢性喘息性支气管炎属于中医“咳喘”范畴。

病因病机：咳喘之病机复杂，有外感与内伤之别，虚实两方面之不同，主要与气机升降失常有关，病位主要在肺与肾。有邪者为实，多因外感风寒袭肺或风热犯肺，而致肺气被遏，甚则聚瘀成痰，清肃失司，以致肺气上逆作喘；饮食不当，脾失健运，痰湿内生，阻遏肺气。肃降失司而致气喘；情志内伤、忧思气结、肝气上逆犯肺而致气喘。无邪者属虚，多因劳倦太过，久病体虚，或肺阴不足，或肾不纳气等均可致气喘。

辨证思路：谢老认为，气喘病性有实有虚，实者病势急剧，声高息粗；虚者病势缓慢，气短息弱。其病机是患者素体亏虚，卫外不固，痰湿内蕴，复由感受外邪，或因受凉、恣食生冷、诱动伏痰，痰阻气动，阻塞气道，气壅上逆，发为喘嗽。反复发作耗伤正气，肺病及肾，以致肾气虚衰。所以，本病常呈本虚标实，发作时邪气实，多见寒喘、热喘两种类型，治以攻邪为主，或散寒平喘，或清热平喘；缓解时则见肺、脾、肾三脏不足，治以扶正固本为主。风寒闭肺者，可见咳嗽气促，喉间痰鸣，鼻塞声重，寒热无汗，痰涎清稀呈泡沫状，口不渴，舌苔白，脉浮紧，以温肺散寒、化痰平喘为主。痰热壅肺者，可见咳逆喘促，胸闷气粗，痰稠或黄，发热烦渴、面赤、大便干结、苔薄黄或黄腻，脉滑数，治以清肺化痰，止咳平喘。缓解期主要从肺、脾、肾三脏调理，如肺虚可见恶寒自汗，动则气短等症状，应从补肺固表着手；脾虚可见形体消瘦、面色㿠白、食少倦怠、大便不实，应从健脾化痰论治；肾虚可见肢冷，语声低微，动则心悸气促，膝软无力，哮喘反复发作，应予补肾固摄。

治疗方法：针对慢性喘息性支气管炎的病因、病机和反复发作的特点，谢老采取防治结合的综合措施。急性发作期，予化痰平喘、解痉通络为主，同时配合西医抗感染治疗，缓解期予以辨证施治，分别予以补肺、补脾、补肾等论治，增强体质、注意保暖、避免受凉、预防感冒。

风寒闭肺者，可用小青龙汤温化寒痰，宣肺平喘。痰热壅肺者，可用清金化痰汤、白果汤、定喘汤等化裁。在辨证的基础上，谢老临床上常加用地龙以解痉平喘，僵蚕、浙贝母通络化痰。在慢性期，针对肺、脾、肾三脏的虚损，分别采用玉屏风散、一贯煎、六君子汤、参蛤散、六味地黄汤等化裁。并将人参、蛤蚧配成散剂，嘱咐患者长期服用。另外，对本病亦可进行冬病夏治，夏天时内服中药汤剂，配合外敷膏药治疗，可起到预防其发作的效果。

（八）慢性肾炎

慢性肾炎是慢性肾小球肾炎的简称，是指蛋白尿、血尿、高血压、水肿为基本临床表现，起病方式各有不同，病情迁延，病变缓慢进展，可有不同程度的肾功能减退，最终将发展为慢性肾衰的一组肾小球病。由于本病的病理类型及病期的不同，主要临床表现各不相同，疾病表现呈多样化。慢性肾炎可发生于任何年龄，但以青中年为主，男性多见。

慢性肾炎应根据肾活检病理类型进行针对性治疗，同时加强防止和延缓慢性肾衰竭进展的综合防治措施，减少各种并发症的发生。

慢性肾炎属中医“水肿”“虚劳”等病证的范畴。

病因病机：祖国医学认为，饮食不节，或劳倦过度等，可伤及脾阳，脾失传输而水湿内停，泛溢肌肤，发为水肿；素体虚弱，或后天失养，劳欲失度，肾气内伐，肾阳不足，失于蒸化，开阖不利，水邪内停，泛滥体外，则为肿胀。水肿、虚劳的发生多与脾及肾关系密切。

辨证思路：谢老从医50余年，其治疗“水肿”“虚劳”患者颇多，经多年观察，总结出本病以本虚标实为其基本病理特点。本虚者，多指肺、脾、肾之亏虚，其中尤以肾虚为主，可同时影响心、肝等脏出现阴阳气血虚损的症状；其标实者，包括很多诱发因素及病理产物，如风、寒、湿、热、毒瘀等，这些病邪往往是慢性肾炎急性发作或迁延不愈的主要诱因，因此在治疗过程中应正确分辨和处理正虚邪实、标本缓急、主次轻重。谢老认为，慢性肾炎是多种病理类型的原发性肾小球疾病，在病程经过中的一个共同后果，是一个临床表现相似，但病因、病理改变、临床经过和预后不尽相同的肾小球疾病，慢性肾炎的中医治疗，关键是辨清本虚标实的主次。慢性肾炎以水肿、蛋白尿、血尿或镜下血尿为突出表现，治疗则强调以益气活血为本。谢老致力于瘀证的研究，并善用益气活血法取效，立足于久病必虚、久病必瘀的理论。治疗肾病时，因其病机复杂，虚实交错，在发生过程中夹杂脏腑、气血、三焦气化功能失调，治疗上不能只着眼于水的病理变化，应将水、气、血三方面结合起来。慢性肾炎急性发作或合并感染外邪时，常有风热毒邪或湿热之邪，虚证时当标本兼顾。据此，谢老创立了化瘀利湿这一方剂，并灵活化裁，临床上取得了满意的疗效。

治疗方法：针对慢性肾炎水、气、血三方面交错的病理特点，谢老治疗本病的时候强调应将水、气、血结合起来，因久病必瘀，化瘀利湿水湿并重。慢性肾炎急性发作或慢性肾盂肾炎感受外邪时，常有风热毒邪或湿热之邪，治疗上当标本兼顾。谢老以化瘀利湿汤作为治疗慢性肾炎的基本方，并灵活加味，适用于各种慢性肾炎患者。化瘀利湿汤由丹参、黄芪、当归、桃仁、红花、茯苓、金银花、黄柏、益母草等中药组成，功效益气化瘀、清热利湿，标本兼顾。方中丹参、当归、桃仁、红花、益母草活血化瘀，其中红花辛温，活血破瘀生新，益母草活血利水，共达通肾络利尿之效。黄芪补气、固表、摄精、升阳、祛毒、利尿，无留滞之弊，加强诸药化瘀利湿作用。金银花清热解毒，黄柏走下清热祛湿，茯苓利尿渗湿，全方共奏益气化瘀、清热利湿之功。对于慢性肾炎急性发作，湿热较重，舌苔黄腻者加生薏仁；水肿较甚者可加大腹皮、车前子；血尿者可加牛膝、旱莲草、女贞子或白茅根；对于反复外感咽痛而出现的血尿者宜清上为先，或清上治下并用加银翘散化裁；肾阴虚而见腰膝酸软、畏寒者加狗脊、淫羊藿、补骨脂。化验检查尿素氮、肌酐增加者加大黄，临床症见小便涩痛者加海金沙。

谢老自拟化瘀利湿汤突出了益气活血、清热通络的治疗法则，并认为治疗中要善于守方，因为慢性肾炎的发病是一个慢性过程，病变组织修复和功能恢复需要一个过程，切忌随病人的症状有改变而频繁更方，并提出理化检查结果，只作为诊断和判定疗效的依据，在辨证施治的过程中不必受其影响。

（九）膀胱炎

膀胱炎属西医的下尿路感染，由细菌感染的称细菌性膀胱炎，有急性细菌性膀胱炎和慢性细菌性膀胱炎之分。最常见的致病菌是肠道革兰阴性杆菌，女性的发病率明显高于男性，且女性病人中25%～30%的患者年龄在20～40岁，这与其生理特点有关。急性膀胱炎发病突然，有尿痛、尿频、尿急症状，严重者数分钟排尿一次，且不分昼夜，排空后仍感到尿未排出。常见终末血尿，有时为全血尿，甚至有血块排出，全身症状不明显，体温正常或有低热。

对于无复杂因素存在的急性膀胱炎，国内外学者均推荐使用单剂量抗生素。

急性膀胱炎属中医的“热淋”范畴。

病因病机：膀胱炎是因感受湿热之邪，膀胱气化不利所致。外阴不洁，秽浊之邪上犯侵袭入膀胱；多食辛热肥甘之品，或嗜酒太过，酿生湿热；心经热炽，肝经湿热移入膀胱，均可致湿热邪气蕴结膀胱，膀胱气化失司，水道不利，遂发为热淋。由于湿热郁久损伤肾阴，故迁延日久就会出现肾阴亏损，湿热留恋不去，形成虚实夹杂的表现。

辨证思路：谢老认为，急性膀胱炎以膀胱湿热和下焦瘀滞多见。其病机有两个方面，一是外感湿热之邪导入膀胱，二是下阴不洁，秽浊之邪侵入膀胱，造成气化失常。若多食辛热肥甘之品，或者嗜酒太过，酿成湿热，更易诱发本病。由于湿热郁久损伤肾阴，故本病到慢性阶段就会出现肾阴亏虚，湿热留恋，虚实夹杂。治疗上急性期以清利为主，如见伤阴症状，则结合养阴之法，针对急性膀胱炎湿热和下焦瘀滞之病理机制，谢老临床上以清热利湿、化瘀通络为主要功效的方剂，并根据方义取名为化瘀利湿汤，旨在化瘀利湿通淋。化瘀利湿汤用于急性膀胱炎，临床上表现为尿频、尿急、尿痛、小腹部拘急疼痛，胀痛或刺痛，小便不畅尿中带血，口渴、大便秘结，舌暗有瘀斑、瘀点，苔黄腻，脉滑数或弦涩。病至慢性期伤阴者，临床上可见肾阴亏虚之表现，病久伴有腰膝酸软，头晕、口干、心烦，舌红绛，苔少，脉细数，这时应在清热利湿的基础上用滋补肾阴之品。在中医治疗的同时，须口服对革兰阴性杆菌有效的抗菌药物。需要强调的是，除了药物治疗以外，对膀胱炎患者的生活也要进行科学的指导，嘱其多饮水、勤排尿，注意阴部的卫生，这对膀胱炎的预防和治疗均起着举足轻重的作用。

治疗方法：针对急性膀胱炎瘀、湿为病的病机关键，谢老常常采用其独创的化瘀利湿汤进行治疗。组成如下：丹参、黄芪、黄柏、当归、桃仁、红花、茯苓、金银花。方中丹参、当归、桃仁、红花活血化瘀、通络利尿；黄柏走下焦消热祛湿，茯苓利水渗湿，金银花清热解毒，黄芪益气利水，全方共奏化瘀利湿之功，使湿热之邪得去，瘀滞得通。热甚者而见口干、大便干、小便黄酌加栀子、生大黄、生薏苡仁；血尿者可加牛膝、旱莲草、白茅根、车前子等；小便涩痛者可加海金沙、金钱草、茵陈等。另有一剂煎后代茶饮，配服效果明显，其组成为：金银花、野菊花、鲜车前草、白茅根。在中药治疗的同时，可根据病情的轻重选用西药复方新诺明或者氧氟沙星，并养成多饮水、勤排尿的卫生习惯。当转为慢性膀胱炎时，或者反复或持续存在尿频、尿急、尿痛并伴有下腹部不适、膀胱充盈时疼痛较明显，尿液混浊，口干心烦，在口服抗生素的同时，中药在化瘀利湿汤的基础上，应加用滋补肾阴的女贞子、丹皮、地骨皮、知母等品，并坚持长期治疗愈后停药。否则，患者病情缠绵难愈并发他症。谢老常常强调，本病只要及时积极地治疗，辨证准确，用药合理，效果是很明显的。病人应积极配合治疗，科学安排饮食起居，注意个人卫生，膀胱炎是不难治愈的。

（十）肝硬化

肝硬化是一种肝组织弥漫性纤维化，假小叶和再生结节形成特征的慢性肝病，是我国常见的疾病和主要死亡病因之一。引起肝硬化的病因很多，在我国以病毒性肝炎所致的肝硬化为主，国外酒精中毒多见，临床上有很多系统受累，以肝功能损害和门静脉高压为主要表现，晚期常出现消化道出血、肝性脑病、继发感染等严重并发症，目前将肝硬化分为肝功能代偿期和失代偿期。

肝硬化治疗是综合性的，首先针对病因进行治疗，如酒精性肝硬化患者必须戒酒，乙型肝炎病毒活跃者需进行抗病毒治疗，忌用对肝脏有损坏的药物，晚期主要针对并发症治疗。肝移植适应于各种原因引起的终末期肝硬化病，Child－Pugh >8，并有不能控制的门脉高压性出血或发生过自发性腹膜炎、反复发作性肝性脑病、顽固性腹水、不可逆的影响生存质量的肝外表现如肝肺综合征顽固性瘙痒等。

肝硬化属于中医“鼓胀”“癥瘕”“积聚”等范畴。

病因病机：祖国医学认为肝硬化是因多种原因导致肝络瘀滞不通，肝体失去柔润，疏泄失职。如嗜酒过度、饮食不节、七情内郁、劳欲损伤、感染湿热虫毒等，或继发于肝胆、心衰等疾病之后，均可使肝气郁滞疏泄失职，久则血行不畅，瘀阻肝络，阴血不能濡养肝体，以致肝失柔润，从而使肝质硬化成块，积于胁下，影响脾胃运化功能。

辨证思路：谢老认为，肝硬化是一种慢性全身消耗性疾病，本病虚实夹杂，以实为主，病程长而较难治愈，调理不善常并发鼓胀，或出现大出血，还有演变成肝癌之可能。本病形成与肝脾肾三脏关系密切，多由积聚、黄疸等转变而来。肝郁气滞，脾虚失运，气不畅则血不利，脾失运则水潴留，久病则血瘀，水湿内停而伤及肾阴肾阳，或见热盛迫血妄行，或为阳气渐衰，故治疗上以祛邪（气滞、湿浊、瘀血）和扶正并举为原则，肝脾不和者，可见面色萎黄，胁肋胀痛，食少腹胀，全身乏困，舌淡苔白脉弦细，治宜调和肝脾，肝瘀血瘀者，可见面色黯黑，形体消瘦，胁痛，腹大如鼓，肝掌，蜘蛛痣，舌紫，苔腻，脉弦细涩，治以化瘀通络，理气行水；肝肾阴虚者，可见面色枯槁，腹大胀满，小便黄短，大便干结，舌红绛少苔，脉弦细数，治宜滋阴化瘀利水，脾肾阳虚者，可见面暗腹水，下肢浮肿，畏寒肢冷便溏，舌淡苔薄，脉弦细弱，治以温补脾肾，利水。如腹大如鼓，另可用中药外敷，能起到消胀利水之功。

治疗方法：根据不同的证型，谢老采用不同的治疗方法，分型论治。肝脾不和型，谢老常用逍遥散、柴胡疏肝散合枳朴六君子汤加味，用药为柴胡、白芍、枳壳、当归、白术、茯苓、香附、郁金等；肝瘀血虚型，常用膈下逐瘀汤加减，药物常用当归、赤芍、桃仁、红花、丹参、茯苓、青皮等；肝肾阴虚者，常用一贯煎合五苓散加味，常选药物沙参、麦冬、生地、枸杞子、猪苓、茯苓、泽泻、白术、牛膝、苍术、大腹皮等；脾肾阳虚者，常用实脾饮合真武汤加减，常用党参、白术、茯苓、制附子、肉桂、大腹皮、干姜、泽泻。

大黄、桃仁、土鳖三味中药组成下瘀血汤，大黄具有解毒逐瘀作用，桃仁有活血化瘀作用，土鳖可软坚通络，三者合用具有祛瘀通络散结软坚之功效，对肝硬化之肝脾肿大有一定的治疗作用，谢老临床上常酌情使用。肝硬化失代偿期出现腹水，上消化道出血。对腹水的控制谢老采用内服及外用的方法。即口服中药汤剂以健脾利水为主，外敷热盐或炒田螺或百草霜等，二者配合使用，对首次出现之腹水效果明显；伴有上消化道出血者，在辨证的基础上加用白及、仙鹤草、生地榆、三七粉等以化瘀止血，如出血量大，要进行西医止血、预防感染等治疗。本病是一种严重的损耗性疾病，要及时治疗，以防他变。

（十一）类风湿关节炎

类风湿关节炎是一个累及周围关节为主的多系统性炎症的自身免疫病，其特征性的症状为对称性、周围性多个关节慢性炎性病变，临床表现为受累关节疼痛、肿胀、功能下降、病变呈持续、反复发作过程。本病呈全球性分布，我国的患病率为0.32％～0.36％，低于欧美国家白人的1%，是造成我国人群丧失劳动力和致残的主要病因之一。类风湿关节炎的病理为慢性滑膜炎，侵及下层的软骨和骨，造成关节破坏，60%～70%的患者在活动期血清中出现类风湿因子阳性。

现行治疗类风湿关节炎的目的在于：控制关节及其他组织的炎症，缓解症状；保持关节功能和防止畸形；修复受损关节以减轻疼痛和恢复功能。

类风湿关节炎属于中医“尪痹”范畴。

病因病机：类风湿关节炎即尪痹是因风寒湿热之邪留滞于筋骨关节，久之损伤肝肾阴血，以关节晨僵，小关节对称性多发性肿痛，活动受损，甚至僵硬变形为主要表现的肢体痹痛。肾藏精、生髓、主骨，肝藏血、主筋。因房事不节，劳倦过度等，肝肾精血不足，风寒湿热之邪得以乘袭，留滞筋骨，流注关节，痹阻经络，血行不畅，瘀痰阻滞。久之更加损伤肝肾精血，阴阳亏损，筋骨关节失养，以致筋脉挛急、骨质疏松、关节变形、活动受限。本病多迁延反复，病久加重可致残。

辨证思路：谢老提出，类风湿关节炎应尽早在疾病早期得到充分而合理的治疗，因为此时关节炎症尚有逆转的可能，待至关节软骨受到破坏时，则往往是不可逆的。抗风湿药物有非甾体抗炎药、糖皮质激素等，这些药物在治疗疾病的同时，也会常常带来不小的副作用，中医中药在治疗类风湿关节炎上显示出了很大的优势，作用明显，无副作用。谢老临床上常将本病归纳为风寒湿阻、热邪阻痹、痰瘀互结、肝肾亏虚等几大证型，风寒湿阻证可见关节肿痛，屈伸不利或疼痛游走不定，自汗恶风，或痛有定处，得温痛减，遇寒痛增，或酸楚重痛，得冷稍舒，痛不可触，多伴有发热、恶风、口渴、烦闷不安。痰瘀互结则表现为关节漫肿，僵硬变形，活动不便，痛有定处，或痛如针刺。肝肾亏虚证多见病程较长者，其关节屈伸不利，或麻木不仁，腰膝酸痛，头晕耳鸣，临证时辨证施治。

谢老指出，类风湿关节炎由于原因不明，目前临床上尚缺乏根治本病的方案以及预防本病的措施。治疗本病的目的是减轻或消除患者因关节炎引起的关节肿痛、压痛、晨僵，控制疾病的发展，防止和减少关节骨的破坏；促进已破坏的关节骨修复，并改善其功能。为达到上述目的，早期诊断和尽早地进行治疗是极为重要的。

治疗方法：辨证施治是中医的特点，是中医的精华所在。根据类风湿关节炎的临床表现，谢老针对风寒湿阻、热邪阻痹、痰瘀互结、肝肾阴虚等不同的证型而采取不同的治疗方法。风寒湿阻证，表现为白苔，脉弦紧或濡或浮，治以祛风化湿，方用当归四逆汤化裁；痰瘀互结证舌质可见紫暗，治以祛痰化瘀，方用大活络丹、小活络丹；肝肾亏虚证治以滋补肝肾，祛风宣痹，可选用虎潜丸、六味地黄丸、金匮肾气丸、参芪地黄汤等，因证施治，证药相符。对于发热、关节肿痛者，谢老强调要卧床休息，症状基本控制后，可适当活动，加强功能锻炼，饮食应富含蛋白质、维生素等。类风湿关节炎治疗周期较长，应坚持治疗，才能取效。在内服中药的同时，可外敷中药或中药熏洗可使药物直达病所，有比较显著的治疗作用，能够明显改善其关节肿胀、疼痛，治疗上要内服外用相结合。

（十二）颈椎病

颈椎病，国际上较一致的看法是指颈椎间盘退行性病变，及其继发性椎间关节退行性变所致脊髓、神经、血管损害而表现的相应症状和体征，是一种常见的中老年性疾病，近年来，从事办公职业的人员久坐其颈椎病的发病率有所增高。颈椎病分为神经根型、脊髓型、椎动脉型和交感神经型。神经根型颈椎病以颈肩臂疼痛及上肢麻木为主要症状；脊髓型颈椎病表现为四肢麻木、肢力减弱、肌力减弱、行走笨拙；椎动脉型颈椎病以眩晕为主要症状，常伴耳鸣、恶心；交感型颈椎病症状复杂，有眼部干涩、胀痛、视物模糊、肢体麻木、多汗或无汗等。

颈椎病的药物治疗主要用于缓解疼痛、局部消炎、放松肌肉；牵引适于轻症神经根型颈椎病患者，理疗可减轻症状。对颈椎病诊断明确，神经根压迫症状严重，保守治疗后症状无明显好转者应采取手术治疗，而对于脊髓型颈椎病患者，则应尽早实行手术治疗，以获得良好的恢复效果。

颈椎病中医无确切的论述，其症状类似于中医的“眩晕”“痹症”等。

病因病机：祖国医学中根据颈椎病的发病机理和临床症状，将其分为痹痛型、眩晕型和痉证型三种类型，若筋骨失养、风寒湿邪即乘虚侵入则发为痹痛型；若肝阳上亢、气血亏虚或痰湿中阻则发为眩晕型；若肝肾气虚、筋脉失养则发为痉证型。颈椎病的发生多因长期伏案低头工作，颈部劳损，经气不利等所致，督脉复损，或因风寒湿邪入侵，痹阻于太阳经脉，经遂不通，或年老正衰、气血不足、筋脉失养、肾虚精亏、髓不养骨所致。

辨证思路：谢老指出，颈椎病是因长期低头工作，年老体虚，经气不利所致，以颈部经常疼痛麻木，连及头、肩、上肢，并可伴有眩晕等为主要表现的肢体疼痛类疾病。其发病缓慢，呈波浪式发展，颈椎病常常缠绵难愈，但预后良好，只要经过有效的治疗，临床症状是可以得到控制的。中医对于颈椎病的治疗只要辨证准确，证药相投，坚持用药，治疗效果比较明显。谢老临床上常将其分为风寒袭络、瘀血阻络、肾阳亏虚、肝阳上亢四型分而论治。在中医治疗的同时，谢老注重中西医结合治疗。症状明显者，在采用中医治疗之外，指导患者进行正规的西医颌枕带牵引、佩戴颈托和围领。必要时间断服用非甾体抗炎药、肌松弛剂及镇静剂等。

治疗方法：对于颈椎病的治疗，谢老予以分型论治。临床见颈部痛连肩背，活动受限，上肢无力或麻木，外感风寒，舌质淡红，苔薄白，脉浮紧或浮缓，属风寒袭络证，治宜疏风散寒、通经舒络，方取葛根汤化裁，常用药物：麻黄、葛根、桂枝、芍药、当归、生姜、生甘草、大枣等。瘀血阻络证临床常见颈部刺痛固定，拒按，活动受限，舌质紫暗或有瘀点，脉涩，治宜舒筋活络、活血通痹，善用身痛逐瘀汤化裁，常用药物：桃仁、红花、当归、川芎、地龙、香附、羌活、秦艽、灵脂、没药、牛膝等。肾阳亏虚证者可见颈痛连及头、肩、上臂，上肢无力，肌肉萎缩，头晕、耳鸣，畏寒肢冷，腰膝酸软，小便清长，舌淡，苔薄白，脉沉迟无力，治以温补肾阳、宣痹止痛，方取右归丸化裁，常用处方：熟地、山药、山萸肉、肉桂、附子、当归、枸杞、菟丝子、鹿角胶、杜仲。若眩晕耳鸣，舌红少津，脉弦细，属肝阳上亢，治以平肝潜阳，方取天麻钩藤饮加减，常用处方：天麻、钩藤、牛膝、石决明、杜仲、黄芩、桑寄生、夜交藤等。中医的推拿按摩方法有很好的治疗作用，临床上常常同时配合使用。在药物、推拿按摩治疗外，谢老常常指导患者进行自我保健治疗，嘱其在工作中要定时改变姿势，做一些颈部轻柔活动及上肢活动，有利于颈、肩肌肉松弛的调节和改善血液循环，在睡眠时，宜用平板床，枕头高度适当，不让头部过伸或过屈。这些方法对于颈椎病的早日康复和防止其反复均有一定的作用，生活中要引起注意。

（十三）黄褐斑

黄褐斑也称肝斑，是面部黑变病的一种，常见于妊娠、口服避孕药或其他不明原因所引起。其面部色素沉着的发生可能是由于雌激素刺激黑色素细胞，黄体酮也促使色素沉着的发展。典型的黄褐斑亦可见于男性，其原因不明，临床表现为面部出现淡褐色或淡黑色斑，形状不规则，对称分布于额、眉、颊、鼻、上唇等颜面皮肤，一般无自觉症状及全身不适。

黄褐斑目前无特殊治疗方法，外用去色素或脱色素制剂是治疗表皮中黑色素增加最有效的方法，但只能控制，不能对黄褐斑进行根除。

黄褐斑属中医“黧黑斑”之范畴。

病因病机：祖国医学认为，黧黑斑的发生是因素体虚弱、脾胃虚弱、肾气不足，或兼有瘀滞，使气血不畅，阻于肌肤而成。脾胃虚弱，运化无力，湿不得化，聚而成痰，痰湿停留，阻于气血，内不能疏导，外不能宣泄，郁于肌表而成；肾气不足，失于温化，水湿郁而不化，日久蕴发于肌表而成黧黑斑；肝郁气滞，瘀血阻滞，气血运行不畅，阻于肌肤而导致本病的发生。

辨证思路：谢老认为黧黑斑的发生是虚实夹杂而成。其病表现于面部皮肤，致病机理则是内部脏腑气血的变化。因此，本病的治疗不能单一的从外治疗，更应是全身治疗，从内调理脏腑的功能，气血的运行。谢老注重从肝论治，强调肝郁致病之机理。黧黑斑大多见于女性，发病往往是肝郁不舒，肝气郁滞，致使气血不行，脉络不畅，瘀滞于肌肤；况且肝病日久，肝木克于脾土，影响了脾胃的运行，使水湿不化、湿热蕴积，内不能疏利，外不能宣泄，蕴积于肌表。故而疏肝和胃成了谢老临床治疗黄褐斑常用法则，一多半的患者按此法治疗均有明显好转。另外，肾气不足也是黄褐斑病人常见的病因，这类患者多先天不足，形体瘦弱，常常伴有乏力，腰膝酸软等症状，治疗上应调补肾气，以使肾气充足，气血旺盛。

治疗方法：西医对于黄褐斑还没有满意的疗法，有病因者尽量祛除病因。中医对于本病的治疗，有一定的效果，但其疗程长应坚持治疗。对于肝郁脾虚患者，临床上常见面色黧黑，伴胁痛、嗳气、乏力、舌淡、苔白，脉细弱或弦细。谢老常用疏肝健脾、通络化瘀之法，方用：丹栀逍遥散、逍遥散化裁，常用处方：丹皮、栀子、柴胡、白芍、白术、茯苓、当归、香附、郁金等。对肾气不足而伴见腰膝酸软、头晕耳鸣、畏寒肢冷或阴虚内热者，分别采用温补肾阳或滋补肾阴之法，常用金匮肾气丸、六味地黄丸或参芪地黄汤化裁，常用处方：生地或熟地、山药、山萸肉、丹皮、泽泻、茯苓、补骨脂、菟丝子、淫羊藿等。因本病的形成多与肝气不舒有关，谢老常常强调心理治疗的重要性，在药物治疗时配合心理辅导，指导病人放下心理负担，积极投入到生活之中，培养多方面兴趣，以促使疾病的早日康复。

（十四）荨麻疹

荨麻疹是由于皮肤、黏膜小血管扩张及渗透性增加而出现的一种局限性水肿反应。常先有皮肤瘙痒，随即出现风团，呈鲜红或苍白色、皮肤色，少数亦可仅有水肿性红斑。风团的大小和形态不一，发作时间不定。荨麻疹病因复杂，约3/4的患者不能找到原因。许多药物常易引起本病，某些食物和添加剂以及吸入物、感染、蚊虫叮咬、精神因素、机械刺激等也可诱发本病，有15%～20%的人一生中至少发作过一次。

荨麻疹的治疗以消除病因为主，抗组织胺药是治疗各种荨麻疹病人的重要药物，可以控制大多数病人的症状。

荨麻疹属中医“风疹”中的“隐疹”范畴。

病因病机：本病的发生是由素体虚怯、风寒外袭、蕴积肌肤，致使营卫不和；或由风热之邪，客于肌表，引起营卫失调；或因肠胃湿热，复感风邪，郁于皮毛腠理之间而发；或因平素体虚，气血不足，病久气血耗伤，血虚生风，气虚卫外不固，风邪乘虚侵袭所致；还可因情志内伤，冲任不调，肝肾不足，肌肤失养，生风生燥，阻于肌肤而成。其病因病机较为复杂，致病途径多样。

辨证思路：谢老认为，荨麻疹的诊断容易，但确定病因较为困难，必须详细询问病史，尽可能地找到病因，本病的根本治疗是祛除病因，若无法祛除则应尽量减少各种病因的刺激。临床上即使许多患者不能明确其病因，不能发现病因，中药治疗也能使疾病得到很好的控制或痊愈。西医治疗常用抗组胺药物、维生素等，中医采用内服加外用的治疗效果也很理想。中西医结合可使症状很快消失，病情得到有效控制。谢老强调，本病的发生多与风邪有关，或由外风侵袭，或风由内生，因此注重清热祛风、疏风散寒，由虚生风者则应补虚祛风，内实感风者应表里双解、泻实祛风，谢老根据多年的临床经验将荨麻疹分为风热外袭型、风寒外袭型、肠胃实热型、气血两虚以及冲任不调型，治则以祛风清热、调补气血、调摄冲任为主。外治与内治同理，中医外治方法采用局部给药，可达病所，易于使药物吸收，对皮肤病有很好的疗效。因此，临床上治疗荨麻疹谢老常将内服外敷，外洗结合起来，其起效快、缩短了疗程，可使局部疼痛症状得到改善。中药外用谢老通常让患者将内服中药的药渣进行外涂、外洗或用其多年行之有效的经验方外洗，均取得显著疗效。

治疗方法：对于荨麻疹的治疗，谢老遵循中医辨证论治的方法，根据不同的证型采用不同的治疗方法。若患者皮疹色赤，遇热加剧，得冷可减轻，伴恶风微热，口渴心烦，舌红苔黄，脉浮数，属风热外袭型，给予疏风清热，方取消风散加减，常用处方：当归、生地、防风、蝉蜕、知母、苦参、荆芥、胡麻、牛蒡子、金银花、连翘等；患者皮色淡红或白，遇冷或风加剧，得热则缓，属风寒外袭型，治以祛风散寒、调和营卫，方取桂枝汤或麻黄桂枝各半汤加减。常用药物：麻黄、桂枝、白芍、生甘草、羌活、细辛、生姜、红枣等；若发疹时伴有脘腹冷痛，神疲纳呆、大便秘结或溏泻，苔黄腻，脉浮数或濡数，为胃肠实热，治宜表里双解，祛风通腑泄热，方取防风通圣散或除湿胃苓汤合茵陈蒿汤或调味承气汤化裁。常用处方：防风、荆芥、连翘、麻黄、川芎、当归、白芍、大黄、枳实、黄芩、茵陈、生草；若皮疹反复发作，迁延数月或数年，劳累后加剧，伴神疲乏力，夜寐欠安，面色苍白，唇甲色淡，舌淡苔薄，脉细弱或濡细，属气血双虚型。治以补气养血，方取八珍汤加减。常用处方：当归、川芎、白芍、熟地、黄芪、党参、白术、茯苓；如皮疹常在月经前或经期出现，经净后消失，属冲任不调型，治以调摄冲任，方取四物汤合二仙汤加减。常用处方：当归、川芎、白芍、生地、仙茅、淫羊藿、知母、黄柏、菟丝子。如疹痒剧烈者，常常同时配合外敷、外洗，或用汤剂之药液、药渣或用地肤子、白鲜皮、黄柏、菟丝子外洗。对于热重者，强调连翘、金银花量要加重加大；如上肢皮疹明显者，应加重羌活用量；下肢皮疹明显者，加重独活之用量；血分热盛者，生地、赤芍可用30g，痒甚者，应加用白鲜皮且用量要大。本病只要及时治疗，尽量避免诱发因素，其疗效明确。

（十五）血栓性静脉炎

血栓性静脉炎是静脉管腔内血栓形成伴管壁急性炎症性静脉疾病，多发生于下肢的大隐静脉及其分支上肢和上肢静脉，凡能引起静脉壁炎症及坏死的因子，均可为血栓性静脉炎病因，如静脉注射硬化剂、砷剂、高渗溶液、抗癌药物及其他对静脉有刺激的药物，放射性核素局部注射，静脉穿刺如长期插管，外伤、尤其是胫骨骨折，邻近组织炎症、脓毒血症引起静脉感染性炎症等。

血栓性静脉炎西医治疗选用肝素等抗凝、溶栓剂或血栓摘除手术等对症治疗。近年来，介入治疗为本病的诊治提供了新的手段。

血栓性静脉炎有些症状与中医的“筋瘤”“臁疮”相似。

病因病机：本病多因久站久立或者担负重物，劳累耗伤气血，中气下陷，络脉失畅，致下肢经脉瘀滞不和，加之药物或外力刺激或外伤，使湿热之邪下迫，气滞血瘀而成。气血瘀滞，脉络不通是其致病关键。

辨证思路：谢老总结到，本病的病因病机除了劳损致瘀外，肝火亢盛、肾阴亏虚可致病。肝旺火亢，血固筋旁，经脉失养，或肾阴亏虚，寒邪外袭，客于筋脉，都可导致疾病的发生。因此，治疗上要辨证论治。对于肝郁火旺者，可以疏肝解郁、化瘀通络；因虚损而致病者，应予养血活血、疏通经脉；肾阴亏虚者，应滋补肾阴，滋养筋脉。

治疗方法：血栓性静脉炎早期诊断有一定困难，一旦出现典型临床症状，结合其症状可确诊。临证医生应积极寻找病因，进行相应的预防和治疗。由静脉给药引起者，可改变给药途径；插管引起的化脓性血栓性静脉炎，应选用大剂量、敏感、有效的抗生素和抗真菌药物，并积极地做相应的处理。中医治疗则以辨证施治为原则，临床证见性急易怒、口苦、便秘、尿黄，舌红苔黄，脉弦实者，属肝火偏盛，治疗宜清肝解郁、化瘀通络，谢老临床常用柴胡疏肝散、逍遥散和血府逐瘀汤化裁。常用处方：柴胡、香附、郁金、白芍、丹皮、栀子、当归、赤芍、川芎、桃仁、红花、夏枯草、土贝母；对于久立久站而属气虚者，临床可见神疲乏力、面色苍白、纳少、气短等，治以益气活血，方用八珍汤合身痛逐瘀汤化裁，常用处方：当归、生地、川芎、赤芍、党参、白术、茯苓、甘草、大黄、五灵脂、羌活等；肾阴虚证见：五心烦热、盗汗、口干不欲饮者，常予滋补肾阴，佐以养血活血，方取六味地黄汤合桃红四物汤加减，常用处方：熟地、山药、山萸肉、丹皮、茯苓、泽泻、地骨皮、赤芍、当归、桃仁、红花、牛膝；畏寒肢冷、腰膝酸软、头晕耳鸣、舌淡苔薄白，治以温通经脉，佐以养血疏肝，方取金匮肾气丸或当归四逆汤化裁，常用处方：当归、赤芍、桔梗、细辛、通草、肉桂、防风等。在内服中药的同时，可用其药渣外敷、外涂患处，灼痛明显者，再加用清热解毒之品如金银花、连翘、地丁、大青叶、板蓝根等药物。

四、常用方剂

（一）参芪地黄汤

组成：党参、黄芪、熟地、山药、山萸肉、泽泻、茯苓、丹皮。

方义：参芪地黄汤是在六味地黄基础上加党参、黄芪，六味地黄丸药方出于宋代钱乙所著的《小儿药证直诀》，中医传统应用于滋阴补肾，适用于肾阴亏损、头晕、耳鸣、腰膝酸软、盗汗、手足心热、消渴等症。本方三补配三泻，重用熟地滋阴补肾为主药，以山萸肉补养肝肾，山药补脾固肾涩精为辅药，佐以泽泻、茯苓，渗水利湿，丹皮清泻肝肾虚火。各药合用，滋补不留邪，降邪不伤正，相辅相成，通补开合。参芪地黄汤中党参、黄芪益气养血，更适用于体质虚弱的患者。

现代研究：六味地黄丸中含微量元素较高，每种药物均含有人体所需要的元素，参与人体的新陈代谢补充，可以提高机体的免疫力及抗衰老等作用。现代药理研究表明：六味地黄丸对肾脏有良好药理作用，并具有明显的优势，其混剂能提高缺血肾中的超氧化物歧化酶，对缺血肾脏起到一定的保护作用。

适应证：谢老将该方广泛地应用于肿瘤术后、放化疗后骨髓抑制及衰竭的晚期病人，对血液病、骨瘤及骨转移癌常在此方基础上加减使用。腰腿痛患者也常辨证使用。

（二）枳朴六君子汤

组成：枳壳、厚朴、陈皮、半夏、党参、白术、茯苓、甘草。

方义：六君子汤出自宋朝《校注妇人良方》，系四君子汤加陈皮、半夏，具有益气健脾，燥湿化痰作用。方中人参为君，甘温大补元气，健脾养胃。以白术为臣，苦温健脾燥湿。佐以茯苓，甘淡渗湿健脾。苓、术合用，健脾除湿之功更强，促其运化。使以炙甘草，甘温调中，陈皮、半夏燥湿化痰。传统中医认为，组成这个方子的六味药，通过配伍后，其药性中正，不偏不倚，犹如君子有中和之意，中庸之道，所以把它命名为“六君子汤”。枳朴六君子汤则是在六君子汤基础上加用枳壳、厚朴，加强了理气化痰之力。全方配合，共奏益气健脾之功，燥湿化痰之用。

现代研究：调节胃肠运动、解除胃肠平滑肌痉挛；抗胃黏膜损伤作用：能显著抑制胃黏膜水肿、充血及瘀血等病变，减轻炎症细胞浸润及腺体增生性改变，能明显减少肠上皮化生的发生例数。该方抗胃黏膜损伤、抗脾气虚症的作用优于维酶素，对胃肠内分泌系统有一定的调节作用；调节免疫：临床研究表明，脾胃气虚患者外周血淋巴细胞明显增大，胞核染色质和异染色质的比例增高、核仁变大，线粒体体积增大，粗面内质网的数目增多。T 细胞数减少，B 细胞增多，经六君子汤治疗后，上述不正常现象得到纠正，提示该方有调节免疫功能的作用。

适应证：谢老将该方应用于肿瘤术后、化疗后出现胃肠道反应及脾胃虚弱的病人，对消化道肿瘤如胃癌、肝癌、胰腺癌、胆囊癌等常在此方基础上加减使用。胃炎、胃溃疡及十二指肠溃疡患者普遍使用

（三）血府逐瘀汤

组成：当归、生地、桃仁、红花、枳壳、赤芍、柴胡、甘草、桔梗、川芎、牛膝。

方义：本方由桃红四物汤（桃仁、红花、当归、川芎、生地、赤芍）合四逆散（柴胡、枳壳、甘草、赤芍）加桔梗、牛膝而成。方中以桃红四物汤活血化瘀而养血，防纯化瘀之伤正；四逆散疏理肝气，使气行则血行；加桔梗引药上行达于胸中（血府）；牛膝引瘀血下行而通利血脉。诸药相合，构成理气活血之剂。本方以活血化瘀而不伤正、疏肝理气而不耗气为特点，达到理气活血、祛瘀止痛的功效。本方为王清任用于治疗“胸中血府血瘀”诸症之名方。

现代研究：改善微循环，抗休克：消化道给药后，能明显改善由高分子

右旋糖酐造成的大鼠急性微循环障碍，并可防止由于微循环紊乱而致的血压急剧下降。证明有活血化瘀，改善微循环，增加组织器官血流灌注量的效应；凝血作用和抗凝作用：本方静脉制剂在试管内有缩短复钙时间、凝血酶原和凝血酶凝固时间，对血小板有解聚作用，并能复活肝脏清除能力；血府逐瘀汤对用血瘀证兔模型血清损伤内皮细胞的保护作用：显示血府逐瘀汤能调节血瘀证兔模型血清对内皮细胞 ET/NO 的释放平衡作用和降低其对抗凝、纤溶功能的影响，对内皮细胞起到一定的保护作用。

适应证：谢老用该方治疗疾病达到五十几种之多，除常用于冠心病、心律失常、高血压、顽固性头痛、顽固性呃逆、妇女月经不调、更年期综合征，更将该方扩大应用于酗酒、郁证、汗证等属于气滞血瘀者。

（四）丹栀逍遥散

组成：白术、柴胡、当归、茯苓、甘草、牡丹皮、山栀、芍药、薄荷、生姜。

方义：逍遥散，出自宋代《太平惠民和剂局方》一书，是疏肝解郁治疗肝气郁结的名方。方中柴胡疏肝解郁，当归、白芍养血补肝，三药合用，补肝体而助肝用；配茯苓、白术以补中健脾；加入少许薄荷、生姜助肝之疏泄条达；炙甘草健脾调和诸药。如肝郁血虚日久，则生热化火，此时逍遥散已不足以平其火热，加丹皮以清血中之伏火，炒山栀善清肝热，并导热下行，即是丹栀逍遥散。丹栀逍遥散可养血健脾，疏肝清热，调和肝脾，主治肝郁血虚，内有郁热证。临床症见潮热晡热，烦躁易怒，或自汗盗汗，或头痛目涩，或颊赤口干，或月经不调，少腹胀痛，或小便涩痛，舌红苔薄黄，脉弦虚数。

现代研究：逍遥散中含有多种苷类、醇类、萜类、有机酸及挥发性成分，具有保肝、改善微循环、调节中枢神经系统等作用。进一步的研究发现，TXA_2 是迄今发现最强的促血小板聚集物和促血管收缩物质。GPI_2 是目前所知最有效的抑制血小板聚集物质和血管扩张物质。TXA_2 - PGI_2 平衡失调和微循环障碍在“肝郁致瘀”中起重要作用，逍遥散对“肝郁”大鼠模型的微循环障碍有改善作用。同时，逍遥散能选择性地作用于中枢儿茶酚胺能神经系统，发挥治疗神经精神和内分泌失调诸病的作用。丹皮、栀子中的牡丹酚、苷类、糖类、酸类有降温解热、抗病原体、镇静催眠和止血作用。

适应证：临床上治疗除妇科病证的更年期综合征、痛经、青春期功能性子宫出血、先兆流产、经前期综合征、月经失调、附件炎、慢性盆腔炎、乳头溢液、乳腺增生外，还常常用于精神系统疾病如抑郁症，神经内科疾病的紧张性头痛、神经性头痛、偏头痛、失眠，消化系统疾病的胆汁反流性胃炎、慢性糜烂性胃炎、功能性消化不良、慢性胆囊炎，心血管系统疾病的心脏神经官能症，皮肤方面的痤疮、剥脱性皮炎等的治疗。

（五）一贯煎

组成：北沙参、麦冬、生地、枸杞子、川楝子、当归。

方义：一贯煎出自《柳州医话》，是清代魏之秀之名方，亦有源于《续名医类案》一说。方中重用生地黄为君，滋阴养血，补益肝肾。北沙参、麦冬、当归、枸杞子为臣，益阴养血柔肝，配合君药以补肝体，育阴而涵阳。并佐以少量川楝子，疏肝泄热，理气止痛，遂肝木条达之性，该药性苦寒，但与大量甘寒滋阴养血药配伍，则无苦燥伤阴之弊。诸药合用，滋阴疏肝，使肝体得以濡养，肝气得以条畅，治疗肝肾阴虚、肝气不舒证。

现代研究：抗肝损伤口服加减一贯煎后，能使四氯化碳造型的肝损伤小鼠高 SGPT、高血清尿酸及增高的肝脏甘油三酯显著下降，使低肝糖原显著升高；抗胃溃疡：能防止实验性幽门结扎所致胃溃疡的发生，对乙酰胆碱所致家兔离体肠管的痉挛有拮抗作用，而对小鼠肠道运动无明显影响；抗疲劳、耐缺氧：用一贯煎给小鼠灌胃 5 日后，使小鼠在常压缺氧环境中的存活时间延长，使异丙肾上腺素引起心肌缺血缺氧的小鼠存活时间也明显延长；镇静：给小鼠灌胃，1 小时后，小鼠的入睡率明显提高，并且对戊巴比妥钠阈下催眠剂量有协同作用；镇痛：经热板法实验测得小鼠给药后 1 小时和 2 小时痛阈分别得到提高；抗菌等作用。

适应证：谢老最常用此方剂治疗肺癌。对气管炎、肺气肿、慢性肝炎、慢性胃炎、胃及十二指肠溃疡、肋间神经痛、神经官能症等属阴虚气滞者，临床上辨证使用。

（六）消瘿汤

组成：昆布、海藻、牡蛎、穿山甲、土贝母、黄药子、重楼、乌蛇、忍冬藤。

方义：《寿世保元》载有消瘿汤，其组成为海藻（洗）、龙胆草 、海蛤粉、通草 、昆布、枯白矾 、松萝、半夏、麦曲、白芷，功能化痰消瘿。主治瘿瘤，痈疽，便毒，恶疮，久漏不愈者。谢老创制之消瘿汤，增强了通络散结的作用。方中海藻、昆布咸，寒，归肝、肾经，消痰软坚；土贝母散结、消肿、解毒；牡蛎味咸为软坚之剂；穿山甲活血散结，黄药子消瘿、解毒，重楼清热解毒、消肿止痛，乌蛇祛风、活络，忍冬藤清热解毒、疏风通络，共奏化痰祛瘀、散结消肿之功。

现代研究：运用甲状腺球蛋白与弗氏佐剂混合免疫注射法，联合饮用高碘水模拟大鼠实验性自身免疫性甲状腺炎，观察含有昆布、海藻的中药汤剂对实验性自身免疫性甲状腺炎大鼠甲状腺凋亡蛋白 Bcl－2/Bax 和细胞凋亡的影响，从细胞凋亡角度探讨其作用机制，结果发现含昆布、海藻的中药汤剂能显著降低 Bax 表达，增加甲状腺细胞 Bcl－2 表达，减少甲状腺细胞凋亡。

适应证：谢老用该方广泛地治疗甲状腺疾病，如甲状腺瘤、甲状腺囊肿、甲状腺炎、甲状腺功能亢进和甲状腺癌等病。

（七）举元煎

组成：人参、炙黄芪、炙甘草、升麻、白术。

方义：举元煎，出自明朝《景岳全集》，功用益气升提。方中参、芪、术、草益气补中，摄血固脱，辅以升麻升阳举陷，适用于中气下陷，血失统摄之血崩、血脱证。

现代研究：提高机体应激能力：可增强机体对各种不良刺激的非特异性抵抗力，能提高机体对环境的适应性；增强机体免疫功能：能增强网状内皮系统的吞噬功能，促进细胞免疫功能，明显提高血清 IgG 的含量，提高机体的抗病能力；增加平滑肌张力：可增强肾上腺素对子宫的兴奋作用。可使在体兔肠管紧张性明显增加，蠕动变慢，振幅增大。能使离休豚鼠子宫张力显著提高；抗菌抗炎：具有抗金黄色葡萄球菌、白色葡萄球菌、大肠杆菌、痢疾杆菌等多种细菌及寄生虫的作用。具有抗炎及解毒作用。

适应证：谢老临床上广泛治疗中气下陷之证，肿瘤方面常用于肠道肿瘤的治疗，内科常用于内脏下垂如胃下垂，妇科病的功能性子宫出血等证。

（八）苏沈九宝汤

组成：大腹皮、肉桂、炙甘草、紫苏、杏仁、桑白皮、麻黄、陈皮、薄荷。

方义：苏沈九宝汤来源于明代龚廷贤《寿世保元》。主治“人素有喘急遇寒喧不常，发则哮吼不已，夜不能睡者。”本方中紫苏、麻黄发汗解表、宣肺止咳，桂枝与麻黄相配，辛温解表；薄荷、桑皮辛凉宣肃肺气，与辛温药相配，一寒一热，平调肺气；杏仁宣肺止咳、化痰平喘，与麻黄相配专走肺经，以增加宣肺平喘之力；乌梅收敛肺气而止咳，能防麻、桂、紫苏辛散太过耗伤肺气；大腹皮宽胸理气利水，以治肺失宣肃，水湿内停，痰湿阻肺影响气机不利。凡外感风、寒、热、湿之邪而引起的咳嗽、气喘均可以本方为基础加减治疗

现代研究：苏沈九宝汤组方中药物具有以下作用。发汗：采用汗液定量测定装置，观察麻黄汤对大鼠的发汗作用，发现大鼠灌服相当于人用量30倍的麻黄汤后，2小时内足跖部的汗液蒸发量明显高于对照组。麻黄汤的发汗作用与方中麻黄、桂枝药对有关；解热：家兔静脉注射麻黄汤粗制剂，对三联菌苗所致发热有明显的对抗作用；平喘：麻黄汤能缓解支气管平滑肌痉挛；镇咳：用氨水刺激法或机械刺激法等动物实验表明，麻黄的水溶性提取物有明显的镇咳作用；抗病毒、调整免疫功能。

适应证：外感咳嗽，支气管哮喘，过敏性哮喘，风寒咳嗽效果良好。此虽用麻黄汤，但剂量小，故老年人、体弱者、儿童均可使用。

（九）黄芪内托散

组成：黄芪、当归、没药、金银花、皂角刺、甘草。

方义：黄芪内托散，出自明代《外科正宗》，功效解毒散结，托疮排脓。黄芪为疮家圣药，方中黄芪补气升阳，托疮排脓为君药；皂刺排毒透脓、活血消痈，没药活血止痛、消肿生肌，当归养血活血、化瘀止痛，共助黄芪托疮消痈；金银花清热解毒，一可解毒托里，一可防温补太过；甘草补脾益气，缓急止痛，兼可解毒，又有调和诸药作用。

现代研究：创面愈合是创伤后引起的病理过程的总称，是由多种生长因子、细胞因子、炎症细胞及修复细胞共同参与，是一个复杂而又高度协调的过程。该汤剂中益气及活血化瘀药物可促进肉芽组织和毛细血管增生，促进成纤维细胞增殖及Col Ⅰ、Col Ⅲ分泌，从而加快创面愈合，可改善局部血液循环，抑制及杀灭细菌，抗炎镇痛，综合发挥生肌敛疮而治疗疮疡的作用。

适应证：临床上治疗淋巴瘤、恶性肿瘤淋巴转移、乳腺癌，慢性淋巴结炎等。

（十）化瘀利湿汤

组成：丹参、黄芪、当归、茯苓、桃仁、红花、黄柏、金银花。

方义：化瘀利湿汤功能益气活血、清热通络。方中丹参、当归、桃仁、红花活血化瘀，其中红花辛温，活血破瘀生新，共达通肾利尿之效。黄芪补气、固表、摄精、升阳、祛毒、利尿，又无留滞之弊，加强诸药化瘀利湿作用。金银花清热解毒，黄柏走下清热祛湿，茯苓利水渗湿，全方共奏益气化瘀、清热利湿之功。主治风热毒邪或湿热下注所致的尿急、尿痛、尿灼热、尿血及水肿、蛋白尿、血尿等症状及体征。

现代研究：除湿通瘀类汤药能明显降低前列腺液中白细胞计数，杀灭病菌、抑制细菌黏附；活血化瘀类中药对各种炎症的早期及不同类型的炎症浸润均有明显疗效，其抗炎作用的原理可能是由于它降低炎症区毛细血管的通透性，减少了炎性渗出；同时由于局部组织的血液循环改善，促进了炎性渗出物的吸收所致。此外，活血化瘀药本身也具有一定的抗菌抗感染作用，如丹参能抑制金黄色葡萄球菌的生长；益气类中药对体液免疫、细胞免疫均有促进作用，可促进机体代谢、提高机体免疫功能。

适应证：临床上治疗急慢性肾炎、肾病综合征及膀胱炎、尿路感染等。

下篇　医案医话

一、乳岩（气虚瘀血阻络）

乳癌手术、放、化疗后淋巴转移，中医诊断：①乳岩；②痰核。辨证属气虚瘀血阻络，祛邪扶正为其治则，治以益气化瘀、通络散结。方用黄芪内托汤化裁。

张某，女，49岁。2005年7月11日初诊，时值小暑后4天。右乳癌9年，并手术，放、化疗后。患者于1996年12月在某西医院因右乳包块（5cm×5cm×6cm）而行“右乳全切清扫术”，病理：（乳腺）单纯癌，术后放疗30余次，化疗6次。至1999年发现左腋下，左腹股沟下淋巴结肿大，即开始服中药治疗。现症：右锁骨上皮肤发麻，右侧上肢肿胀明显，双手时感麻木。纳可，眠可，小便调，大便略稀，每日2次。

初诊：证见右锁骨上皮肤发麻，右侧上肢肿胀明显，双手时感麻木。纳可，眠可，小便调，大便略稀，每日2次；察其面色萎黄，双目尚有神。语声中平，气息平稳。右胸壁可见一手术疤痕，右颈部皮肤色暗红、变厚增粗如“象皮”、质硬有压痛，左腋下及左腹股沟按之疼痛；诊其舌质红舌苔薄白，脉沉细；实验室和其他检查报告为：病理：（乳腺）单纯癌。此为气虚瘀血阻络所致，法当益气化瘀通络，方拟黄芪内托汤加减治之。

处方：黄　芪30g　金银花30g　当　归10g　没　药6g
炒山甲10g　土贝母15g　生牡蛎30g　乌　蛇10g
蜈　蚣2条　土　鳖10g　夏枯草30g
12剂水煎400ml，早晚分服。

医嘱：嘱其畅情志，合理饮食。

二诊：服用前方后右锁骨上皮肤发麻、右侧上肢肿胀、双手时感麻木均有所减轻，大便恢复正常。现右颈部皮肤发红，皱缩，麻木，左腹股沟时有隐痛，左腋下亦有隐痛，伴胃脘部时有泛酸，左侧腰背部疼痛。左腋下淋巴结约米粒大小。舌质红，舌苔薄白，脉沉细。此乃气虚瘀血阻络兼湿郁所致，法当益气化瘀通络、利湿解郁，故前方加生薏仁、鹿角霜、青皮、蜂房以健脾利湿、舒肝解郁。

处方：黄　芪 30g　金银花 30g　当　归 10g　没　药 6g
炒山甲 10g　土贝母 15g　生牡蛎 30g　乌　蛇 10g
蜈　蚣 2 条　土　鳖 10g　夏枯草 30g　生薏仁 30g
鹿角霜 30g　青　皮 15g　蜂　房 10g
12 剂水煎 400ml，早晚分服。

医嘱：嘱其坚持服药，定期复查。

三诊：服用前方后自觉精神转佳，近期偶有头晕，自服阿胶后稍好。晨起舌体中间干燥，口不干。左腋下及腹股沟仍有疼痛，右侧颈部阵发性麻木，纳食尚可，但若饮食不当偶觉口苦，眠可，二便调。舌质淡红，舌苔薄白，有裂纹，脉细弱。此乃病久伤阴，治疗肿瘤不应忘记津液的保护，法当继续益气化瘀通络，酌加养阴之品。

处方：黄　芪 30g　金银花 30g　当　归 10g　没　药 6g
炒山甲 10g　土贝母 15g　生牡蛎 30g　乌　蛇 10g
蜈　蚣 2 条　土　鳖 10g　玄　参 30g　生　地 30g
麦　芽 30g　草石斛 30g
12 剂水煎 400ml，早晚分服。

医嘱：嘱其坚持治疗。

四诊：服用前方病情稳定，近期仍觉右颈、右腋下及左腹股沟不适感，纳可，但饱食后有泛酸，夜休可，尿意频频，大便黑，成形。舌质红，舌苔薄白，脉沉细。此乃瘀血阻络之甚，法当加强化瘀通络之力，故前方加大黄、重楼、麦冬。

处方：黄　芪 30g　金银花 30g　当　归 10g　没　药 6g
山　甲 10g　土贝母 15g　生牡蛎 30g　乌　蛇 10g
蜈　蚣 2 条　土　鳖 10g　玄　参 30g　生　地 30g
麦　芽 30g　草石斛 30g　夏枯草 30g　大　黄 6g
重　楼 12g　麦　冬 30g
12 剂水煎 400ml，早晚分服。

医嘱：嘱其坚持服药，定期复查。

按：患者平素性情急躁易怒，肝气不舒，肝木克伐脾土，脾失健运，气血不行，瘀血阻络，肝脾经脉过乳络，瘀久成积，发为乳岩。病久伤气，气虚痰留，而见痰核。黄芪内托汤为一古方，具有益气托毒外出之功，治疗本案取其扶正祛邪之作用，在治疗过程中随症化裁，酌加疏肝解郁和滋养阴津之品。因切中病机，故获良效。本案例抓住其正虚邪留之病因病机，以扶正祛邪为大法，治以益气化瘀、通络散结，时刻不忘疏理肝气，并注意津液的保护，不拘泥于古方的原意，取其精髓创该方新用。

二、肺积（肺阴亏虚兼热毒互结）

右肺小细胞未分化癌术后放化疗后骨转移癌，中医诊断肺积。辨证属肺阴亏虚兼热毒互结，扶正祛邪、标本兼顾为其治则，治以滋阴润肺、清热解毒。方用一贯煎化裁。

王某，男，62岁。1990年6月11日初诊，时值芒种后5天。肺癌术后1年，右腿疼痛，行动受限1月。患者1989年出现咳嗽、咳痰，在某西医医院检查考虑为右肺癌，行右肺上叶切除术，术后病理报告：（右肺）小细胞未分化癌。术后配合放疗1个疗程，化疗6个疗程，具体方案不详。1个月前自感髋部疼痛，并逐渐加重，影响走路和翻身，夜间须服止痛药才能入睡。行X线拍片检查：右股骨结构破坏，提示转移癌。现症：右腿疼痛，夜间咳嗽较重，有少许白黏痰，活动后心慌，气喘，伴畏寒，纳差，夜休差，二便尚调。

初诊：证见右腿疼痛，夜间咳嗽较重，有少许白黏痰，活动后心慌，气喘，伴畏寒，纳差，夜休差；察其面色萎黄，面露倦容。语声低怯，咳嗽；诊其舌质淡红，苔薄白，中间有裂纹，脉沉弦；实验室和其他检查报告为：病理：（右肺）小细胞未分化癌。X线片：右股骨颈呈低密度块影，骨结构破坏，提示转移癌。此为肺阴亏虚兼热毒互结所致，法当滋阴润肺、清热解毒。方用一贯煎化裁治之。

处方：沙　参30g　枸　杞12g　当　归10g　生　地10g
川楝子6g　麦　冬30g　百　部18g　丹　参30g
黄　芩10g　僵　虫10g　浙贝母12g　补骨脂30g
乌　蛇10g　蜈　蚣2条　全　虫10g　甘　草10g

12 剂水煎 400ml，早晚分服。

医嘱：避风寒，严防碰撞引起骨折。

二诊：服用前方 1 年来情况较好。几天前摔伤引起骨折。现咳嗽，腰痛，双脚发凉，盗汗。舌质暗红，苔薄白，脉细。此乃母病及子，肺阴亏虚，致肾精不足。肾主骨生髓，肾虚则骨无所主，稍遇外力，则受损伤。法当养阴润肺，益肾补骨。故前方加川断、狗脊以补肾续骨。

处方：沙　参 30g　枸　杞 12g　当　归 10g　生　地 10g
川楝子 6g　麦　冬 30g　百　部 18g　丹　参 30g
黄　芩 10g　僵　虫 10g　浙贝母 12g　补骨脂 30g
乌　蛇 10g　蜈　蚣 2 条　全　虫 10g　川　断 15g
狗　脊 15g　甘　草 10g

6 剂水煎 400ml，早晚分服。

医嘱：卧床休息，多食排骨、牛骨髓等食品。坚持治疗。

三诊：服用前方后诉咳嗽，腰痛明显减轻，活动后稍感气短，右髋部肿胀基本消失，病人现可以扶拐活动。X 线拍片：右股骨颈包块缩小，骨密度增高。舌质淡红，舌苔白，有浅裂纹，脉沉。此乃肺肾阴虚，继续予以滋补肺肾，解毒驱邪。

处方：沙　参 30g　枸　杞 12g　当　归 10g　生　地 10g
川楝子 6g　麦　冬 30g　乌　蛇 10g　蜈　蚣 2 条
川　断 15g　狗　脊 15g　补骨脂 30g　僵　虫 10g
甘　草 10g

12 剂水煎 400ml，早晚分服。

医嘱：加强锻炼，坚持服药，定期复查。

四诊：服用前方，病情一直稳定。患者近日自觉吞咽不利，伴背部疼痛不适，仍轻微咳嗽，痰多，色白，质黏。进行上消化道钡透检查：食道中段癌。病理：鳞状细胞癌。舌暗红，舌苔薄白，脉沉细。此乃正气亏虚，气血不足，气虚血瘀，痰瘀互阻，阻于食管，发为噎膈，食道受阻，则吞咽不利。法当扶正祛邪，益气化瘀，通络散结。方用枳朴六君子汤加味。

处方：枳　壳 10g　厚　朴 10g　陈　皮 10g　半　夏 12g
党　参 30g　白　术 10g　茯　苓 30g　土贝母 15g
乌　蛇 10g　蜈　蚣 2 条　土　鳖 10g　丹　参 30g

黄药子 10g　　甘　草 10g

12 剂水煎 400ml，早晚分服。

医嘱：嘱饮食宜高营养，忌食难消化之品。

按： 患者年老体衰，阴液不足。肺阴亏虚，肺失宣肃，痰湿停留，酿毒生热，痰，湿，毒互结，发为肺积。一贯煎润肺补阴，具有滋补肺肾之阴作用，治疗本案取其滋阴润肺、清热祛毒之扶正祛邪、标本兼顾之作用，在治疗过程中随症化裁，针对骨转移情况酌加益肾补骨之品。经坚持中医辨证治疗，病情长期稳定。后乃因正气亏虚，气血不足，气虚血瘀，痰瘀互阻，阻于食管，发为噎膈，又发生食道癌，则调理治疗思路以扶正祛邪，益气化瘀，通络散结为主，方用枳朴六君子汤加味补后天之本。小细胞未分化癌恶性程度高，发展极为迅速，但不应放弃治疗，应坚持综合治疗，尽可能长的延长生命。本案就诊时已出现骨转移，经坚持中医辨证治疗，病情长期稳定。

三、头痛（肾虚瘀阻）

脑瘤，中医诊断头痛。辨证属肾虚瘀血阻络，扶正祛邪为其治则，治以益肾化瘀。方用六味地黄汤、血府逐瘀汤化裁。

郑某，女，47 岁。1990 年 7 月 20 日初诊，时值大暑后 3 天。头痛伴呕吐 1 月。患者 1 月前无明显诱因突发头痛，以重痛为主，伴剧烈呕吐，阵发性加剧，1990 年 7 月 13 日在某西医医院做增强颅脑 CT 提示：三脑室后部肿瘤，又在某中医医院治疗，头痛稍减轻，疼痛呈间歇性发作，多在下午、夜间发作，呕吐，双眼困涩，口淡无味，不思饮食，大便不干，眠一般。

初诊： 证见头痛，疼痛呈间歇性发作，多在下午、夜间发作，呕吐，双眼困涩，口淡无味，不思饮食，大便不干，眠一般；察其面色晦暗、双目无神。低声呻吟、语声低怯；诊其舌质紫暗舌苔薄白，脉弦细；实验室和其他检查报告为：颅脑 CT 平扫 + 增强：三脑室后部直径约 2. 0 cm 圆形高密度病灶，三脑室后部受压闭塞，以上脑室扩大，中线无移位。结论：三脑室后部肿瘤，松果体瘤可能。此为肾虚瘀血阻络所致，法当益肾化瘀通络，方拟六味地黄汤化裁治之。

处方：熟　地 24g　　山萸肉 12g　　山　药 12g　　丹　皮 10g

茯　苓 30g　　泽　泻 10g　　全　虫 10g　　蜈　蚣 2 条

乌　蛇 10g　　丹　参 30g　　半枝莲 30g　　忍冬藤 30g

12 剂水煎 400ml，早晚分服。

医嘱：嘱畅情志、避风寒、忌辛辣刺激之品。

二诊：服用前方后患者自觉头痛明显减轻，发作次数减少，精神好转，纳食增加，无呕吐，视物有重影，二便调。舌质紫暗舌苔白，脉沉细。此乃为肾虚瘀血阻络，眼目失养所致，效不更法，坚持服药治疗，并加用通络明目之地龙、决明子。

处方：熟　地 24g　　山萸肉 12g　　山　药 12g　　丹　皮 10g

茯　苓 30g　　泽　泻 10g　　全　虫 10g　　蜈　蚣 2 条

乌　蛇 10g　　丹　参 30g　　半枝莲 30g　　忍冬藤 30g

地　龙 10g　　决明子 30g

12 剂水煎 400ml，早晚分服。

医嘱：嘱忌食辛辣刺激之品，调情志，多休息。

三诊：服用前方后患者自觉头痛明显减轻、发作次数减少，精神好转，纳食增加，很少呕吐，现有时感到心慌、气短、胸闷，二便调。舌质淡舌苔白，脉沉细。此乃为肾气已足，瘀血阻络较著，气血不通，心神失养而见上症。法当活血化瘀、通络宣痹，方用血府逐瘀汤化裁。

处方：枳　壳 10g　　赤　芍 12g　　川　芎 12g　　桃　仁 10g

红　花 10g　　柴　胡 10g　　牛　膝 10g　　桔　梗 10g

生　地 10g　　当　归 10g　　丹　参 30g　　香　附 12g

郁　金 10g　　甘　草 10g

6 剂水煎 400ml，早晚分服。

医嘱：嘱畅情志，避风寒，坚持治疗。

四诊：患者一直坚持服用中药，现头痛明显减轻，发作次数亦明显减少，诉其颈项部强直，伴胃脘部胀痛。舌质红舌苔白，脉弦。此乃瘀血阻络，脉络不通，气血不畅，而见颈项部强直，法当加强化瘀通络之力，故前方加粉葛根以柔筋通络。

处方：枳　壳 10g　　赤　芍 12g　　川　芎 12g　　桃　仁 10g

红　花 10g　　柴　胡 10g　　牛　膝 10g　　桔　梗 10g

生　地 10g　　当　归 10g　　丹　参 30g　　粉葛根 15g

香　附 12g　　郁　金 10g　　甘　草 10g

6 剂水煎 400ml，早晚分服。

医嘱：嘱其坚持服药，畅情志。

五诊：患者一直坚持服用中药，现诉头晕，头痛，伴双胁掣痛，胸闷，心慌，夜休可，二便调。舌质暗红舌苔薄白，脉弦细。此乃气滞血瘀，法当继续理气化瘀，并通络止痛、宽胸理气。

处方：枳　壳 10g　赤　芍 12g　川　芎 12g　桃　仁 10g
红　花 10g　柴　胡 10g　牛　膝 10g　桔　梗 10g
生　地 10g　当　归 10g　丹　参 30g　瓜　蒌 30g
薤　白 30g　僵　虫 10g　浙贝母 15g　姜　黄 10g
桂　枝 15g　元　胡 30g　川　楝 6g　甘　草 10g

12 剂水煎 400ml，早晚分服。

医嘱：嘱坚持治疗，定期复查。

按：肾主骨生髓，脑为精明之府，内藏脑髓，而为髓海。患者禀赋不足，肾精亏虚，脑髓失养，脉络失荣；久病入络，气滞血瘀，气血痹阻而为脑瘤。六味地黄汤为一传统古方，是滋补肾阴之代表方，具有益肾补肾之作用，治疗本案可使肾阴得补，瘀祛络通。在治疗过程中随症化裁，酌加祛瘀通络之品；经治疗肾气已足，瘀血阻络较著，则以活血化瘀、通络宣痹为法，改用血府逐瘀汤化裁，血府逐瘀汤为治疗胸中气血瘀滞之方，见此证即用此方，药随证转。本案例抓住其正虚邪留之病因病机，以扶正祛邪为大法，治以补肾化瘀，通络散结，标本兼顾；当气滞血瘀证著时，则理气化瘀为主，及时调理治则治法。

四、肺积（气阴双虚）

肺转移癌，中医诊断肺积。辨证属气阴双虚，扶正祛邪为其治则，治以益气通络、滋阴清热。方用一贯煎化裁治疗。

周某，男，70 岁。2005 年 6 月 13 日初诊，时值芒种后 8 天。甲状腺癌术后 20 余年，双肺转移癌 1 年。患者 20 年前发现右锁骨上有一肿块，后于某西医院手术切除，术后病理提示：甲状腺癌，术后放疗，2004 年在某西医医院检查 X 线及 CT 提示：发现多个肺转移灶，大约 3 个，最大直径 1cm，进行全身化疗。现症：体重减轻，乏力，纳差，不咳、无痰、无胸闷、气短、发热等症状，二便调。

初诊：证见体重减轻，乏力，纳差，不咳、无痰，无胸闷、气短、发热等症状；察其面色萎黄、双目有神。语声中平、气息平稳；诊其舌质红，舌苔薄白，脉弦细；实验室和其他检查报告为：病理提示：甲状腺癌，X线及CT提示：发现多个肺转移灶，大约3个，最大直径1cm。此为气阴双亏所致，法当扶正祛邪，滋补肺肾，养阴清热。方拟一贯煎化裁治之。

处方：沙　参30g　麦　冬30g　枸杞子15g　当　归10g
川楝子6g　僵　蚕10g　浙贝母15g　胆南星10g
半　夏15g　黄　芪60g　女贞子30g　生薏仁30g
龙　葵30g　乌　蛇10g　蜈　蚣2条　土　鳖10g
12剂水煎400ml，早晚分服。

医嘱：合理饮食、调畅情志、劳逸结合。

二诊：服用前方后精神好转，体重增加，偶有咳嗽、咯少许白痰，夜眠时好时差，纳可，二便调。舌质红，舌苔薄黄，脉滑。此乃为切中病机，药证相投，继续予以滋养肺肾之阴，恐滋补碍胃，酌加健脾和胃之品。

处方：沙　参30g　麦　冬30g　枸杞子15g　当　归10g
川楝子6g　僵　蚕10g　浙贝母15g　胆南星10g
半　夏15g　黄　芪60g　女贞子30g　生薏仁30g
龙　葵30g　乌　蛇10g　蜈　蚣2条　土　鳖10g
炒酸枣仁30g　柏子仁30g　炒麦芽30g　白　术15g
枳　壳15g　荜澄茄15g
21剂水煎400ml，早晚分服。

医嘱：嘱畅情志，避风寒，忌膏粱厚味。

三诊：服用前方后患者精神转佳，纳食可，夜休差，入睡困难，不咳无痰，二便调。舌质红舌苔白，脉细滑。此乃为气阴已渐恢复，效不更法，法当继续扶正祛邪，滋补肺肾、养阴清热，并加强清解肺热之力。方用一贯煎加味。

处方：沙　参30g　麦　冬30g　枸杞子15g　当　归10g
生　地10g　川楝子6g　僵　虫10g　浙贝母15g
胆南星10g　半　夏15g　黄　芪60g　女贞子30g
生薏仁30g　瓜蒌仁30g　龙　葵30g　乌　蛇10g
蜈　蚣2条　土　鳖10g　炒酸枣仁30g　柏子仁30g

炒麦芽30g　　白　术15g　　枳　壳15g　　荜澄茄15g

鱼腥草30g

21剂水煎400ml，早晚分服。

医嘱：嘱坚持服药，定期复查。

四诊：患者一直坚持服用中药，病情稳定，纳食可，夜休仍较差，难入睡，易醒。咳嗽偶作，咯少许白痰，大便略干，夜尿频。舌质红，舌苔薄白，脉滑。此乃肺肾气阴两虚，虚热灼津，心神失养所致；法当益气养阴退热，故守方治疗，在一贯煎基础上加养心安神之炒酸枣仁、柏子仁。

处方：沙　参30g　　麦　冬30g　　枸杞子15g　　当　归10g

生　地10g　　川楝子6g　　黄　芪60g　　女贞子30g

僵　蚕10g　　浙贝母15g　　乌　蛇10g　　蜈　蚣2条

土　鳖10g　　黄　连10g　　荜澄茄15g　　炒酸枣仁30g

柏子仁30g

21剂水煎400ml，早晚分服。

医嘱：嘱畅情志，适劳逸。

按：此案例为甲状腺癌肺转移，甲状腺癌属中医"恶瘿"范畴，肺癌属中医"肺积"范畴。该患者平素性情急躁，肝郁气滞，气滞血瘀，痰湿不化，瘀、痰、湿交阻于颈部，发为恶瘿。病久伤气耗血，津液损伤，致使肺肾阴虚，虚热上扰。气阴双虚，肺失宣肃，痰湿蕴结，而为肺积。该患者虽原发为甲状腺癌，现双肺转移，目前主要表现为肺肾阴虚之证，治疗重在调理肺肾，遵循扶正达邪之原则。予以扶正祛邪，滋补肺肾、养阴清热。一贯煎为一传统古方，具有滋补肺肾之阴作用，一贯煎加味治疗本案可使气阴之虚得补，热祛络通。在治疗过程中恐滋补碍胃，酌加健脾和胃之品。本案例根据病情不同发展阶段时的不同病理机制，解决其主要矛盾，抓住现阶段气阴两虚之病因病机，以扶正祛邪为大法，治以益气滋阴，清热解毒，化瘀散结，标本兼顾，并时刻不忘顾护后天之本。

五、癥瘕（气虚血瘀）

卵巢癌手术、化疗后，中医诊断癥瘕。辨证属气虚血瘀，扶正培本为其治则，治以健脾益气化瘀散结。方用枳朴六君子汤加味。

王某，女，50岁。2005年8月22日初诊，时值处暑前1天。子宫内膜癌术后8个月，化疗后，患者近1年来月经不调，伴左下腹疼痛半年。后于2004年11月住入某医院妇产科，行左卵巢切除术。肿块大小约8.0 cm×7.0 cm，病理检查示：左卵巢子宫内膜样癌（高分化），即行“盆腔扫除术”，后行6次化疗。现症：小腹仍感疼痛，活动后隐痛加剧，左胁肋部胀满不舒，劳累后加剧，周身乏力，胸闷，纳可，眠差，易发怒，常觉口苦，双手麻木僵硬。大便不成形，每日2～3次，呈糊状，无肛门坠胀感，小便利。

初诊：证见小腹疼痛，为隐痛，左胁肋部胀满不舒，劳累后加剧，乏力，胸闷，纳可，眠差，易发怒，常觉口苦，双手麻木僵硬。大便不成形，每日2～3次，呈糊状，无肛门坠胀感，小便利；察其面色晦暗，双目有神。语声洪亮，气息平稳；诊其舌质暗红，舌苔白腻，脉沉弱；实验室和其他检查报告为：病理报告示：（子宫及左卵巢切除标本）左侧卵巢子宫内膜样癌，伴广泛坏死，囊性变，囊壁可见浸润，慢性宫颈炎伴糜烂及潴留囊肿形成；增殖期内膜，局部息肉形成。此乃气虚瘀血阻络所致，法当益气化瘀通络，方拟枳朴六君子汤加味治之。

处方：枳　壳10g　厚　朴10g　陈　皮10g　半　夏10g
党　参30g　白　术15g　茯　苓15g　甘　草6g
黄　芪30g　女贞子30g　生薏仁30g　乌　蛇10g
蜈　蚣2条　土　鳖10g　忍冬藤30g
12剂水煎400ml，早晚分服。

医嘱：嘱畅情志，合理饮食。

二诊：服用前方后精神明显好转，胁肋胀满减轻，双手关节屈伸较前自如，仍时感头晕眼花，口干好转，纳食一般，夜休差，大便尚可，小便调，恶寒，情绪不佳易呃逆，伴吞咽不利。舌质红，舌苔白，脉沉缓。此乃为气虚瘀血阻络，兼心神失养，胃失和降所致，法当益气化瘀通络，养心安神，和胃降逆，故前方加炒酸枣仁、柏子仁、良姜、公丁香、柿蒂以安神和胃。

处方：枳　壳10g　厚　朴10g　陈　皮10g　半　夏10g
党　参30g　白　术15g　茯　苓15g　甘　草6g
黄　芪30g　女贞子30g　生薏仁30g　乌　蛇10g
蜈　蚣2条　土　鳖10g　忍冬藤30g　炒酸枣仁30g
柏子仁30g　僵　蚕10g　黄　柏10g　苍　术15g

香　附 12g　良　姜 12g　公丁香 10g　柿　蒂 3 枚

12 剂水煎 400ml，早晚分服。

医嘱：嘱其坚持服药，定期复查。

三诊：服用前方后睡觉稍有好转，自觉腹胀较甚，近 1 个月来尤为明显，双侧腰部胀满。今年 12 初在某医院 B 超示：腹水征（－），每遇饱食或生气后腹胀甚，纳食不香，口干，夜休差，不易入睡，二便调，经常感冒。舌质红，舌苔薄黄，脉沉细。此乃脾失健运，运化无力所致，法当益气化瘀通络，消胀除满，宗前方酌加消胀利湿之品。

处方：枳　壳 10g　厚　朴 10g　陈　皮 10g　半　夏 10g

党　参 30g　白　术 15g　茯　苓 15g　甘　草 6g

黄　芪 30g　女贞子 30g　生薏仁 30g　乌　蛇 10g

蜈　蚣 2 条　土　鳖 10g　忍冬藤 30g　炒酸枣仁 30g

柏子仁 30g　僵　蚕 10g　黄　柏 10g　苍　术 15g

香　附 12g　良　姜 12g　桂　枝 15g　葛　根 30g

白　芍 15g　大腹皮 12g　牛　膝 15g

12 剂水煎 400ml，早晚分服。

医嘱：嘱其坚持治疗。

四诊：服用前方，仍觉腹胀，右侧尤甚，双侧腰痛，口苦，纳呆，夜休差，二便调。舌质红，舌苔薄黄，脉沉细。此乃脾虚肝郁，法当调理脾胃，疏肝理气。方用枳朴六君子汤加味。

处方：枳　壳 10g　厚　朴 10g　陈　皮 10g　半　夏 10g

党　参 30g　白　术 15g　茯　苓 15g　甘　草 6g

白　芍 15g　桂　枝 15g　姜　黄 15g　黄　连 10g

荜澄茄 15g　香　附 12g

12 剂水煎 400ml，早晚分服。

医嘱：嘱其坚持治疗，定期复查。

按：患者平素性情急躁易怒，肝木横克脾土，脾失健运，气血瘀滞，内聚成积，发为癥瘕。六君子汤原为治疗脾胃虚弱之代表方，具有健脾益气，调理脾胃作用。治疗本案取其扶正培本作用，以使正盛邪祛。在治疗过程中随症化裁，针对出现的心神失养、胃失和降、肝郁气滞酌加养神、和胃、舒肝解郁之品。因切中病机，故获良效。本案例抓住其正虚邪留之病因病机，以扶正祛邪为大法，从治疗后天入手，治以益气化瘀，通络散结，时刻不忘顾护后天之本，注意脾胃的调理，不拘泥于古方的原意，取其精髓充分发挥古方的治疗作用。

六、虚劳（气血双虚）（一）

子宫内膜癌手术、化疗后，中医诊断虚劳。辨证属气血双虚、瘀毒阻络，扶正培本为其治则，治以健脾益气、通络散结。方用枳朴六君子汤化裁。

廖某，女，55岁。2005年10月10日初诊，时值寒露后2天。2005年4月因阴道出血（已闭经4年），到某医院做子宫刮片，疑“子宫内膜腺癌”，立即手术根治，术后病检示：子宫内膜腺癌Ⅱ级，侵及浅肌层，淋巴结3枚，未见癌组织。术后化疗2个疗程，用PVB方案。现症：纳呆，全身乏力，恶心欲吐，头昏，晨起口苦，大便干。

初诊：证见纳呆，全身乏力，恶心欲吐，头昏，晨起口苦，大便干；察其面色萎黄，眼睑苍白。声音低怯；诊其舌质淡，舌苔薄白，脉沉细；实验室和其他检查报告为：病检示：子宫内膜腺癌Ⅱ级，侵及浅肌层，淋巴结3枚，未见癌组织。此为气血双虚、瘀血阻络所致，法当益气养血，化瘀通络，方拟枳朴六君子汤加味治之。

处方：枳　壳10g　厚　朴10g　太子参30g　白　术15g
茯　苓30g　陈　皮10g　半　夏10g　黄　芪60g
当　归10g　白　芍15g　女贞子30g　桂　枝15g
炒麦芽30g　乌　蛇10g　蜈　蚣2条　甘　草15g
12剂水煎400ml，早晚分服。

医嘱：嘱其畅情志，合理饮食。

二诊：服用前方后精神好转，过食生冷则胃脘部不适，晨起口黏，有时头昏。阴道有少量浅黄色分泌物，无臭味。阴道分泌物及刮片：未见癌细胞。舌质淡红，舌苔薄白，脉沉细。此乃气虚瘀血阻络兼病久肾虚所致，法当益气化瘀通络，养血补肾，故前方加何首乌、黑芝麻。

处方：枳　壳10g　厚　朴10g　太子参30g　白　术15g
茯　苓30g　陈　皮10g　半　夏10g　黄　芪60g
当　归10g　白　芍15g　女贞子30g　桂　枝15g

炒麦芽30g　乌　蛇10g　蜈　蚣2条　甘　草15g
何首乌30g　黑芝麻30g
12剂水煎400ml，早晚分服。

医嘱：嘱注意饮食，禁生冷之品。调畅情志。

三诊：服用前方病情尚平稳。近20多天来全身乏力加重，胃脘隐痛，左下腹部隐痛，口苦，口黏，纳可，二便调。舌质淡红，舌苔黄薄，脉沉细弱。此乃病久气血愈虚，气虚血瘀，瘀阻不通，不通则痛。法当益气化瘀、健脾和胃、通络止痛。

处方：枳　壳10g　厚　朴10g　太子参30g　白　术15g
茯　苓30g　陈　皮10g　半　夏10g　黄　芪60g
白　芍15g　姜　黄15g　桂　枝15g　炒麦芽30g
葛　根30g　甘　草10g
12剂水煎400ml，早晚分服。

医嘱：嘱注意休息，加强营养。

按：患者素体虚弱，气血双虚，瘀血阻滞，瘀久成积。血不循经，溢于脉外，而见血证。治疗应扶正培本，以健脾益气、化瘀散结为法。枳朴六君子汤健脾益气，气生血生，可改善气血双虚之证，为扶正之代表方。枳朴六君子汤加乌蛇、蜈蚣等化瘀解毒之品，扶正抗癌，达到正盛邪祛之目的。术后及化疗后病人，多正气损伤，以扶正祛邪为主，不可一味攻邪，否则会导致正愈虚，邪更甚，加速病情的发展。

七、虚劳（气血双虚）（二）

胰腺癌手术、化疗后，中医诊断虚劳。辨证属气血双虚、热毒交阻，扶正祛邪为其治则，治以益气生血、清热解毒。方用枳朴六君子汤化裁。

王某，男，71岁。2005年3月21日初诊，时值春分后1天。胰腺癌手术后2年。2年前不明原因出现目黄，身黄，尿黄，伴上腹部胀痛，即到西安市某医院求治，诊为“胰腺癌”，随立即手术治疗，术中发现胰腺肿大，褐白色坚硬的肿瘤组织完全浸润肠系膜上动脉、静脉均被肿瘤侵犯，无法切除，便进行姑息性手术，行常规胆肠吻合和胃肠吻合，以解除胆道梗阻和预防肿瘤增长致胃幽门梗阻。术后行全身化疗4周期。现症见：头昏，全身乏力，尿频。

初诊：证见头昏，全身乏力，尿频；察其面色萎黄，形体消瘦，神疲乏力；诊其舌质红，舌苔黄腻，脉弦细；实验室和其他检查报告为：腹部 B 超：胰头低回声包块。B 超：胰头癌并腹腔淋巴结肿大。此乃气血双虚、热毒交阻，法当益气生血、清热解毒，方用枳朴六君子汤化裁治之。

处方：枳　壳 10g　厚　朴 10g　党　参 30g　白　术 15g
茯　苓 15g　陈　皮 10g　半　夏 10g　黄　芪 30g
浙贝母 15g　杏　仁 10g　女贞子 30g　蒲公英 30g
炒麦芽 30g　茵　陈 15g　蜈　蚣 2 条　竹　茹 6g
菖　蒲 15g　土　鳖 10g　甘　草 15g
12 剂水煎 400ml，早晚分服。

医嘱：忌食生冷辛辣刺激，适劳逸、畅情志。

二诊：服用前方后头昏、全身乏力明显减轻，近两天偶有打喷嚏、头痛。舌质淡红，舌苔白，脉细。此乃为初诊见效，添加打喷嚏、头痛等症，为气虚外感风寒所致。治宜继续益气生血、清热解毒，加疏风解表之品。

处方：枳　壳 10g　厚　朴 10g　党　参 30g　白　术 15g
茯　苓 15g　陈　皮 10g　半　夏 10g　黄　芪 30g
浙贝母 15g　杏　仁 10g　女贞子 30g　蒲公英 30g
炒麦芽 30g　茵　陈 15g　蜈　蚣 2 条　竹　茹 6g
菖　蒲 15g　土　鳖 10g　防　风 10g　甘　草 15g
12 剂水煎 400ml，早晚分服。

医嘱：忌食生冷辛辣刺激，适劳逸、畅情志，坚持治疗。

三诊：服用前方后病情稳定，2 天前因受凉引起低热，全身乏力，头昏，两胁下疼痛，畏寒，夜尿频，纳可，大便调。T 37.5 ℃，咽部充血（+）。舌红，舌苔黄厚腻，脉细弦。此乃脾失健运，热毒灼津伤阴所致，法当益气滋阴清热，方用枳朴六君子汤加滋阴清热之品。

处方：枳　壳 10g　厚　朴 10g　陈　皮 10g　半　夏 10g
党　参 30g　白　术 15g　茯　苓 15g　甘　草 6g
乌贼骨 15g　浙贝母 15g　黄　芪 30g　女贞子 30g
连　翘 15g　草石斛 30g　炒麦芽 30g　麦　冬 30g
乌　蛇 10g　蜈　蚣 2 条　土　鳖 10g　杏　仁 10g
竹　茹 6g

21 剂水煎 400ml，早晚分服。

医嘱：嘱其坚持治疗，避风寒。

四诊：服用前方低热、全身乏力、头昏均减轻，仍畏寒，夜尿频。舌质淡红，舌苔白腻，脉弦细。此乃病久脾肾两虚，法当调理脾肾，方用枳朴六君子汤加补肾强腰之牛膝。

处方：枳　壳 10g　厚　朴 10g　陈　皮 10g　半　夏 10g
党　参 30g　白　术 15g　茯　苓 15g　甘　草 6g
乌贼骨 15g　浙贝母 15g　黄　芪 30g　女贞子 30g
连　翘 15g　草石斛 30g　炒麦芽 30g　麦　冬 30g
乌　蛇 10g　蜈　蚣 2 条　土　鳖 10g　杏　仁 10g
竹　茹 6g　牛　膝 15g

21 剂水煎 400ml，早晚分服。

医嘱：嘱其坚持治疗，定期复查。

五诊：服用前方症状较前减轻，有时感全身乏力、头昏，右胁下有时刺痛。腹部 B 超：胆道吻合术后，胆囊大小尚可，壁毛糙，胆囊积气提示慢性胆囊炎，胰腺回声正常。舌暗红，舌苔黄腻，脉弦细。此乃脾气亏虚、热毒阻络，法当健脾、清热、解毒，方在枳朴六君子汤基础加清热、解毒之品。

处方：枳　壳 10g　厚　朴 10g　陈　皮 10g　半　夏 10g
党　参 30g　白　术 15g　茯　苓 15g　甘　草 6g
乌贼骨 15g　浙贝母 15g　黄　芪 30g　女贞子 30g
蜈　蚣 2 条　炒麦芽 30g　茵　陈 15g　忍冬藤 30g

6 剂水煎 400ml，早晚分服。

医嘱：嘱其坚持治疗。

按：患者素体虚弱，气血双虚，瘀血阻滞，酿热生毒，瘀毒交阻久而成积，发为癥积。因行手术损伤气血，使气血更虚，不能荣养全身则全身乏力，头昏，气虚不摄则见尿频。治疗应扶正培本，以健脾益气、化瘀清热、解毒散结为法。枳朴六君子汤健脾益气，双补气血，可改善气血双虚之证，为扶正之代表方。在本案中枳朴六君子汤加化瘀、清热、解毒之品，扶正抗癌，达到正盛邪祛之目的。术后及化疗后病人，多正气损伤，以扶正祛邪为主，不可一味攻邪，也不可一味补虚，否则会导致正愈虚，邪更甚，贻误治疗的时机。

八、虚劳（肾气亏虚、瘀血留滞）

浆细胞性骨髓瘤，中医诊断虚劳。辨证属肾气亏虚、瘀血留滞，扶正祛邪为其治则，治以补肾壮骨、化瘀通络。方用参芪地黄汤、补阳还五汤化裁。

阙某，男，51岁。2004年3月6日初诊，时值惊蛰后1天。腰痛5月余。患者2003年10月无明显诱因出现腰痛，当时未曾留意，后症状逐渐加重。2004年元月在西安某医院行CT检查报告：肋骨及胸腰椎体改变，多考虑多发性骨髓瘤，继发多处肋骨骨折。骨穿后病理报告：提示为浆细胞性骨髓瘤。现症：腰困痛，行走不便，伴左侧肩胛部疼痛，掣及胸廓。纳可，夜休可，二便调。

初诊：证见腰困痛，行走不便，伴左侧肩胛部疼痛，掣及胸廓。纳可，夜休可，二便调；察其面色淡白，表情痛苦。语声低沉，有呻吟声。前胸正中压之不痛，后腰压之疼痛；诊其舌质淡暗，苔白，脉细弱；实验室和其他检查报告为：病理提示为浆细胞性骨髓瘤。肿瘤系列：AFP 4.3 μg/L，CEA 11.6 μg/L，SF 352μg/L。此为肾气亏虚、瘀血留滞，法当扶正祛邪，治以补肾壮骨、化瘀通络。方用参芪地黄汤化裁。

处方：太子参30g　黄　芪30g　熟　地24g　山　药12g
山萸肉12g　泽　泻10g　茯　苓10g　丹　皮10g
杜　仲30g　补骨脂30g　蜈　蚣2条　土　鳖10g
乌　蛇10g　螃　蟹30g　全　蝎10g　三七粉10g（冲）
生薏仁30g　僵　蚕10g
12剂水煎400ml，早晚分服。

医嘱：注意休息，加强营养，避免受凉感冒。

二诊：服用前方后腰痛明显减轻，肩胛骨疼痛也有所减轻，现左胁肋及背肩部疼痛。2004年7月13日复查骨穿报告：增生性骨髓象，多发性骨髓瘤可能性大。ECT检查：骨髓瘤全身多发骨M（左7、8、10肋骨，右8～11肋骨，腰4椎体）；舌质淡紫，苔白，脉细。此乃以肾虚瘀留为主，恐滋补药物碍胃，宗前方酌加健脾胃助运化之品。

处方：党　参30g　黄　芪30g　熟　地24g　山　药12g
山萸肉12g　丹　皮10g　泽　泻10g　茯　苓10g

枳　壳 15g　　白　术 15g　　砂　仁 10g　　女贞子 30g
土　鳖 10g　　蜈　蚣 2 条　　乌　蛇 10g　　螃　蟹 30g
生薏仁 30g　　全　虫 10g　　僵　蚕 10g　　三七粉 10g(冲)
12 剂水煎 400ml，早晚分服。

医嘱：减少活动，预防骨折，合理饮食，忌辛辣刺激及膏粱厚味。

三诊：患者一直服用中药至今，诉其腰部困痛及肩背部疼痛基本消失。现感双手麻木，纳食可，夜休可，大小便正常。2005 年 4 月 19 日检查尿本周氏蛋白（－）。4 月 25 日复查骨穿：治疗后好转。舌质淡紫，苔白，脉细。此乃气血不足，瘀血停留，四肢不得气血充养，治疗重在益气活血，标本兼顾，方用补阳还五汤化裁。

处方：黄　芪 60g　　当　归 10g　　赤　芍 12g　　川　芎 12g
桃　仁 10g　　红　花 10g　　地　龙 30g　　补骨脂 30g
乌　蛇 10g　　蜈　蚣 2 条　　土　鳖 10g　　白　术 15g
枳　壳 15g　　白　芍 15g　　桂　枝 15g
12 剂水煎 400ml，早晚分服。

医嘱：加强营养，坚持治疗。

四诊：患者间断服用中药治疗，现仅感左上肢麻木疼痛，余可。2006 年 2 月 22 日复查 ECT：右 8 后肋，右 6 前肋，腰 1 椎体骨代谢增高。复查骨穿：多发性骨髓瘤治疗后好转。复查尿本周氏蛋白（－）。血 IgG 定量：13.11 g/L，蛋白电泳：Albumin 63.4％，Alpha 12.5％，Beta 10.7％，Gamma 16.6％。舌质淡紫，苔白，脉细。此乃气虚血瘀，继续以益气化瘀为主。

处方：黄　芪 60g　　当　归 10g　　赤　芍 12g　　川　芎 12g
桃　仁 10g　　红　花 10g　　地　龙 30g　　丹　参 30g
白　芍 15g　　桂　枝 15g　　姜　黄 15g　　全　虫 10g
蜈　蚣 2 条　　乌　蛇 10g　　羌　活 15g　　秦　艽 15g
12 剂水煎 400ml，早晚分服。

医嘱：坚持治疗，定期复查。

按：患者素体虚弱，肾中精气不足，肾虚日久，发为虚劳。病久必瘀，瘀血留滞，经络不通，则出现疼痛。治疗大法为扶正祛邪，治以补肾壮骨，化瘀通络。多发性骨髓瘤属中医虚劳范畴，谢老认为肾虚血瘀是其病机特点，治疗重在补肾，恐滋补药物碍胃，加用健脾胃助运化之品。六味地黄丸为一传统古方，是滋补肾阴之代表方，具有益肾补肾之作用，六味地黄丸加党参、黄芪即为参芪地黄汤，可补肾壮骨，治疗本案可使肾虚得补，瘀祛络通；病变发展过程中出现气虚血瘀，则转变治疗思路，以益气活血为主，方用补阳还五汤化裁。补阳还五汤是治疗气虚血瘀的主方，可改善瘀血阻络之证。本例多发性骨髓瘤其病机责之于肾虚瘀留，是本虚标实之证，治宜标本兼顾，扶正祛邪，以补肾祛瘀为要法，兼顾脾胃，顾护后天之本。并根据病情变化及时调整治疗思路，辨证辨病相结合。

九、肝积（气虚血瘀）

肝癌术后，中医诊断肝积。辨证属气虚血瘀，扶正祛邪为其治则，治以健脾理气、化瘀利湿、通络散结。方用枳朴六君子汤化裁。

李某，男，56岁。2001年12月17日初诊，时值冬至后5天。肝癌切除术后3月余。患者半年前无明显诱因出现右上腹疼痛不适，呈间歇性钝痛，劳累后感身困乏力，后症状逐渐加重，右上腹钝痛转为间歇性刺痛，磁共振检查示：肝右叶前、后段交界处占位，考虑肝癌可能。2001年9月25日在某医院行肝癌楔形切除术，冰冻切片报告：高分化肝细胞癌。术后未进行化疗。现症：胃脘部胀满，微感恶心，精神尚可，二便调。右上腹无疼痛感。

初诊：证见胃脘部胀满，微感恶心，精神尚可，二便调。右上腹无疼痛；察其面色晦暗，未闻及异常气味；诊其舌质暗红，舌苔白腻，脉弦细；实验室和其他检查报告为：乙肝系列：HBsAg（+），HBeAb（+），HBcAb（+），病理：肝小叶高分化肝细胞肝癌。此为气虚瘀血阻络所致，法当健脾理气、化瘀利湿、通络散结，方用枳朴六君子汤加减治之。

处方：枳　壳30g　厚　朴10g　陈　皮10g　半　夏12g
党　参30g　白　术15g　茯　苓30g　乌　蛇10g
蜈　蚣2条　土　鳖10g　黄　芪30g　生薏仁30g
苍　术30g　大腹皮10g　牛　膝30g　甘　草10g
12剂水煎400ml，早晚分服。

医嘱：嘱畅情志，节饮食。

二诊：服用前方后患者病情平稳，胃脘胀满减轻，无恶心，二便尚调，但双腿略有肿胀。舌质淡红，舌苔白腻，脉沉细。此乃健脾助运，脾胃运化功能较前有所改善，故胃脘胀满减轻。水湿性喜趋下，停留于下肢则见双下肢浮肿，治疗应加强行气利水之功。法当益气化瘀通络，行气利水，故前方加生姜皮、冬瓜皮以行气利水。

处方：枳　壳 30g　厚　朴 10g　陈　皮 10g　半　夏 12g
党　参 30g　白　术 15g　茯　苓 30g　乌　蛇 10g
蜈　蚣 2 条　土　鳖 10g　黄　芪 30g　生薏仁 30g
苍　术 30g　大腹皮 10g　牛　膝 30g　生姜皮 12g
冬瓜皮 30g　甘　草 10g
12 剂水煎 400ml，早晚分服。

医嘱：嘱注意尿量及大便颜色，坚持治疗，定期复查。

三诊：服用前方后自觉精神转佳，患者 2002 年 2 月 27 日行肝右动脉化疗栓塞术，前后均服中药治疗。诉其一直坚持服中药至今，多次复查 CT 显示病情稳定。现无自觉症状，要求服用中药，巩固疗效。舌质淡红，舌苔黄厚，脉细弦。现无症状，舌苔厚表现为热毒蕴结，应舍症从舌，考虑其 CT 结果，应加大化瘀散结之力，并酌加清热解毒之品。法当益气化瘀解毒，枳朴六君子汤合下瘀血汤化裁。

处方：枳　壳 30g　厚　朴 10g　陈　皮 10g　半　夏 10g
党　参 30g　白　术 15g　茯　苓 30g　大　黄 6g
桃　仁 10g　土　鳖 10g　黄　连 10g　荜澄茄 15g
乌　蛇 10g　蜈　蚣 2 条　生薏仁 30g　黄　芪 30g
女贞子 30g　败酱草 30g　甘　草 10g
12 剂水煎 400ml，早晚分服。

医嘱：嘱忌辛辣刺激之品，按期复查。

四诊：患者 2005 年 10 月 12 日行肝癌介入治疗术，其在 2005 年 9 月 28 日 CT 复查报告示肝癌复发及肝内转移可能性大。近 1 月来感肝区疼痛不适，伴纳差，全身乏力，头晕，晨起口干苦，二便尚调。舌质暗红，舌苔白腻，脉沉细。此乃忧虑过度，伤及脾胃，兼手术损伤正气，使正气更虚，治疗应以扶正固本为主，时刻注意顾护胃气。治宜健脾益气、疏肝理气，方用枳朴六君子汤加味。

处方：枳　壳 30g　厚　朴 10g　陈　皮 10g　半　夏 10g
党　参 30g　白　术 15g　云　苓 30g　浙贝母 15g

乌贼骨 15g　元　胡 15g　白　芍 15g　砂　仁 9g
藿　香 10g　肉豆蔻 10g　炒麦芽 30g　川楝子 6g
大腹皮 15g　夏枯草 15g　甘　草 10g

12 剂水煎 400ml，早晚分服。

医嘱：嘱其加强营养，舒畅情志，坚持治疗。

五诊：服上方后精神好转，纳食增加，现口微苦，二便调。舌质稍暗，舌苔黄腻，脉沉。此乃肝胆湿热壅盛，法当扶正固本、疏肝健脾、利胆清热。方用枳朴六君子汤加味。

处方：枳　壳 30g　厚　朴 10g　陈　皮 10g　半　夏 10g
党　参 30g　白　术 15g　云　苓 30g　浙贝母 15g
乌贼骨 15g　元　胡 15g　白　芍 15g　砂　仁 9g
藿　香 10g　肉豆蔻 10g　炒麦芽 30g　川楝子 6g
大腹皮 15g　夏枯草 15g　柴　胡 10g　黄　芩 10g
甘　草 10g

12 剂水煎 400ml，早晚分服。

医嘱：嘱合理饮食，定期复查，按时治疗。

按：患者染疫毒多年，肝气不舒，肝郁气滞；木克脾土，致脾气亏虚，气虚无力推动血行而致血瘀湿阻，聚久成积，发为肝积。治疗重在扶正祛邪，以健脾理气、化瘀利湿、通络散结为主。枳朴六君子汤健脾益气、理气利湿，下瘀血汤化瘀通络，两者合用可益气化瘀、扶正祛邪，使正盛邪去，病情长期稳定。本例为乙肝后肝癌，染疫毒多年，瘀血留滞，正气亏虚，治疗重在培后天之本，祛邪毒外出。2006 年 3 月随访，其生活自理，能参加适度的劳动。肝癌的治疗以疏肝健脾为主，辨证得当，患者可临床获益。

十、肺积（热邪壅肺、肺阴亏虚）

右肺癌化疗后，中医诊断肺积。辨证属热邪壅肺、肺阴亏虚，扶正祛邪、标本兼顾为其治则，治以润肺养阴、清热宣肺、健脾养胃。方用一贯煎合枳术丸化裁。

朱某，男，65 岁。2004 年 3 月 27 日初诊，时值春分后 7 天。低热、咳嗽 3 月。患者 3 个月前无明显诱因出现低热，干咳无痰，2004 年 2 月 17 日行 CT 检查，提示右上肺肺门部有一肿块阴影，经皮肺穿后病理报告：（右肺）腺、鳞癌。即行 NP 方案化疗一疗程，经治疗低热消失，咳嗽有所减轻。现症：胃脘部胀满不适，纳差，乏力，伴干咳，眠差，双下肢麻木，大便干燥，4～5 天一次，小便调。

初诊：证见胃脘部胀满不适，纳差，乏力，伴干咳，眠差，双下肢麻木，大便干燥，4～5 天一次，小便调；察其精神差，面色萎黄。语声低平，偶可闻及干咳；诊其舌淡苔白，脉细；实验室和其他检查报告为：病理报告：（右肺）腺、鳞癌。CT：右肺门阴影，考虑占位病变，大小：3.8 cm×5cm×5.8 cm。此为热邪壅肺、肺阴亏虚所致，法当扶正祛邪，予润肺养阴、清热宣肺、健脾养胃。方用一贯煎合枳术丸化裁治之。

处方：沙　参 30g　枸杞子 15g　当　归 10g　生　地 10g
川楝子 6g　麦　冬 30g　浙贝母 15g　僵　蚕 10g
黄　芪 60g　女贞子 30g　乌　蛇 10g　蜈　蚣 2 条
土　鳖 10g　生薏仁 30g　龙　葵 30g　黄　连 10g
荜澄茄 15g　白　术 15g　枳　壳 15g　甘　草 10g
12 剂水煎 400ml，早晚分服。

医嘱：畅情志，避风寒，节饮食，适劳逸。

二诊：服用前方情况较好。目前正在进行第二次化疗，现感胃脘胀满，纳差，仍咳嗽，大便干燥。舌质淡苔白，脉细。此乃化疗在治病的同时，损伤正气，应加强化瘀祛邪力度，以提高化疗疗效，并注意后天之本的培护。法当养阴润肺，并益气化瘀。

处方：（1）沙　参 30g　枸杞子 15g　当　归 10g　生　地 10g
川楝子 6g　麦　冬 30g　浙贝母 15g　僵　蚕 10g
黄　芪 60g　女贞子 30g　乌　蛇 10g　蜈　蚣 2 条
土　鳖 10g　生薏仁 30g　龙　葵 30g　黄　连 10g
荜澄茄 15g　白　术 15g　枳　壳 15g　大　黄 6g
黄　芩 12g　丹　参 30g　水　蛭 10g　甘　草 10g
12 剂水煎 400ml，早晚分服。

（2）西洋参 10g，冬虫夏草 6g，6 剂，共为细末，装胶囊，一次 3g，日 3 次，口服。

医嘱：合理饮食，坚持治疗。

三诊：服用前方后胃脘部胀满明显减轻，偶然咳嗽，咯黄色黏痰，大便干燥，4~5 日一次。4 月 26 日复查 CT：病灶明显缩小（阴影大小 3cm × 4cm × 4.8 cm）。舌质淡，舌苔白，脉细。此乃上方有效，效不更方。现痰热之象较甚，在原基础上加用祛痰清热之品。

处方：沙　参 30g　枸杞子 15g　当　归 10g　生　地 10g
川楝子 6g　麦　冬 30g　浙贝母 15g　僵　蚕 10g
黄　芪 60g　女贞子 30g　乌　蛇 10g　蜈　蚣 2 条
土　鳖 10g　生薏仁 30g　龙　葵 30g　黄　连 10g
荜澄茄 15g　白　术 15g　枳　壳 15g　大　黄 6g
黄　芩 12g　丹　参 30g　水　蛭 10g　白芥子 15g
苏　子 15g　莱菔子 15g　甘　草 10g
12 剂水煎 400ml，早晚分服。

医嘱：忌辛辣刺激之品。

四诊：服用前方，病情一直稳定。现正在进行放疗，身困乏力，双下肢浮肿，偶然低热，体温不超过 38℃。舌淡舌苔黄，脉弦细。目前正在放疗，热伤阴亏，出现虚热之证，予以滋阴退热，方用一贯煎加滋阴退热之品。

处方：沙　参 30g　枸杞子 15g　当　归 10g　生　地 10g
川楝子 6g　麦　冬 30g　浙贝母 15g　僵　蚕 10g
黄　芪 60g　女贞子 30g　乌　蛇 10g　蜈　蚣 2 条
土　鳖 10g　生薏仁 30g　龙　葵 30g　黄　连 10g
荜澄茄 15g　白　术 15g　枳　壳 15g　大　黄 6g
丹　参 30g　白芥子 15g　苏　子 15g　莱菔子 15g
大腹皮 12g　牛　膝 15g　生石膏 12g　知　母 10g
甘　草 10g
12 剂水煎 400ml，早晚分服。

医嘱：嘱多饮水，忌辛辣刺激之品。

五诊：服用前方，病情一直稳定。患者一直坚持服用中药治疗，现感胃脘部胀满不适，余可。2004 年 11 月 3 日全身骨扫描：未见异常。2005 年 3 月 31 日复查 CT：右肺上叶可见 1.5 cm × 2.0 cm × 3.0 cm 软组织肿块影，周围可见斑片状阴影，原左肺下叶及左肺中叶炎症已吸收。舌淡舌苔白，脉细。此乃肺之阴虚已得到改善，现见脾失健运之象，治疗当以健脾调胃为主，保护后天之本，方用六君子汤化裁。

处方：枳　壳10g　厚　朴10g　陈　皮10g　半　夏10g
党　参30g　白　术10g　茯　苓30g　黄　芪60g
女贞子30g　生薏仁30g　乌　蛇10g　蜈　蚣2条
土　鳖10g　僵　蚕10g　浙贝母15g　龙　葵30g
甘　草10g
12剂水煎400ml，早晚分服。

医嘱：嘱合理饮食，坚持治疗，定期复查。

六诊：服用前方，病情一直稳定。现仅感双上肢疼痛，余可。2005年9月13日及2005年11月10日复查CT：与前片对照，病灶无明显变化。舌淡舌苔白，脉细。此乃气血阻络，络脉不通，可见上肢疼痛。该病本在肺阴亏虚，标在瘀血阻滞。在润肺祛邪的基础上加通络止痛之品。方用一贯煎化裁。

处方：沙　参30g　枸杞子15g　当　归10g　生　地10g
川楝子6g　麦　冬30g　浙贝母15g　僵　蚕10g
西洋参10g　蛤　蚧半对　黄　芪30g　白　芍15g
桂　枝15g　姜　黄15g　乌　蛇10g　蜈　蚣2条
土　鳖10g　生薏仁30g　龙　葵30g　黄　连10g
荜澄茄15g　白芥子15g　全　蝎10g　甘　草10g
12剂水煎400ml，早晚分服。

医嘱：适劳逸，坚持治疗，保持心情愉快。

按：热邪壅肺，肺失宣肃，痰瘀阻滞，久之聚而成积，发为肺积。热灼阴伤，肺阴亏虚，则见干咳。化疗损伤正气，正气不足，故见脾虚之象。治疗以润肺清热、通络散结为主，兼健脾和胃。一贯煎润肺补阴，具有滋补肺肾之阴作用；枳术丸健脾和胃，两方合用可滋阴润肺、清热祛毒，共同发挥扶正祛邪、标本兼顾之作用。干咳（刺激性咳嗽）是肺癌的典型症状，中医多责之于热邪伤阴，治疗以养阴清肺为主，配合化疗者应加强化瘀通络力度，可增强化疗敏感性，并应注意顾护后天之本。肺癌在进行西医化疗及放疗时，中医治疗仍不离辨证论治，谢老在临证中注重化瘀通络之品的应用，以提高放、化疗疗效，并时时注意保护后天之本。经坚持中药治疗，现患者病情稳定，生活自理。

十一、恶核（气虚痰瘀交阻）

右耳后下弥漫性B细胞淋巴瘤术后化疗后，中医诊断恶核。辨证属气虚痰瘀交阻，扶正培本、托毒外出为其治则，治宜益气化瘀、祛痰散结。方用黄芪内托汤、枳朴六君子汤、参芪地黄汤等化裁。

崔某，男，10岁。2001年12月12日初诊，时值大雪后5天。右耳后下包块切除术后20天。患者2月前无意中发现右耳后有蛋黄大小包块，不疼不痒，在诊所静点“青霉素”效果不佳。11月9日在西安某医院作B超检查提示：①右颈部实性包块；②右颈部淋巴结肿大。11月21日作血常规检查：淋巴细胞49.2％，在某医院行手术治疗，术后病理报告：右耳后下弥漫性B细胞淋巴瘤（大细胞型）。术后化疗1次，具体方案及用药不详。现症：头晕，头痛，恶心欲吐，伴胃脘部疼痛，纳差，乏力，二便调。

初诊：证见头晕，头痛，恶心欲吐，伴胃脘部疼痛，纳差，乏力；察其面色淡白无华。语音清晰，语声较低。颈部、腋下、脘腹均未触及包块，右耳后可见手术瘢痕，按之不疼；诊其舌质红，舌苔白厚，脉沉细；血常规：淋巴细胞49.2％，中性粒细胞37.8％。

术后病理：右耳后下弥漫性B细胞淋巴瘤（大细胞型）。此为气虚痰瘀交阻所致，法当扶正培本，托毒外出。治宜益气化瘀，祛痰散结。方拟黄芪内托汤加减治之。

处方：黄　芪30g　金银花30g　当　归10g　没　药6g
炒山甲10g　土贝母15g　生牡蛎30g　乌　蛇10g
蜈　蚣2条　土　鳖10g　夏枯草30g　重　楼10g
甘　草10g
12剂水煎400ml，早晚分服。

医嘱：嘱其加强营养，劳逸结合。

二诊：服用前方后病情稳定，患者行第二次化疗后，现感头晕，胃痛，不想吃饭。舌质红舌苔白腻，脉沉细。此乃化疗损伤正气，使正气更虚，脾气亏虚更甚，宜以健脾益气为主，扶助正气。方用枳朴六君子汤化裁。

处方：枳　壳10g　厚　朴10g　陈　皮10g　半　夏10g
党　参30g　白　术10g　茯　苓15g　黄　芪30g
女贞子30g　生薏仁30g　乌　蛇10g　蜈　蚣2条

土　鳖 10g　　白　芍 15g　　木　香 10g　　甘　草 10g

6 剂水煎 400ml，早晚分服。

医嘱：嘱其注意休息，加强营养，坚持治疗。

三诊：患者正在进行第二次化疗，现感头晕，乏力，纳差，夜休可，二便尚调。舌质红，舌苔薄白，脉细。目前正在进行化疗，脾肾双虚，应补先、后天之本，使气血充盛，顺利完成治疗。治宜健脾补肾，生津养血。方用参芪地黄汤化裁。

处方：党　参 30g　　黄　芪 30g　　熟　地 24g　　山　药 12g

山萸肉 12g　　丹　皮 10g　　泽　泻 10g　　茯　苓 10g

地骨皮 30g　　黄　连 10g　　黄　芩 10g　　柴　胡 10g

忍冬藤 30g　　炒三仙各 12g

6 剂水煎 400ml，早晚分服。

医嘱：嘱其坚持治疗，定期全面复查。

四诊：患者一直坚持服药治疗。现感头晕，纳食可，夜休可，二便调。2002 年 12 月 27 日行 X 线拍片检查报告：两肺野内未见活动性病灶。舌质红，舌苔白腻，脉弦细。气虚血瘀日久，瘀久化热，热瘀交阻，经络痹阻，治疗在益气化瘀基础上应加用通络清热之品。方用黄芪桂枝汤加减。

处方：黄　芪 30g　　桂　枝 10g　　白　芍 15g　　大　枣 3 枚

生　姜 3g　　葛　根 30g　　金银花 30g　　连　翘 30g

炒山甲 10g　　土贝母 15g　　生牡蛎 30g　　夏枯草 30g

甘　草 10g

12 剂水煎 400ml，早晚分服。

医嘱：嘱其忌辛辣刺激之品，避风寒。

按：患者先天禀赋不足，正气亏虚，气血虚少，运化失常，水湿聚而成痰，痰湿停留，瘀血阻滞，痰、湿、瘀互阻互结而成恶核。治疗应扶正培本，托毒外出。治以益气化瘀，祛痰散结。黄芪内托汤为一古方，具有益气托毒外出之功，治疗本案取其扶正祛邪之作用。谢老在本案的治疗中给予中医辨证论治，配合化疗时则应注意保护胃气。谢老指出，弥漫性 B 细胞淋巴瘤（大细胞型），恶性程度较高，应积极进行中西医结合治疗，中西医互相结合取长补短，以求取得最好的治疗效果。

十二、胃积（脾胃不和）

贲门癌术后、化疗后，中医诊断胃积。辨证属脾气亏虚、胃气上逆、痰湿停留，扶正培本、标本兼顾为其治则，治以健脾和胃、通络散结。方用枳朴六君子汤化裁。

王某，女，59岁。2005年10月10日初诊，时值寒露后2天。贲门癌术后1年余。患者于1年前饭后泛酸，伴吐涎沫夹少许血丝，当时未予重视，消瘦，于2004年7月24日在某医院行胃镜检查示：贲门癌，病理示：溃疡型中分化腺癌，7月30日行“胃切除术”（3/5），又行全身化疗2次，毒副作用较明显。现症：胃脘部时有烧灼感，伴泛苦水，时有嘈杂、饭后胀满感，夜间尤甚，口干，口黏，纳呆，夜休尚可，左下肢午后肿胀，伴酸困感。夜尿次数多量少，无尿急尿痛及烧灼感，大便调。患病至今消瘦15kg。

初诊：证见胃脘部时有烧灼感，伴泛苦水，时有嘈杂、饭后胀满感，夜间尤甚，口干，口黏，纳呆，夜休尚可，左下肢午后肿胀，伴酸困感。夜尿次数多量少，无尿急尿痛及烧灼感，大便调；察其面色晦暗，双目有神。语声低平，呼吸平稳。左锁骨上有一大小约1cm×1cm之淋巴结，压痛（+）；诊其舌质淡红苔黄腻，脉沉细；实验室和其他检查报告为：胃镜检查：贲门癌。病理示：溃疡型中分化腺癌。此为脾气亏虚、胃气上逆、痰湿停留，脾胃不和所致，法当健脾和胃、通络散结。方用枳朴六君子汤化裁。

处方：枳　壳10g　厚　朴10g　党　参30g　白　术15g
茯　苓30g　陈　皮10g　半　夏10g　乌　蛇10g
蜈　蚣2条　土　鳖10g　黄　芪30g　女贞子30g
甘　草10g　生薏仁30g　砂　仁10g　广木香10g
黄　连10g　荜澄茄10g　香　附12g　鸡内金12g
炒三仙各10g
12剂水煎400ml，早晚分服。

医嘱：忌过饱、过油腻之品。忌辛辣，适劳逸。

二诊：服用前方精神尚可，左锁骨上淋巴结仍疼痛，但自觉变小变软，夜间抽痛，夜间双下肢略肿，晨起消失，纳可，眠可，二便调。舌质淡红苔白，脉细滑。此乃日久兼瘀，法当继续调理脾胃，兼予化瘀散结。

处方：枳　壳10g　厚　朴10g　党　参30g　白　术15g

茯　苓 30g　陈　皮 10g　半　夏 10g　乌　蛇 10g
蜈　蚣 2 条　土　鳖 10g　黄　芪 30g　女贞子 30g
生牡蛎 30g　生薏仁 30g　砂　仁 10g　广木香 10g
黄　连 10g　荜澄茄 10g　香　附 12g　鸡内金 12g
甘　草 10g　丹　参 30g　夏枯草 30g　土贝母 15g
忍冬藤 30g　炒三仙各 10g

12 剂水煎 400ml，早晚分服。

医嘱：合理饮食，适劳逸。

三诊：服用前方后夜间胃脘部有烧灼感，食后明显，伴胃胀，无泛酸、呃逆感，大便色偏黑，自服“云南白药”后好转。左侧颈部淋巴结疼痛，约黄豆大小，边界清，牵引左颈部疼痛。舌质红，舌苔白腻，脉沉细。此乃脾气亏虚，瘀血阻滞。法当健脾益气、活血化瘀，仍守方治疗。

处方：枳　壳 10g　厚　朴 10g　党　参 30g　白　术 15g
茯　苓 30g　陈　皮 10g　半　夏 10g　乌　蛇 10g
蜈　蚣 2 条　土　鳖 10g　生薏仁 30g　砂　仁 10g
广木香 10g　黄　连 10g　荜澄茄 10g　炒麦芽 30g
鸡内金 15g　甘　草 10g

12 剂水煎 400ml，早晚分服。

医嘱：坚持治疗，注意饮食，严密观察大便颜色。

按：脾气亏虚，水湿不化，湿聚成痰，痰湿互结，久而成积，发为胃积。临床上胃肠道肿瘤多为脾胃亏虚，病久兼见瘀血内阻，治疗扶正祛邪为其大法。六君子汤为治疗脾胃虚弱之代表方，具有健脾益气，调理脾胃作用。治疗本案即取其扶正培本作用，以使正盛邪祛。在治疗过程中随症化裁，针对出现的瘀血阻滞酌加活血化瘀之品。本案例针对其正虚邪留之病因病机，以扶正固本为治疗大法，坚持守方治疗，体现了中医见其证用其方的治疗特点。

十三、胃积（气血双亏）

贲门癌术后、化疗后，中医诊断胃积。辨证属气血双亏、瘀血停留，扶正培本、标本兼顾为其治则，治以补气养血、化瘀散结。方用枳朴六君子汤化裁。

王某，女，55岁。2005年10月10日初诊，时值寒露后2天。贲门癌术后3月。3个月前患者因吞咽受限，在西安市某医院做胃镜提示：贲门癌，行手术切除，术后病理：贲门溃疡型黏液腺癌，侵及黏膜外脂肪组织，上下切缘可见癌组织，肿块周围淋巴结未见癌组织，术后化疗1次，现症：胃中嘈杂、恶心反胃、纳呆、腹泻一日1~2次，乏力、消瘦，无发热。

初诊：证见胃中嘈杂、恶心反胃、纳呆、腹泻一日1~2次、乏力、消瘦；察其面色㿠白、双目有神。语声中平、气息平稳；诊其舌质红苔黄腻，脉沉；实验室和其他检查报告为：病理：贲门溃疡型黏液腺癌，侵及黏膜外脂肪组织，上下切缘可见癌组织，肿块周围淋巴结未见癌组织。此为脾胃不和，脾气亏虚，气血两亏，气虚血瘀所致，法当扶正培本，健脾益气、化瘀散结。方用枳朴六君子汤化裁。

处方：枳　壳10g　厚　朴10g　党　参30g　白　术10g
茯　苓15g　陈　皮10g　半　夏10g　乌贼骨15g
浙贝母15g　砂　仁10g　木　香10g　乌　蛇10g
蜈　蚣2条　土　鳖10g　黄　连10g　荜澄茄15g
生薏仁30g
12剂水煎400ml，早晚分服。

医嘱：合理饮食、忌食辛辣刺激。

二诊：服用前方精神明显好转，晨起胃脘不舒有嘈杂感，每日中午饭后泛酸，吞咽馒头后食道刺痛，纳可，眠可，二便调。舌质红苔黄腻，脉细滑。此乃病久郁热，法当继续调理脾胃，兼予清热。

处方：枳　壳10g　厚　朴10g　党　参30g　白　术10g
茯　苓15g　陈　皮10g　半　夏10g　黄　芪30g
女贞子30g　乌　蛇10g　蜈　蚣2条　土　鳖10g
生薏仁30g　黄　连10g　荜澄茄15g　栀　子10g
淡豆豉10g　姜竹茹12g
12剂水煎400ml，早晚分服。

医嘱：坚持服药、定期复查。

三诊：服用前方后病情稳定，近1周来饭后胸骨后疼痛，进水时尤甚，午后仍泛酸，纳可，夜休可，二便调；舌红苔黄腻，脉沉细。此乃脾气亏虚，气滞胸痛，法当健脾益气、理气止痛，在前方基础上加元胡理气止痛。

处方：枳　壳 10g　厚　朴 10g　党　参 30g　白　术 10g
茯　苓 15g　陈　皮 10g　半　夏 10g　乌贼骨 15g
浙贝母 15g　砂　仁 10g　木　香 10g　乌　蛇 10g
蜈　蚣 2 条　土　鳖 10g　黄　连 10g　荜澄茄 15g
生薏仁 30g　炒麦芽 30g　元　胡 30g
12 剂水煎 400ml，早晚分服。

医嘱：坚持治疗，保持心情愉快。

四诊：服用前方后午后反流已完全缓解，胸骨后疼痛缓解，但吞咽软馍时有不利感，伴呃逆频频。纳食可，无呕吐，夜休可，二便调；舌红苔黄腻，脉沉细。此乃气滞已解，法当继续健脾益气，为巩固及增强疗效，在原基础上加强祛邪力度。

处方：枳　壳 10g　厚　朴 10g　党　参 30g　白　术 10g
茯　苓 15g　陈　皮 18g　半　夏 10g　甘　草 6g
黄　芪 30g　女贞子 30g　乌　蛇 10g　蜈　蚣 2 条
土　鳖 10g　生薏仁 30g　黄　连 10g　荜澄茄 15g
栀　子 10g　淡豆豉 10g　姜竹茹 12g　炒麦芽 30g
元　胡 30g　鸡内金 15g　山　楂 30g　重　楼 12g
大　黄 6g　半枝莲 30g　白花蛇舌草 30g
12 剂水煎 400ml，早晚分服。

医嘱：坚持治疗，定期复查。

按：脾胃不和，脾气亏虚，气血两亏，气虚血瘀，瘀久成积，发为胃积，扶正祛邪为其治疗要法。六君子汤是治疗脾胃虚弱之代表方，具有健脾益气，调理脾胃作用。治疗本案即取其扶正培本作用，以使正盛邪祛。在治疗过程中，针对瘀血阻滞酌加活血化瘀之品以使瘀去毒解，并随症化裁。本案例针对其正虚邪留之病因病机，以扶正固本为治疗法则，坚持守方治疗，体现了中医见其证即用其方的治疗特点，也体现了中医治病重在求本的原则。

十四、胃积（脾胃虚弱）

贲门癌术后、化疗后，中医诊断胃积。辨证属脾胃虚弱、湿瘀互结，扶正培本、标本兼顾为其治则，治以健脾和胃、利湿化瘀、通络散结。方用枳朴六君子汤化裁。

陈某，男，68岁。2005年10月17日初诊，时值霜降前6天。贲门癌术后1年余。患者1年前无明显原因频感上腹部胀闷不适，黑便，乏力，到某医院做胃镜提示：贲门右下小管侧可见：3.0 cm × 4.5 cm大小不规则溃疡，上覆白苔、质软，触之易出血，周围黏膜出血水肿，考虑贲门癌，病检提示：中分化腺癌，立即行根治术，术后化疗5次。8月份复查提示：贲门癌术后吻合口复发。现症：纳差、食后胃脘不适、全身乏力，眠可，二便调。

初诊：证见纳差、食后胃脘不适、全身乏力；察其面色萎黄，形体消瘦，声音低怯；诊其舌质淡红，苔薄白，脉沉细；实验室和其他检查报告为：胃镜提示：贲门右下小管侧可见：3.0 cm × 4.5 cm大小不规则溃疡，上覆白苔、质软，触之易出血，周围黏膜出血水肿，考虑贲门癌，病检提示：中分化腺癌。此为脾胃虚弱，湿瘀停留所致，法当健脾和胃、化瘀利湿、通络散结。方用枳朴六君子汤化裁。

处方：枳　壳10g　厚　朴10g　太子参30g　白　术15g
茯　苓30g　陈　皮10g　半　夏10g　乌　蛇10g
蜈　蚣2条　土　鳖10g　黄　芪60g　女贞子30g
重　楼10g　忍冬藤30g　炒麦芽30g　元　胡30g
川楝子6g
12剂水煎400ml，早晚分服。

医嘱：忌食辛辣刺激食物。

二诊：服用前方后胃脘部胀闷好转，但仍偶感不适，全身乏力、呃逆、口干，余无明显不适；舌质红，苔黄腻，脉细滑。此乃日久胃失和降食物不能腐化，法当继续调理脾胃，兼予和胃化积。

处方：枳　壳10g　厚　朴10g　太子参30g　白　术15g
茯　苓30g　陈　皮10g　半　夏10g　乌　蛇10g
蜈　蚣2条　土　鳖10g　黄　芪60g　女贞子30g
重　楼10g　忍冬藤30g　炒麦芽30g　元　胡30g
川楝子6g　鸡内金15g　败酱草30g
12剂水煎400ml，早晚分服。

医嘱：忌食生冷辛辣刺激食物。

三诊：服用前方后精神好转，胃脘部不适已缓解，仍觉夜间口干，纳可，眠可，二便调。舌质红，舌苔白腻，脉濡缓。此乃脾气亏虚，湿邪未化，酿而生热。法当健脾益气，利湿清热，在前方加清热解毒之半枝莲。

处方：枳　壳10g　厚　朴10g　太子参30g　白　术15g
茯　苓30g　陈　皮10g　半　夏10g　乌　蛇10g
蜈　蚣2条　土　鳖10g　黄　芪60g　女贞子30g
重　楼10g　忍冬藤30g　炒麦芽30g　元　胡30g
川楝子6g　鸡内金15g　败酱草30g　半枝莲30g
12剂水煎400ml，早晚分服。

医嘱：坚持治疗，注意饮食。

四诊：服用前方后颜面潮红，有瘙痒，双小腿亦如此。一般情况可，纳食可，夜休可，二便调。舌质暗红，舌苔黄腻，脉滑。此乃脾胃虚弱，风邪侵袭。法当健脾和胃，祛风止痒，在前方加祛风止痒通络之品。

处方：枳　壳10g　厚　朴10g　太子参30g　白　术15g
茯　苓30g　陈　皮10g　半　夏10g　乌　蛇10g
蜈　蚣2条　土　鳖10g　黄　芪60g　女贞子30g
重　楼10g　忍冬藤30g　炒麦芽30g　元　胡30g
川楝子6g　鸡内金15g　败酱草30g　半枝莲30g
全　虫10g　蝉　衣10g　僵　蚕10g
12剂水煎400ml，早晚分服。

医嘱：坚持治疗，注意饮食。

按：脾胃虚弱，运化失司，水湿停留，阻气碍血，而致血瘀，湿瘀交阻，聚而成积，则发为胃积。六君子汤为治疗脾胃虚弱之代表方，具有健脾益气，调理脾胃的作用。针对本案的病因病机，以六君子汤为基础，加用化瘀解毒之品，使正盛邪祛，络通结散，达到治疗目的。谢老常说，消化道肿瘤多为脾胃亏虚，瘀血内阻，扶正祛邪为其治疗关键。肿瘤的发生多与正气不足有关，正虚则邪留，正盛则邪不侵，因此六君子汤亦可称为治疗肿瘤的要方。治疗本案即取其扶正培本作用，以使正盛邪祛，这体现了中医异病同治的治疗特色。

十五、肺积（气阴双亏）

肺癌术后化疗后广泛转移，中医诊断肺积。辨证属气阴双虚、兼热毒互结，扶正祛邪、标本兼顾为其治则，治以健脾益气、滋阴润肺、清热祛毒。方用枳朴六君子和一贯煎化裁。

张某，男，73岁。2005年10月24日初诊，时值寒露后6天。左上肺鳞癌手术后12月，化、放疗后。患者于2004年10月因体检发现肺内一包块，在西安某医院做胸部CT示：左肺上叶可见2.8 cm×3.0 cm类圆形软组织密度影，分叶，周围有毛刺，纵隔淋巴结肿大。即住入某医院行“左肺上叶切除+纵隔淋巴结清扫术”，术后病理：鳞癌。后化疗4次。2005年8月24日突然声音嘶哑，咽部疼痛，于9月8日检查PET示：①颈部、纵隔多处局限性葡萄糖代谢活跃，符合颈部、纵隔淋巴结转移。②肝脏右叶葡萄糖代谢低下。即行γ-刀治疗8次。现症：声音嘶哑，咳嗽，痰色白质黏不易咯出，痰中未见血丝，时感气短，胸闷，活动后心慌，咽干痛，吞咽时有困难，偶有呛饭，夜休可，二便调。

初诊：证见声音嘶哑，咳嗽，痰色白质黏不易咯出，痰中未见血丝，时感气短，胸闷，活动后心慌，咽干痛，吞咽时有困难，偶有呛饭；察其面色萎黄，双目有神。语声嘶哑，喉间痰鸣；诊其舌质红嫩，根白腻，脉沉数细；实验室和其他检查报告为：胸部CT：左肺上叶可见2.8 cm×3.0 cm类圆形软组织密度影，分叶，周围有毛刺，纵隔淋巴结肿大。病理：鳞癌。PET示：①颈部、纵隔多处局限性葡萄糖代谢活跃，符合颈部、纵隔淋巴结转移。②肝脏右叶葡萄糖代谢低下。此为脾气、肺阴亏虚兼热毒互结所致，法当健脾益气、滋阴润肺、清热祛毒。方用枳朴六君子和一贯煎化裁。

处方：枳　壳10g　厚　朴10g　党　参30g　白　术30g
茯　苓15g　陈　皮10g　半　夏10g　沙　参30g
生　地10g　当　归10g　麦　冬30g　枸　杞15g
黄　芪60g　乌　蛇10g　蜈　蚣2条　土　鳖10g
夏枯草30g　生薏仁30g　甘　草6g
12剂水煎400ml，早晚分服。

医嘱：避免感冒和劳累，合理饮食。

二诊：服用前方咳嗽减轻，咳痰减少，纳食改善，仍有喉部发紧不适，痰色白难咯，夜休尚可，二便调。舌质红，苔少，脉滑。此乃脾肺双虚，痰湿壅肺较著所致。法当健脾润肺，化痰祛湿，故前方加强化痰作用。

处方：枳　壳10g　厚　朴10g　党　参30g　白　术30g

茯　苓15g	陈　皮10g	半　夏10g	沙　参30g
生　地10g	当　归10g	麦　冬30g	枸　杞15g
黄　芪60g	乌　蛇10g	蜈　蚣2条	土　鳖10g
夏枯草30g	生薏仁30g	炒麦芽30g	瓜　蒌30g
浙贝母15g	僵　蚕10g	白芥子15g	苏　子15g
甘　草6g			

12剂水煎400ml，早晚分服。

医嘱：坚持服药，定期复查。

按：患者肺肾阴亏，肺失宣肃，痰湿壅肺，发为肺积。病久酿毒生热，灼伤肺津，肺阴不足，虚热蒸喉，则见声音嘶哑。手术及化疗损伤正气，使正气亏虚。治疗当以扶正祛邪为主，予以健脾益气、润肺养阴、清热解毒。枳朴六君子汤补后天之本，一贯煎滋补肺肾之阴，两者合用共奏健脾润肺之功，本案例以枳朴六君子汤和一贯煎为基础方，加用虫类药以解毒抗瘤。晚期肿瘤患者，手术及化疗损伤正气，以正虚为主者，当以扶正培本为主。中医对晚期肿瘤的治疗，可使临床症状减轻，生存时间延长，因此晚期患者不应轻言放弃治疗，应坚持综合治疗，尽可能长的延长生命，减轻痛苦。

十六、腹痛（气虚血瘀）

卵巢癌术后、化疗后，中医诊断癥积。辨证属气虚血瘀，扶正培本、标本兼顾为其治则，治以益气养血、化瘀散结。方用枳朴六君子汤化裁。

雷某，女，65岁。2005年10月31日初诊，时值立冬前7天。卵巢癌手术，化疗后10月。2004年12月因下腹部隐痛，到某医院诊治，疑为卵巢肿瘤，立即行手术切除，术后病理报告为：卵巢低分化腺癌，可见肿大淋巴结转移灶，右卵巢大片出血坏死，侵及子宫肌层。术后化疗8次。现无明显不适。

初诊：现无明显不适；察其面色萎黄，声音低怯。腹股沟淋巴结未触及肿大，腹部伤口愈合尚可；诊其舌质淡红，苔薄白，脉滑数；实验室和其他检查报告为：病检：卵巢低分化腺癌，可见肿大淋巴结转移灶，右卵巢大片出血坏死，侵及子宫肌层。此为脾胃不和，脾气亏虚，气血两亏，气虚血瘀所致，法当扶正培本，健脾益气、化瘀散结。方用枳朴六君子汤化裁。

处方：太子参30g　　白　术10g　　茯　苓10g　　黄　芪30g

女贞子 30g　生薏仁 30g　乌　蛇 10g　蜈　蚣 2 条
土　鳖 10g　忍冬藤 30g　重　楼 10g　姜　黄 10g
半枝莲 30g　甘　草 10g

12 剂水煎 400ml，早晚分服。

医嘱：合理饮食、忌食辛辣刺激，适劳逸。

二诊：服用前方病情平稳，但感胃脘胀，汗出，纳可，双目干涩，便溏。舌质淡、有齿痕，苔白，脉细滑。此乃病久郁热伤及胃阴，法当扶正固本，继续予以健脾益气、化瘀通络、养胃化瘀。

处方：枳　壳 10g　厚　朴 10g　陈　皮 10g　半　夏 10g
太子参 30g　白　术 10g　茯　苓 10g　黄　芪 30g
女贞子 30g　生薏仁 30g　乌　蛇 10g　蜈　蚣 2 条
土　鳖 10g　忍冬藤 30g　重　楼 10g　姜　黄 10g
半枝莲 30g　莪　术 15g　草石斛 30g　甘　草 10g

12 剂水煎 400ml，早晚分服。

医嘱：经常服药、定期复查，适劳逸。

三诊：服用前方后胃脘胀消失，纳食增加，白带量少色白。2006 年 1 月 12 日 B 超：阴道上方可见 4.8 cm × 2.4 cm × 2.0 cm 低回声区。舌淡胖，苔白，脉细。此乃脾气亏虚，瘀久化热，法当健脾益气、祛瘀清热，在前方基础上加滋阴清热之品。

处方：枳　壳 10g　厚　朴 10g　陈　皮 10g　半　夏 10g
太子参 30g　白　术 10g　茯　苓 10g　黄　芪 30g
女贞子 30g　生薏仁 30g　乌　蛇 10g　蜈　蚣 2 条
土　鳖 10g　忍冬藤 30g　重　楼 10g　姜　黄 10g
半枝莲 30g　莪　术 15g　草石斛 30g　甘　草 10g
玄　参 30g　生　地 18g　石　膏 15g　牛　膝 15g
知母 15g

12 剂水煎 400ml，早晚分服。

医嘱：坚持治疗，保持心情愉快，注意休息。

按：气虚血瘀，瘀久成积，发为癥积。手术损伤正气，则正气愈亏。病人表现为正虚邪留之证，治疗应扶正祛邪，以益气补血、通络散结为主。枳朴六君子是健脾补气的主方，气盛则可生血运血，即气行血运；针对瘀血内阻，在枳朴六君子基础上加化瘀解毒药物。在病情发展过程中，因瘀酿热伤津，注意滋养阴液。该患者虽非为消化道肿瘤，但临床表现为脾虚瘀留，治疗不拘泥于癥积（卵巢癌）以破瘀化积为主的思路，渗透了祖国医学辨证论治、治病求本的治疗原则。

十七、肺积（气阴双亏、痰热壅肺）

肺癌术后、化疗后，中医诊断肺积。辨证属气阴双亏、痰热壅肺，扶正祛邪为其治则，治以清热润肺，祛邪通络。方用一贯煎、枳朴六君子汤化裁治疗。

义某，女，43岁。2005年11月19日初诊，时值小雪前3天。左肺癌术后4月余。患者2005年6月份因胃脘不适在某附院做全消化道钡透发现左肺阴影，后进一步作胸部CT提示：左肺上叶周围型黏液腺癌，癌组织未侵及胸膜、淋巴转移，后进行化疗4次。现症见：胸闷，气短咳喘、咯白色黏痰，乏力，喉间痰鸣，口干，纳差，大便干燥，小便调，无发热，体重下降约4kg。

初诊：证见胸闷，气短咳喘、咯白色黏痰，乏力，喉间痰鸣，口干，纳差，大便干燥，小便调；察其面色苍白、双目少神。语声低怯，喉间痰鸣；诊其舌质红少苔，脉弦细；实验室和其他检查报告为：胸部CT：左肺上叶占位性病变，病理：左肺上叶周围型黏液腺癌。此为脾肺气虚、痰湿内壅、郁而化热、肺阴不足、肺气虚损所致，法当急则治其标，补肺、养阴、清热。方拟一贯煎化裁治之。

处方：沙　参30g　麦　冬30g　当　归10g　生　地10g
川楝子6g　枸杞子15g　黄　芪30g　女贞子30g
僵　虫10g　浙贝母15g　乌　蛇10g　蜈　蚣2条
土　鳖10g　西洋参10g　蛤　蚧半对
12剂水煎400ml，早晚分服。

医嘱：避免感冒与劳累、忌食辛辣刺激。

二诊：服用前方后气喘、气短有所缓解，仍活动后明显，咳嗽、咯吐白痰、较易咯出，稍感乏力，纳尚可，夜眠一般，有盗汗，二便调；舌质红，舌苔薄白，脉滑细。此乃为脾肺失调、脾不健运、肺失宣降，法当健脾宣肺，予以调补脾胃、化痰宣肺，方用枳朴六君子汤加味。

处方：枳　壳 10g　厚　朴 10g　陈　皮 10g　半　夏 10g
党　参 30g　白　术 15g　茯　苓 30g　甘　草 10g
沙　参 30g　麦　冬 30g　生　地 10g　当　归 10g
枸杞子 15g　川楝子 6g　僵　蚕 10g　浙贝母 15g
蛤　蚧半对　黄　芪 30g　炒麦芽 30g
12 剂水煎 400ml，早晚分服。

医嘱：坚持服药，定期复查。

按：患者素体脾肺气虚，肺阴不足，肺失宣肃，痰湿停留，酿毒生热，痰、湿、毒互结，发为肺积。一贯煎润肺补阴，具有滋补肺肾之阴作用，治疗本案取其滋阴润肺、清热祛毒之作用，在治疗过程中随症化裁。脾为生痰之源，肺为贮痰之器，脾肺两脏为病相互影响，临证时脾虚甚时则以健脾化痰为主，药随证转。肺癌患者，临床常见肺肾同病、肺脾同病，针对不同情况采取不同方法。临证时应仔细辨别，以免贻误病机，错失治疗时机。

十八、口糜（热毒内蕴、阴虚火旺）

口腔中分化黏液表皮样癌，中医诊断口糜。辨证属热毒内蕴、阴虚火旺，扶正祛邪为其治则，治以益气解毒、滋阴清热。方用黄芪内托散、枳朴六君子汤、参芪地黄汤、养阴清肺汤化裁。

乔某，女，20 岁。1996 年 6 月 13 日初诊，时值芒种后 8 天。上颌区结节肿瘤扩大切除术后近 3 月。患者于 1995 年 7 月份发现口颊部肿物，在某口腔医院检查见：左上颌区结节肿物，病理活检报告：中度分化黏液表皮样癌。1996 年 3 月 22 日在气窗下行上颌区结节肿瘤扩大切除术，术后给予抗炎止血治疗，拆线时发现创面近软腭处组织增生，病理为炎性增生组织。后于 1996 年 5 月 22 日行放疗，有轻度口腔溃疡反应。现症见：口腔溃疡，身困乏力，纳可，二便调，无发热。

初诊：证见口腔溃疡，身困乏力，纳可，二便调，无发热；察其面色苍白，双目少神，神疲乏力，表情苦楚；诊其舌质红舌苔黄腻，脉濡细；实验室和其他检查报告为：病理活检报告：中度分化黏液表皮样癌。此乃饮食不佳，伤及脾胃，脾失健运，湿热互结，上蒸于口所致，法当益气解毒、滋阴清热，方用黄芪内托散化裁治之。

处方：黄　芪 30g　金银花 30g　当　归 10g　没　药 6g

玄　参30g　生　地24g　麦　冬30g　乌　蛇10g
蜈　蚣2条　土　鳖10g　黄　连10g　生薏仁30g
12剂水煎400ml，早晚分服。

医嘱：忌食生冷辛辣刺激，可常以淡盐水漱口。

二诊：服用前方后舌根部出现豌豆大包块，无明显不适，在某西医医院拍片无异常。余（-）。舌质淡红舌苔薄黄，脉沉细。此乃为阴虚肺热，湿热壅结。治宜养阴清热润肺，用自拟方。

处方：黄　连10g　荜澄茄15g　黄　芪60g　女贞子30g
玄　参30g　麦　冬30g　生石膏15g　知　母12g
牛　膝10g　桔　梗15g　乌　蛇10g　蜈　蚣2条
土　鳖10g　当　归10g　半枝莲30g
12剂水煎400ml，早晚分服。

医嘱：嘱其坚持服药，定期复查。

三诊：服用前方后病情稳定，溃疡点基本愈合，现口角出现溃疡，口干，咽干，纳可，眠可，二便调。舌质暗红，舌苔黄腻，脉沉细。此乃脾失健运，运化无力所致，法当益气清热，方用枳朴六君子汤加味。

处方：枳　壳10g　厚　朴10g　陈　皮10g　半　夏10g
党　参30g　白　术15g　茯　苓15g　甘　草6g
黄　连10g　草石斛30g　荜澄茄15g　乌　蛇10g
蜈　蚣2条　土　鳖10g　玄　参30g　生　地24g
麦　冬30g　生薏仁30g
12剂水煎400ml，早晚分服。

医嘱：嘱其坚持治疗。

四诊：服用前方，局部复查无异常，B超示：甲状腺大小正常，质尚均匀，内有数个小异常区，多为囊性，内有点状钙化，彩色血流未增多，病情稳定。舌质淡红，舌苔白，脉弦细。此乃病久脾肾两虚，法当调理脾肾，方用参芪地黄汤加味。

处方：太子参30g　黄　芪30g　熟　地24g　山　药12g
山萸肉12g　泽　泻10g　茯　苓10g　丹　皮10g
女贞子30g　乌　蛇10g　蜈　蚣2条　土　鳖10g
夏枯草30g　忍冬藤30g　生薏仁30g

21 剂水煎 400ml，早晚分服。

医嘱：嘱其坚持治疗，定期复查。

五诊：无明显不舒，生产前后一年未服药。舌质淡红，舌苔白，脉沉细。此乃脾肾双虚，法当补益脾肾，益气清热，方用参芪地黄汤加味。

处方：太子参 30g　黄　芪 30g　熟　地 24g　山　药 12g
山萸肉 12g　泽　泻 10g　茯　苓 10g　丹　皮 10g
女贞子 30g　乌　蛇 10g　蜈　蚣 2 条　土　鳖 10g
生薏仁 30g　补骨脂 30g

21 剂水煎 400ml，早晚分服。

医嘱：嘱其坚持治疗。

六诊：服用前方病情稳定。舌质淡红，舌苔白，脉细。此乃脾肾两虚、气血虚弱，法当调理脾肾、益气养血，方宗前方加养血补肾之品。

处方：太子参 30g　黄　芪 30g　熟　地 24g　山　药 12g
山萸肉 12g　泽　泻 10g　茯　苓 10g　丹　皮 10g
鹿角胶 10g　龟板胶 10g　当　归 10g　黄　连 10g
荜澄茄 15g　枸杞子 15g　补骨脂 30g

12 剂水煎 400ml，早晚分服。

医嘱：嘱其坚持治疗，定期复查。

七诊：服用前方病情稳定。近 2 周左下齿龈有一米粒状白色突起，无疼痛，微口干，咽不利，余正常。舌质淡红，舌苔白，脉细。此乃肺阴亏虚，热灼阴伤所致，法当养阴清肺，方用养阴清肺汤加味。

处方：生　地 24g　麦　冬 30g　玄　参 30g　丹　皮 15g
川贝母 15g　生甘草 10g　薄　荷 10g　白　芍 15g
金银花 30g　夏枯草 15g

12 剂水煎 400ml，早晚分服。

医嘱：嘱其坚持治疗，定期复查。

按：患者饮食不佳，伤及脾胃，脾失健运，湿热互结，热毒内蕴，阴虚火旺，上蒸于口，口腔糜烂，而致口糜。扶正祛邪为其治则，治以益气解毒、滋阴清热，方用黄芪内托散化裁。黄芪内托散具有益气托毒外出作用，可使毒祛邪除。本案在其基础上加养阴祛热之品，使火平热退。在治疗过程中随症化裁，病人合并出现脾胃虚弱、脾肾两虚，则法随证转，但时刻不忘滋阴去热，养阴始终贯穿在治疗的过程中。该病人长期坚持治疗，取得满意疗效。

十九、肺积（肺阴亏虚）

肺癌（中心型鳞癌）放疗后，中医诊断肺积。辨证属肺阴亏虚，扶正祛邪为其治则，治以滋阴润肺。方用一贯煎化裁，减轻患者痛苦，提高生活质量，延长了生存期。

白某，男，72岁。2005年11月10日初诊。发病节气：立冬后3天。

主诉：右肺鳞癌放疗后3年余。

现病史：患者3年前不明原因发热，咳嗽，咯黄痰，痰中带血，即来门诊求治，以“肺炎”收入住院。经消炎治疗后，体温正常，但复查胸片示右肺下叶炎症无明显吸收，即到外院行纤维支气管镜检，结果为“右肺下叶中心型肺癌（鳞癌2级）”，故行放疗30次。术后一直在我院门诊服谢老中药治疗，病情稳定。昨日因感冒引起发热，今晨咳嗽加重，伴气短，痰中带血，痰色黄质黏难咯，伴胸闷气短，纳呆，二便调。

初诊：本案症见发热，咳嗽，咽干喜饮，痰黄质黏难咯，挟有鲜红色血丝，伴胸闷，气短，纳呆，全身乏力。察其面色晦暗，形体适中，声音洪亮，对答切题。诊其舌脉见舌质淡暗，苔白腻，脉弦滑。实验室和其他检查报告为：纤支镜：右肺下叶管口鳞状细胞癌2级。胸部CT：右肺下叶中心型肺癌并肺不张。该患者性情急躁，肝火旺盛，肝气郁结，气机不畅，瘀血内阻，气瘀互结于胸则成肺积，肺积经放疗术后，肺阴暗耗，肺气受损。肺卫不固，外邪易侵，则致发热。肺阴不足，气血失调，则痰少质黏；热邪入里则痰黄；热灼肺络则痰中带血。肺失宣降，气机不畅则胸闷气短；肺气不降，脾气不升则纳呆，全身乏力。久病多虚多瘀，致舌质暗；脉弦滑主痰瘀互结。此乃肺阴不足，气虚血瘀兼外感热邪，法当滋阴润肺，疏风解表。方选一贯煎加减治之。

处方：麦　冬30g　当　归10g　生　地10g　川楝子6g
沙　参30g　枸　杞15g　僵　蚕15g　浙贝母15g
龙　葵30g　百　部15g　柴　胡15g　白　芍15g
桂　枝15g　葛　根30g　仙鹤草30g　生甘草10g
6剂，水煎服。

嘱其避风寒，多饮水，忌食辛辣刺激之品。

二诊：服上方后，体温降至正常，咳嗽减轻，痰色转白，痰血量减少，食欲改善，纳食增加，二便调。舌质淡暗，苔白，脉细弦。此乃表证已解，余邪未尽，故前方去白芍、桂枝、葛根，加黄芩 10g，鱼腥草 30g，6 剂，水煎服。避风寒，节饮食。

三诊：服用前方后，精神明显好转，偶尔咳嗽，晨起咯少量白痰，无咯血及胸闷症，活动后气短，余无明显不适。舌质淡暗，苔白，脉细滑。表证已解，治疗宜扶正固本，故以滋阴润肺为主，处方为：一贯煎 + 黄芪 30g，女贞子 30g，浙贝母 15g，僵蚕 10g，西洋参（另包）10g，蛤蚧粉（冲）6g，乌蛇 10g，蜈蚣 2 条，土鳖 10g，百合 15g，12 剂，水煎服。嘱避风寒，适劳逸。

四诊：病情稳定，偶尔咳嗽，晨起咯少量白痰，剧烈活动后气短，纳可，二便调。舌质淡暗，苔薄白，脉细滑。治疗仍以扶正固本为法则，自拟处方如下。

三　七 10g　　西洋参 10g　　蛤　蚧 1 对　　全　虫 10g
蜈　蚣 2 条　　乌　蛇 10g　　僵　蚕 10g　　浙贝母 15g
冬虫夏草 10g

共为细末装胶囊，每次 4 粒，每日 2 次，温开水送服。

五诊：守上方服药半年，病情稳定，复查胸部 CT 提示：右肺下叶中心型肺癌，原有病灶较前对比无变化。舌质淡暗，苔薄白，脉沉细，本着效不更方的原则，继用前方配成胶囊，按以上剂量口服。嘱其避风寒，适劳逸。

按：患者平素性情急躁易怒，肝气郁结，气滞血瘀，日久气血互结于胸而成肺积，肺积已成，气血暗耗，加之放疗术后使气血愈损，肺阴亏虚，故治疗选用一贯煎加减以滋阴润肺，扶正固本。一贯煎原为滋补肝肾之良方，因肾主水生精，为阴精之源，又因金水相互，故选用一贯煎滋养肺阴。因肺气虚，卫外不固，感受外邪，营卫不和而出现发热、咽痛等症，加用白芍、桂枝、葛根以调和营卫，滋阴解表；随表证解除，治疗则以扶正固本为主，药选冬虫夏草、西洋参、蛤蚧补肾纳气，调节免疫功能；蜈蚣、乌蛇、全虫活血祛瘀，治疗原发病，防止肿瘤复发；浙贝母清肺化痰，三七活血止血。经持续治疗，病情稳定，未见肿瘤扩散，患者生活质量明显提高，随访 3 年，至今病情稳定。本案临证思辨特点：肺癌属中医积证范畴，一旦确诊，病程已久，气阴俱损，加之行放、化疗等治疗，使邪气虽去，但正气已衰。故治疗以滋阴润肺为主，方选一贯煎随证化裁。西洋参、冬虫夏草、蛤蚧补益肺肾，可明显提高患者的免疫功能，对改善肿瘤患者的体质，提高生存质量效佳。

二十、肺积（阴虚肺热）

肺癌（中心型小细胞肺癌）化疗后，中医诊断肺积。辨证属气阴双亏，扶正祛邪为其治则，治以益气养阴。方用一贯煎化裁，减轻患者痛苦，提高生活质量，延长了生存期。

金某，男，60 岁，农民。2006 年 1 月 19 日初诊。发病节气：大寒前 1 天。

主诉：气短 3 月余。

现病史：自述 2005 年 10 月无明显原因出现气短，偶尔咳嗽，无痰，无胸痛、咯血等症，即到当地医院求治，拍 X 线片疑为右肺肿瘤，遂到某医院做纤维支气管镜检查，确诊为“右肺中心型肺癌”（小细胞肺癌），故行全身化疗 4 次。2005 年底复查 CT 示右肺中心型肺癌伴下叶部分不张并纵隔淋巴结转移，右侧胸腔积液。现欲求中药治疗，故来我院。现症见：气短，活动后加重，偶尔咳嗽，胃脘部烧灼，乏力，纳呆，二便尚调。

初诊：症见气短，活动后加重，偶尔咳嗽，胃脘部烧灼，乏力，纳呆。查其面色萎黄，唇甲发绀，形体消瘦，语声低怯，呼吸急促，舌质红，少苔，诊其脉细弦。实验室和其他检查报告为：胸部 CT：①右肺中心型肺癌伴下叶部分不张，纵隔淋巴结转移，右侧胸腔少量积液。②左肾与脊柱间软组织块影，性质待定。③右肾结石。患者因吸烟 20 余年，致气道损伤，肺气阴亏，痰瘀互结于肺而成积，病已至积，气血暗耗，加之经历全身化疗，气血愈亏，脏腑功能渐衰。肺不主气，肾不纳气，则气短，动则尤甚；肺气上逆则咳嗽；化疗期间，呕吐频频，损伤胃阴则胃中烧灼；纳呆，乏力为脾胃虚弱之症。舌红，脉细为气阴双亏之征。此证为气阴双亏所致，法当益气养阴，方拟一贯煎加减治之。

处方：沙　参 30g　　麦　冬 30g　　当　归 10g　　生　地 10g
川楝子 6g　　枸杞子 15g　　黄　芪 60g　　女贞子 30g
僵　蚕 10g　　浙贝母 15g　　乌　蛇 10g　　蜈　蚣 2 条

土　鳖 10g　　生薏仁 30g　　龙　葵 30g

12 剂，日 1 剂，水煎服。

特殊医嘱：嘱其避免劳累，调畅情志。禁食辛辣刺激之品。

二诊：服用前方期间，不明原因咯血，每日约 20ml 左右，色鲜红，挟有血块，咳嗽，咯白痰，胸骨后疼痛，仍乏力，汗多，纳食一般。舌质红，无苔，脉细数。此乃肺阴不足，阴虚火旺，血热妄行所为，故前方加三七 10g，小蓟 30g，仙鹤草 30g。6 剂，水煎服。忌食辛辣刺激之品，禁进烫食。嘱患者侧卧休息，避免情绪紧张。

三诊：服用前方后，咯血止，咳嗽减轻，咯少量白痰，气短，右胸疼痛，纳呆，全身乏力。舌质淡，苔薄白，脉细滑。复查胸 CT：右肺癌化疗后，右肺门区软组织块影，侵及纵隔、右下叶支气管，右下肺阻塞性炎症，胸膜肥厚粘连，少量胸水。此乃虚火已退，但脾胃仍亏之证。故前方加白术 15g，枳壳 15g，炒麦芽 30g。12 剂，水煎服。宜避风寒，适劳逸，畅情志。

四诊：4 天前不明原因腹痛隐隐，以胃脘部为著，伴恶心，纳呆，便溏，日一行。咯少量白痰，痰中偶有血丝，气短，自服“正露丸”无效。舌质红，苔白花剥，脉细滑。腹部 B 超：胆囊炎。此乃脾胃虚弱，运化失司所为，故前方加炒麦芽 30g，鸡内金 15g，生大黄 3g。加用大黄一味取患“通因通用”，以解除胆囊之炎症。嘱其注意饮食，忌食油腻生冷之品。

按：该患者嗜烟 20 余年，致气道受损，肺阴亏虚。日久痰瘀结于气道而成肺积，肺积经化疗后，气血愈亏，故选用一贯煎加减益气养阴。加用僵蚕、浙贝母以化痰解痉平喘；加黄芪、女贞子以益气扶正；加乌蛇、蜈蚣、土鳖以活血化瘀，消除积块。服药期间，不明原因咯血增多，本着急则治其标的原则，遂加用三七、小蓟、仙鹤草以凉血止血；血止后，本着缓则治其本的原则，加强健脾益气之功，遂加用白术、枳壳、炒麦芽、鸡内金等。本案临证思辨特点：嗜烟之人，罹患肺积，且行化疗之术，肺阴亏虚，故治疗以滋阴润肺，扶正固本为治则，可本着急则治其标，缓则治其本的原则随症加减，多可缓解临床症状，解除临床疾苦。

二十一、虚劳（气血亏虚）

卵巢癌术后（卵巢内膜样腺癌），中医诊断虚劳。辨证属气血亏虚，扶正祛邪为其治则，治以补益气血。方用枳朴六君子汤化裁，减轻患者痛苦，提高生活质量，延长了生存期。

关某，女，57岁，工人。发病节气：大寒后4天。

主诉：左卵巢癌术后、化疗后4年。

现病史：患者于2001年11月无明显原因阴道出血，即到某医院做腹部B超检查，提示卵巢囊肿（左），立即行手术切除，术后病理报告：左侧卵巢内膜样腺癌Ⅲ级，再次行手术根治术，术后行全身化疗15次，现欲中医治疗，故来我院求治。现症见：双下肢无力，全身乏力，头昏，纳差，便溏，1~2次/日，小便调。

初诊：本病案症见全身乏力，双下肢酸困无力，头昏，纳差，便溏。察其面色萎黄，双目少神，语声低怯，形体适中。诊其舌脉示舌质淡，苔薄白，脉沉细。实验室和其他检查报告为：术后病理示左侧卵巢内膜样腺癌Ⅲ级。该患者青年丧偶，情绪抑郁，肝气不舒，血行不畅，气血互结而成癥瘕。癥瘕历经手术、化疗等治疗，气血俱亏，而成虚劳，症见下肢酸困，全身乏力，头昏。脾胃功能受损，运化失常，则纳差，便溏。舌淡，脉沉细主虚证。故法当补益气血，扶正固本，方拟枳朴六君子汤加减治之。

处方：枳　壳10g　厚　朴10g　党　参30g　白　术15g
陈　皮10g　半　夏10g　茯　苓15g　甘　草6g
乌贼骨15g　浙贝母15g　黄　连10g　荜澄茄15g
乌　蛇10g　蜈　蚣2条　土　鳖10g　生薏仁30g
12剂，日1剂，水煎服。

医嘱：忌食辛辣刺激之品。

二诊：服用前方后，症状减轻，下肢酸困及全身乏力症均减，纳食增加，但胃脘痞满，大便仍溏。舌质淡，苔白，脉沉细。此乃脾胃虚寒所为，故前方加炒麦芽、鸡内金、姜黄以温中散寒，消食导滞。12剂，水煎服。嘱其节制饮食，以高营养清淡饮食为宜。

三诊：近3~4天来两胁下胀满不适，饭后尤甚，阵发性恶心欲吐，胃脘胀满，口中作酸，纳呆，大便不爽。舌质淡，苔薄白，脉沉细。此乃肝气不舒，肝胃不和之证，故前方加香附12g，郁金12g。12剂，水煎服。嘱其畅情志，避免思虑过度。

按：该患者20年前不幸丧偶，肝气郁结，气机逆乱，血行不畅，气血互结，日久形成癥瘕。癥瘕已成，气血已亏，加之行手术、化疗之术，气血愈亏而成虚劳。因脾胃为后天之本，气血生化之源，故治以健脾和胃，补益气血。处方选枳朴六君子汤为主方，加黄连、荜澄茄辛开苦降，调理脾胃；乌贼骨、浙贝母制酸和胃，缓急止痛；加乌蛇、蜈蚣、土鳖以活血化瘀，以防癥瘕复发。服用前方后，乏力等症减轻，但两胁胀满，胃脘痞满，大便溏薄，此为肝胃不和，脾胃虚寒所为，故原方加姜黄、炒麦芽、鸡内金温中散寒，理气导滞；加香附、郁金疏肝理气。服用上方12剂后，痞满症减。本案临证思辨特点：患者因早年丧偶，肝气郁结，气血逆乱，思虑伤脾，代谢失常而发病。病后行手术等治疗，使气血俱亏，故治疗以补益气血，扶正固本为主，但应佐以疏肝理气之品，使气机条达，脏腑功能恢复正常。

二十二、肝积（肝郁脾虚）

肝转移瘤术后，中医诊断肝积。辨证属肝郁脾虚，扶正祛邪为其治则，治以疏肝理气、健脾益气。方用枳朴六君子汤化裁。

马某，男，63岁，工人。2006年3月13日初诊。发病节气：惊蛰后7天。

主诉：肝转移瘤术后5年。

现病史：患者于2000年12月因自觉腹腔有一鸡蛋大小肿块，遂在某医院行剖腹探查术，结果为平滑肌肉瘤。故再行手术切除，并行全身化疗4次。术中因发现病灶与脾脏粘连，亦将脾脏全切。化疗过程中发现肝上有一病灶逐渐变大，即于2001年6月1日再次手术，切除“肝右后叶”，并行介入治疗7次，肝脏病灶变化不著。2003年行肝穿一次，提示：平滑肌肉瘤。2005年元月6日行第三次手术，发现原肿瘤部位偏下又复发一肿块，又行切除术，并将胆囊全切，肝脏局部切除（具体不详）。2005年11月行“γ-刀”治疗1个疗程（照射7次），部位包括肝、胃底，现欲求中药治疗。现症：肝区及胃脘部胀满，纳呆，呃逆，口干，小腹胀，乏力，近一年来消瘦4kg，夜休可，小便频，量少，大便不爽，每1~2日一行。

初诊：症见右胁肋及胃脘部胀满，伴纳呆，呃逆，全身乏力，消瘦，尿频量少，大便不爽，每1~2日一行。察其面色黧黑，表情淡漠，形体消瘦，语言流利，声音低怯。诊其舌脉见舌质淡暗，苔白腻，脉沉细。实验室和其他检查报告为：胃镜：胃底黏膜组织慢性炎症，黏膜下平滑肌增生，无恶性病变。腹部CT：①肝内多发低密度灶，与2006年1月5日相比，肝内转移性病变较前增大。②双肾囊肿。患者平素性情急躁，肝郁气滞，气瘀互结，积于腹部而成积证。肝郁气滞，不通则痛，故右胁肋及胃脘部胀满；肝木克伐脾土，脾胃运化失常则纳呆；胃气上逆则呃逆；脾胃运化失职，气血生化乏源，周身失养则消瘦，全身乏力；面色黧黑为肝病之主色；苔腻，脉沉细主脾虚。本证属肝郁脾虚，法当疏肝理气，健脾益气，方拟枳朴六君子汤加味治之。

处方：枳　壳 10g　　厚　朴 10g　　陈　皮 10g　　半　夏 10g
党　参 30g　　白　术 30g　　茯　苓 15g　　生甘草 6g
黄　芪 30g　　女贞子 30g　　乌　蛇 10g　　蜈　蚣 2 条
土　鳖 10g　　生薏仁 30g　　丹　参 30g　　夏枯草 30g
12 剂，日 1 剂，水煎服。

禁辛辣刺激之品。

特殊医嘱：嘱其调畅情志，避免情绪紧张和激动。

二诊：服用前方后，脘腹胀满感减轻，呃逆缓解，纳食增加，但仍感右胁肋及胃脘部疼痛，进食油腻后恶心欲吐，胃中发凉。晨起痰多色白，咳嗽轻。舌质淡红，苔薄白，脉细滑。此乃肝胃不和，脾胃虚寒所为，故前方加姜黄、桂枝、白芍等温中散寒，柔肝止痛。嘱患者节制饮食，调畅情志。

按：患者因平素性情急躁，肝郁气滞，日久气瘀互结于腹而成肝积。肝积行化疗及手术，气血消耗，不能荣养周身，而致脏腑功能减退。故治疗宜扶正固本，方选枳朴六君子汤为主方以健脾益气，调和脾胃；加黄芪、女贞子以增强益气扶正之功；加生薏仁以健脾渗湿；加乌蛇、蜈蚣、土鳖以活血祛瘀，消除瘤块；加夏枯草以解毒护肝。服药后，痞满稍减，但疼痛同前，且胃中发凉，故加用姜黄、桂枝、白芍以温中散寒，柔肝止痛。本案临证思辨特点：凡中医积证范畴之病（包括各种良性及恶性肿瘤），凡经手术及（或）放、化疗等治疗，均损伤正气，呈现邪去正虚或邪实正虚之证，治疗均当扶正固本。而脾胃为后天之本，“有胃气则生，无胃气则死”，故健脾益气为扶正祛邪之要。

二十三、腰痛（水湿内停、瘀血内阻）

肾小球肾炎，中医诊断腰痛。辨证属水湿内停、瘀血内阻证，扶正祛邪为其治则，治以利水渗湿、活血化瘀。方用化瘀利湿汤化裁。

郭某，男，41岁，工人。发病节气：雨水后3天。

主诉：腰痛、乏力2年。

现病史：患者于2年前无明显原因出现腰痛、乏力，当时未予重视。至2005年12月因头痛较剧而住入西京医院，诊断为“IgA肾病，慢性肾小球肾炎，肾功能不全，高血压病Ⅱ级”。2006年1月20日复查尿常规：WBC：3～4/HP，RBC：0～2/HP，蛋白质（+++）。肾功：BUN：16.0 mmol/L，Cr：378μmol/L。B超示：双肾缩小，为弥漫性病变，左肾血流速度正常，右肾血流速度减低。双肾ECT：双肾功能中－重度损害，双肾GFR下降。现症：腰痛，乏力，头晕头闷，全身无肿胀，纳可，无恶心欲吐，夜休可，二便调。既往有高血压病史，平时口服“波依定”控制血压，但血压控制不良。

初诊：该患者症见腰痛，全身乏力，头昏闷，无水肿症，纳食一般，二便调。察其面色晦暗，语言清晰流利，形体胖瘦适中，诊其舌脉见舌质淡暗，苔白，脉细滑。实验室和其他检查报告为：B超示“双肾缩小，呈弥漫性病变”。双肾ECT示“双肾功能中－重度损害”。腰为肾之府，腰痛之因若非外伤引起，则多责之于肾亏，因肾主水，肾虚气化不利，则致水湿停聚，可见腰困痛；水湿中阻，上蒙清窍则头昏闷；谢老认为“血水同源”，水湿停滞，则血行不畅而成瘀血。故水湿停聚，瘀血内阻共为病机，法当利水渗湿，活血化瘀，方拟化瘀利湿汤加减治之。

处方：黄　芪30g　丹　参30g　茯　苓30g　当　归15g
金银花30g　黄　柏10g　桃　仁10g　红　花10g
生薏仁30g　石　韦30g　车前子30g　石菖蒲30g
大　黄6g　益母草30g　白花蛇舌草30g
12剂，日1剂，水煎服。

嘱其适劳逸。

二诊：服用前方后，腰痛减轻，头晕次数明显减少，小便通利，无下肢水肿，纳食可。舌质淡暗，苔白，脉细滑。2006年3月24日在西京医院复查肾功：BUN：16.0 mmol/L，Cr：378μmol/L，UA：413μmol/L与服药前相比稳中有降。尿蛋白仍为（+++），此乃肾气亏虚，固摄无权所致。故前方加芡实30g，生山药30g，杜仲30g。21剂，水煎服。嘱其避风寒，适劳逸，清淡饮食。

按：腰为肾之府，腰痛原因除外伤外，则多责之于肾亏，因肾主水，肾虚气化不利，则致水湿停聚，且“血水同源”，水湿停聚则血行不畅而成瘀血，故水湿停聚，瘀血内阻为腰痛之病机。自拟化瘀利湿汤主药为丹参、茯苓，活血化瘀，淡渗利湿；辅以黄柏、桃仁、红花、金银花以增强君药利湿化瘀之效；佐以黄芪、当归，取意用当归补血汤补益气血以改善患者体质，且有行气利水化瘀之功。可随症加减石韦、石菖蒲、车前子、益母草等加强活血利湿之效。服用前方后，肾功复查稳中有降，但尿蛋白无变化，考虑为肾气亏虚，固摄无权，蛋白漏出所为，故加用芡实、生山药、杜仲以补肾固摄。本案临证思辨特点：本案突出腰痛的病因病机为水湿停聚，瘀血内阻，故立法方药皆以此为据，自拟化瘀利湿汤旨在益气补肾化瘀利湿，突显治病求本的特点。

二十四、乳岩（气阴双亏）

乳腺癌术后，中医诊断乳岩。辨证属气阴双亏，扶正祛邪为其治则，治以益气养阴。方用一贯煎化裁，减轻患者痛苦，提高生活质量。

高某，女，46岁，工人。2005年7月18日初诊。发病节气：大暑前4天。

主诉：右乳癌术后8年，咳嗽胸痛半年余。

现病史：患者于1997年无意间发现右乳包块，遂于某医院诊治，手术切除确诊为“右乳导管癌”。术后化疗至2001年，病情稳定。2004年9月无明显原因咳嗽，咳痰，伴肩背部疼痛，疑为“肌肉拉伤”而到疼痛科治疗。至元月份咳嗽，胸痛等症不减，做胸CT示：右侧胸腔积液。即住院治疗，抽取胸水病检查到腺癌细胞，行“艾素+顺铂”化疗4次。一般情况可，近来复查仍示胸腔中等量积液，遂于6月30日再次入院做“胸膜粘连术”。现症见：偶咳，咯少量白黏痰，气短乏力，纳差，二便调。

初诊：本案症见胸闷气短，咳嗽，咯少量白黏痰，伴全身乏力，纳差，察其面色㿠白，形体消瘦，精神不振，双目少神，语声低怯。诊其舌脉见舌质淡红，苔白腻，脉滑数。检阅实验室资料为：胸CT：①右侧前上胸膜局限性增厚并小结节状突起较前明显增重，多考虑胸膜增厚粘连。②右肺中叶局限性纤维化。③右侧乳房缺如，手术后改变。④脊柱侧弯畸形。⑤纵隔内可见肿大淋巴结（1枚），双侧腋窝可见多个淋巴结。患者系中年女性，生活压力较大，加之性情内向抑郁，使痰气瘀互结而成乳岩。乳岩历经多次化疗，必致气血亏虚，阴津暗耗。乳居胸中，乳积则使局部血行不畅，津液水湿停滞胸胁，故而并发悬饮，症见胸闷，气短，咳嗽，胸痛；气血亏虚，不能荣养周身则见全身乏力，形体消瘦，面色㿠白，气怯懒言；脾胃运化受阻则纳差；舌质淡，脉数主气阴双亏。苔腻脉滑为水饮之征。此证属气阴双亏，法当益气养阴。方拟一贯煎加味治之。

处方：沙　参30g　麦　冬30g　当　归10g　生　地10g
川楝子6g　枸杞子15g　浙贝母15g　芦　根30g
黄　芪60g　女贞子30g　乌　蛇10g　蜈　蚣2条
土　鳖10g　僵　蚕10g　生薏仁30g　葶苈子15g
冬瓜仁30g
12剂，日1剂，水煎服。

嘱其畅情志，适劳逸。

二诊：服用前方后仍感气短，活动后心慌，咳嗽轻，痰少，右侧肩背部抽痛，夜休差，纳食一般，二便调。舌质红，苔黄腻，脉细数。2005年9月21日在医院复查B超示：双侧胸腔未见明显积液。此乃心血不足，心失所养则动则气短，心慌；痰湿郁久化热，则见舌质红，苔黄厚腻，脉滑数。故前方加龙葵、鱼腥草以加强清热化痰利湿之功；加瓜蒌、薤白宽胸理气；加黄芪、炒酸枣仁、大枣、草石斛以益气滋阴，安神定悸；加大腹皮、炒麦芽以健脾理气，祛除痰饮。嘱忌食油腻辛辣之品。

三诊：仍咳嗽，咯吐白痰，量不多，活动后气短，伴心慌甚，右肩背抽痛，夜休差，自觉时有气自小腹上冲咽喉而引起咳嗽，纳可，大便时干时稀，饭后肠鸣辘辘，小便调。舌质红苔黄厚，脉细数。此乃痰湿中阻，心血瘀阻所为，法当活血化瘀，宽胸理气，处方改用血府逐瘀汤合生脉散加减。12剂，水煎服。嘱其避免过劳。

四诊：头昏稍减，动则气短，气喘，仍咳嗽，咯少量白黏痰，口干纳呆，多梦失眠，便溏，双下肢水肿，舌质淡红，苔白腻，脉细滑。此乃脾肾两亏，气阴双虚之证，故原方去瓜蒌、薤白以缓解便溏之苦；加蛤蚧、草石斛补肾纳气，养阴生津。12剂，水煎服。嘱其适劳逸，避风寒。

按：该患者因乳岩而行化疗之术，致气血双亏，阴津暗耗，故选用一贯煎加减以滋阴益气；加用黄芪、女贞子补气固本，调节免疫能力；加葶苈子、冬瓜仁以利水逐饮；加乌蛇、蜈蚣、土鳖以活血祛瘀，消除积块。治疗期间，因气虚血行不畅，心血瘀阻而突显心慌、气短症，故改用血府逐瘀汤加减以活血化瘀，宽胸理气，安神定悸。随着病程迁延，脏腑功能减退，肾气亏虚，肾不纳气，而见动则气短加重，故加用蛤蚧补肾纳气。本案临证思辨特点：凡肿瘤患者行放疗、化疗等治疗皆损伤气血，而胸部肿瘤（如原发性肺癌，肺转移癌，胸腺瘤等）则以阴虚为主。故选方用一贯煎加减治疗。且肿瘤晚期患者，免疫功能低下，极易诱发多种并发症，故本着急则治其标，缓则治其本的原则，随症加减。

二十五、胃脘痛（肝胃不和）

慢性胃炎，中医诊断胃脘痛。辨证属肝气郁结、肝胃不和，扶正祛邪为其治则，治以疏肝理气、健脾和胃。方用枳朴六君子汤化裁。

李某，男，47 岁，工人。发病节气：夏至前 5 天。

主诉：胃脘疼痛 1 年，右胁疼痛半年。

现病史：自述 1 年前不明原因胃脘部隐痛不适，与饮食无关，夜间尤甚，伴脘腹痞满，即到某医院求治，做“上消化道钡透”未见明显异常，给予西咪替丁（泰胃美）、复方铝酸铋（胃必治）等口服，效果不佳。近半年来，右胁胀痛，向背部抽掣，伴呃逆，夜休差，便溏，日 2 ~ 3 次，再次求治，做胃镜示“慢性浅表性胃炎”，B 超提示“胆囊息肉、胆固醇结晶”，给予奥美拉唑（奥克）、克拉霉素、果胶铋等口服，诸症不减。欲求中医治疗，故来我院求治。现症见：右胁胀痛，向背部抽掣，胃脘隐痛，伴呃逆，纳呆，便溏，乏力，夜休差。

初诊：症见右胁胀痛，向背部抽掣，胃脘隐痛，伴呃逆，乏力，纳呆，便溏，夜休差。察其面色萎黄，形体消瘦，舌质淡红，苔薄白，诊其脉呈细弦脉。实验室和其他检查报告为：胃镜：慢性浅表性胃炎。B 超：胆囊息肉，胆固醇结晶。患者平素性情急躁易怒，致肝气郁结，气机不畅，则见右胁胀痛；肝木克伐脾土，致肝胃不和，脾胃运化失职，则胃脘隐痛，呃逆，纳呆；脾胃受损，气血生化乏源，不能荣养周身则见乏力；舌质淡，脉细弦为肝郁脾虚之征。此证为肝气郁结，肝胃不和所致，法当疏肝理气，健脾和胃。方拟枳朴六君子汤加减治之。

处方：枳　壳 10g　　厚　朴 10g　　党　参 30g　　白　术 15g

陈　皮 10g　　半　夏 10g　　茯　苓 30g　　生甘草 10g
乌贼骨 15g　　浙贝母 15g　　黄　连 10g　　荜澄茄 15g
砂　仁 10g　　木　香 10g　　元　胡 30g　　炒三仙各 12g

12 剂，日 1 剂，水煎服。

宜畅情志，忌食油腻生冷之品。

二诊：服用前方后，胃脘部不适及右胁隐痛已明显减轻，但平卧时感胸闷不适，无心慌，气短等症，纳可，眠可，二便调。舌质淡红，苔薄白，脉弦。此乃脾胃受损，痰湿中阻，胸阳不展之症，故前方加瓜蒌 30g，薤白 30g，葛根 30g，以达宽胸理气之功。嘱其畅情志，节饮食。

按：患者平素性情急躁易怒，致肝气不舒，横克脾土，使脾胃运化失职，而成肝胃不和之证。此证肝木侮土，且脾胃为后天之本，若要纠正脾胃不和状态，须强健脾胃，扶正固本。故选用枳朴六君子汤化裁。此方以六君子汤为基础方，加用枳壳、厚朴、砂仁、木香以共奏理气和胃之功；黄连、荜澄茄辛开苦降，调理脾胃；乌贼骨、浙贝母以抑制胃酸分泌过多；元胡理气止痛，炒三仙行气导滞。服上方后，肝气郁结之证明显减轻，但仍乏力，纳呆，伴胸闷，考虑脾胃亏虚为本，因脾气不升，胸阳不展而见胸闷不适，故原方加瓜蒌、薤白宽胸理气。本案临证思辨特点突出表现在重视脾胃为后天之本之理论，临证以健脾和胃为主，以疏肝理气为辅，以使脾胃功能恢复，从而达肝气调达之目的。

二十六、肺积（肺阴亏虚）

肺癌（鳞癌）术后、化疗后，中医诊断肺积。辨证属肺阴亏虚，扶正祛邪为其治则，治以滋阴润肺。方用一贯煎加减治疗，减轻患者痛苦，提高生活质量，延长了生存期。

王某，女，45 岁。2006 年 2 月 6 日初诊。发病节气：立春后 2 天。

主诉：左肺鳞癌手术，化疗后半年。

现病史：患者于 2005 年 5 月无明显原因出现干咳，未予重视。至 7 月出现左侧胸痛，仍未及时正规治疗，上症加重伴气短、声音嘶哑，故于 2005 年 8 月住入某院，拍胸片示：左侧胸腔中量积液，局部穿刺并病理示：鳞状细胞癌 II 级。遂行全身化疗 3 次（具体方案不详），局部化疗 2 次。2005 年 9 月 14 日行骨扫描示：左侧第 4、10 后肋，右股骨上段、右股骨下端骨代谢活跃，考虑“肿瘤骨转移”可能。现症：左侧胸背疼痛，不能平卧，声音嘶哑，无咳嗽咳痰，无胸闷气短，纳可，夜休差，二便调。

初诊：本案症见左侧胸背疼痛，不能平卧，声音嘶哑，干咳无痰，乏力，纳可，夜休差，二便调。查其面色㿠白，表情痛苦，双目少神，形体消瘦，声音嘶哑，对答切题。诊其舌脉见舌质红，苔薄白，脉沉细。实验室和其他检查报告为：病理报告提示：左肺上叶鳞状细胞癌II级。骨扫描：左侧第4、10后肋、右股骨上段、右股骨下端骨代谢活跃，考虑骨转移。该患者左肺鳞癌已确诊，且行全身化疗，致患者脏腑功能减退，气血亏虚。肺阴不足，气道失润，则声音嘶哑，干咳无痰。肺居胸中，病已至积，局部阻塞不通，不通则痛，则见左侧胸背疼痛；化疗暗耗气血，周身失养则全身乏力，面色㿠白，形体消瘦。舌质红为阴虚之象，脉沉细主气阴双亏，法当扶正固本，滋阴润肺。方拟一贯煎加减治之。

处方：沙　参30g　麦　冬30g　当　归10g　生　地10g
川楝子6g　枸杞子15g　黄　芪60g　女贞子30g
僵　蚕10g　浙贝母15g　乌　蛇10g　蜈　蚣2条
土　鳖10g　葶苈子15g　生薏仁30g　龙　葵30g
百　合30g　大　枣3枚
12剂，日1剂，水煎服，早晚分服。

忌食辛辣刺激之品，忌烟酒。

特殊医嘱：嘱其多喝水，避免跌扑，以防发生骨折。

二诊：服用前方后，症状缓解不明显，仍感左侧胸胁疼痛，阵发性加剧，仍声音嘶哑，全身乏力，夜休差，大便干，2～3日一行。服药期间在西安某医院复查示左侧胸腔积液，并门诊抽放胸水1700ml。此乃肺脾肾俱虚，水湿代谢失常，水湿停聚胸胁所为，故前方加冬瓜仁30g，大腹皮12g，牛膝15g以加强淡渗利水之功。嘱其家属加强护理，防止跌扑。

按：该患者诊断明确，即左肺鳞癌，且行全身化疗，致气血暗耗，脏腑受损，肺脾肾俱虚，尤以肺阴不足突显，故选择一贯煎加减以滋阴润肺，扶正固本。服药后症状缓解不明显，且左侧胸腔积液增多，分析为肺脾肾俱虚，水湿代谢异常所为，故原方加冬瓜仁、大腹皮、牛膝等以加强利水逐饮之效。本案临证思辨特点：积证行化疗后，脏腑亏虚，气血暗耗，肺癌尤以阴伤为主，故治疗多选用一贯煎滋阴润肺。

二十七、肺积（肺阴亏虚）

周围型肺癌，中医诊断肺积。辨证属肺阴亏虚兼热毒互结，扶正祛邪、标本兼顾为其治则，治以滋阴润肺、清热解毒。方用一贯煎化裁，减轻患者痛苦，提高生活质量，延长了生存期。

蒋某，男，76岁，退休干部。2005年7月4日初诊。发病节气：大暑前4天。

主诉：咳嗽，咳痰，痰中带血1月余。

现病史：2005年5月底因咳嗽、痰中带血，在某医院就诊，胸部CT报告：右肺上叶占位病变，多考虑周围型肺癌。后于2005年6月10日行PET-CT示：右肺结节影，代谢活跃，考虑为恶性病变。即住院行"聚能刀"治疗，活检示：腺癌。为寻求中医治疗前来就诊，现症：咳嗽，咳白痰，痰中带血，色暗，右侧胸胁隐隐不适，活动后气短，无胸闷心慌，纳可，眠可，大小便正常。患病以来无发热。

初诊：证见咳嗽，咯白痰，痰中带血，色暗，右侧胸胁隐隐不适，活动后气短，察其双目有神，面色晄白，语声低平，呼吸平稳，舌质红，舌苔白厚腻，诊其脉象弦滑。实验室和其他检查报告为：病理报告：腺癌。此为邪毒内郁，日久伤及肺阴，阴虚火旺，灼伤肺络，血溢脉外所致，法当润肺清热，方拟一贯煎加减治之。

沙　参30g　　麦　冬30g　　当　归12g　　生　地15g
枸杞子15g　　川楝子6g　　白僵蚕10g　　浙贝母15g
乌　蛇10g　　蜈　蚣2条　　生薏仁30g　　龙　葵30g
茜　草30g　　莱菔子30g

12剂，水煎服。一日1剂，早晚分服。

嘱其避免劳累，忌食辛辣刺激。

复诊（2005年7月18日）：服用前方后咯血已经完全消失，咳嗽减轻，咯少许白痰，气短，右侧胸胁仍隐隐不适，纳可，眠可，大便量多，每日两次，小便正常。语气中平，气息平稳。舌质暗红，舌苔黄腻，脉象浮滑。此乃痰热尚存，故前方加土鳖10g，瓜蒌仁30g，鱼腥草30g，12剂，水煎服。一日1剂，早晚分服。

嘱其坚持服药，定期复查。

三诊（2005年8月22日）：服用前方后痰量减少，痰色黄白相间，右侧胸胁刺痛，夜尿频，大便调。舌质暗，舌苔白，脉象细弦。此乃气阴亏虚，故前方加黄芪30g，女贞子30g，玄参30g，草石斛30g，12剂，水煎服。一日1剂，早晚分服。

四诊（2005年12月7日）：咳嗽，咯少量痰，色暗如咖啡，纳可，二便调，精神较好，舌质淡，舌苔薄黄，脉象弦细。2005年8月31日在某医院复查胸部CT：原系“右肺癌聚能刀术后”，现片示右肺上叶前段一3.0 cm×4.1 cm×4.2 cm软组织密度影；纵隔内数枚淋巴结影，部分钙化。2005年11月15日本院胸部CT：右肺上叶前段肺癌，与前片（2005年8月31日）比较，肿块略有缩小；纵隔内见一肿大淋巴结影。此乃邪毒内郁，气阴亏虚，故用一贯煎加减变化。

沙　参30g　麦　冬30g　当　归12g　生　地15g
枸杞子15g　川楝子6g　浙贝母15g　杏　仁10g
生荷叶10g　黄　芪15g　女贞子15g　鱼腥草15g
白　及10g　龙　葵15g　炒麦芽30g　百　合15g

6剂，水煎服。一日1剂，早晚分服。

按：肺失宣肃，气血运行不畅，滞而为瘀；聚津为痰，痰瘀互结，形成肿块，结于肺中；邪毒内郁，日久伤及肺阴，阴虚火旺，灼伤肺络，血溢脉外，故咳嗽，咳痰，痰中带血；舌质红，舌苔白厚腻，脉象弦滑，皆为邪热内停，痰瘀互结之征。法当润肺清热，方拟一贯煎加减治之，方中沙参、麦冬、当归、生地养阴润肺，枸杞子滋补肾阴，取金水相生之意，白僵蚕、浙贝母、莱菔子、生薏仁化痰通络，乌蛇、蜈蚣、龙葵解毒散结，茜草凉血止血。中期痰热尚存，故前方加瓜蒌仁、鱼腥草清热化痰，用土鳖加强解毒作用。后期气阴亏虚，故前方加黄芪、女贞子、草石斛气阴双补，百合为润肺佳品，用玄参加强养阴，并有凉血之功。本案临证思辨特点为邪毒内郁，日久伤及肺阴，阴虚火旺，灼伤肺络，法当润肺清热，解毒散结，方用一贯煎随症加减，在减轻患者痛苦、提高生活质量、延长生存期方面起到了积极的作用。

二十八、胃积（气血不足）

胃体窦低分化腺癌，中医诊断胃积。辨证属痰瘀互结、气血不足，扶正祛邪为其治则，治以健脾益气，佐以解毒散结。方拟枳朴六君子汤加减，减轻患者痛苦，提高了生存质量，延长了生存期。

霍某，女性，43岁，职员。2006年2月27日初诊。发病节气：立春。

主诉：胃癌术后3月，化疗2次。

现病史：2005年10月无明显诱因出现上腹部疼痛，腹胀，恶心呕吐，于12月行胃镜检查，提示胃体及胃窦病变，多考虑胃癌。病理诊断：胃体窦低分化腺癌。即于12月22日行根治性全胃切除术，术中发现左侧卵巢肿瘤，冰冻后病理提示胃癌转移，术后化疗2次。现症：进少量流食，进食油腻后腹泻，大便不成形，乏力，患病以来体重下降10kg。

初诊：证见精神尚可，进少量流食，进食油腻后腹泻，大便不成形，乏力，消瘦，察其双目少神，面色㿠白，语声低平，舌质红，少津，舌苔薄黄，诊其脉象沉细。实验室和其他检查报告为：病理报告：低分化腺癌。诊断为胃积（气血不足），此为胃中痰瘀互结，日久成积，邪毒内郁，伤及气血，加之术后气血更虚，脾胃健运失司所致，法当扶正培本，健脾益气，佐以解毒散结，方拟枳朴六君子汤加减治之。

枳　壳10g　　厚　朴10g　　党　参30g　　白　术30g
陈　皮12g　　半　夏10g　　茯　苓15g　　甘　草6g
乌　蛇10g　　蜈　蚣2条　　生薏仁30g　　黄　芪60g
女贞子30g　　土鳖虫10g　　忍冬藤30g

12剂，水煎服。一日1剂，早晚分服。

忌食辛辣刺激，嘱其避免劳累，适当休息。

复诊（2006年3月27日）：第三次化疗结束，服用前方后纳食可，精神可，大便成形，每日2～3次，夜休可。语气低怯，气息平稳。舌质暗红，舌苔白干，脉象细弦。此乃脾气失健，宜加芳香醒脾之品，故前方加砂仁10g，广木香10g，炒麦芽30g，12剂，水煎服。一日1剂，早晚分服。

嘱其坚持服药，定期复查。

按：饮食不节，生痰留瘀，胃中痰瘀互结，日久成积，邪毒内郁，伤及气血，加之术后气血更虚，脾胃健运失司所致，法当扶正培本，健脾益气，佐以解毒散结，方拟枳朴六君子汤加减治之：方中党参、白术、茯苓、生薏仁、甘草健脾益气；砂仁、广木香、炒麦芽芳香醒脾；陈皮、半夏、枳壳、厚朴理气化痰；乌蛇、蜈蚣、土鳖虫、忍冬藤解毒散结，以毒攻毒；黄芪、女贞子气阴双补，调节免疫。

本案临证思辨特点为胃中痰瘀互结，日久成积，邪毒内郁，伤及气血，加之术后气血更虚，脾胃健运失司所致，法当扶正培本，健脾益气，佐以解毒散结，方拟枳朴六君子汤加减治之，在减轻患者痛苦、提高生活质量、延长生存期方面起到了积极的作用。其中特别需要指出的是，黄芪、女贞子是经验用对药，药物功用为气阴双补，实有增强免疫之功。

二十九、乳岩（肝肾阴亏）

乳腺癌（低分化腺癌）放、化疗后，中医诊断乳岩。辨证属肝肾阴亏，扶正祛邪为其治则，治以滋补肝肾，佐以解毒散结。方用参芪地黄汤加减，减轻患者痛苦，提高生活质量，延长了生存期。

安某，女性，38岁，居民。2006年2月27日初诊。发病节气：春分。

主诉：发现左乳腺癌3个月，化疗3次，放疗30次。

现病史：患者于2004年无意中发现左乳一包块，伴有乳头溢液，在我院按“乳腺增生”服药治疗，后包块逐渐增大，去年出现左下肢疼痛，在红会医院拍片提示：骨盆多发骨质破坏，ECT提示：全身多发性骨代谢异常活跃，符合肿瘤骨转移，即住入某院，乳腺活检病理提示：组织内低分化腺癌，先后给予化疗3次，放疗30次。为寻求中医治疗前来就诊，现症：左乳时有刺痛，腰困，乏力，纳呆，双下肢不肿，夜休一般，大小便调。

初诊：证见左乳时有刺痛，腰困，乏力，纳呆，双下肢不肿，夜休一般，大小便调。察其双目有神，面色萎黄，语声低平，呼吸平稳，舌质暗红，舌苔薄黄，诊其脉象滑数。实验室和其他检查报告为：病理报告：组织内低分化腺癌。诊断为乳岩（肝肾阴亏），此为情志不遂，肝气内郁，日久气血凝结，发为乳岩，子盗母气，肾阴不足，肝肾阴亏而见腰困乏力。法当滋补肝肾，佐以解毒散结，方拟参芪地黄汤加减治之。

太子参30g　黄　芪30g　熟　地10g　山　药10g
山萸肉10g　泽　泻10g　茯　苓10g　丹　皮10g
生薏仁30g　乌　蛇10g　蜈　蚣2条　土　鳖10g
补骨脂30g　杜　仲30g　川　断15g　狗　脊15g
螃　蟹30g

12剂，水煎服。一日1剂，早晚分服。

嘱其合理饮食，注意休息。

复诊（2006年3月13日）：服用前方后左乳刺痛明显减轻，仍腰困，乏力，精神可，纳呆，眠可，大便不成形，每日2次，小便正常。下午双手肿胀，左手麻木。语气中平，气息平稳。面色萎黄，双目有神。舌质淡红，舌苔薄黄，脉象细。仍为肝肾阴亏，兼邪毒阻络，守方继治，前方加全虫10g以解毒通络。12剂，水煎服。一日1剂，早晚分服。

嘱其坚持服药，定期复查。

三诊（2006年3月27日）：服用前方后病情平稳，左乳刺痛消失，仍腰困，乏力，精神可，纳呆，眠可，大小便正常。5天前感冒后偶有咳嗽，咳痰。舌质红，舌苔白腻，脉象弦。此乃热毒蕴肺，上方加半枝莲30g以清热解毒。12剂，水煎服。一日1剂，早晚分服。

按：本案患者情志不遂，肝气内郁，乳房为肝经循行要处，日久气血凝结，发为乳岩而痛，而子盗母气，肾阴不足，肝肾阴亏而见腰困乏力。法当滋补肝肾，佐以解毒散结，方拟参芪地黄汤加减治之：方中太子参、黄芪、生薏仁补益后天脾气；熟地、山药、山萸肉、泽泻、茯苓、丹皮三补三泻，补益肝肾之阴；补骨脂、杜仲、川断、狗脊温补肾阳，以求阴阳互补；乌蛇、蜈蚣、土鳖、螃蟹解毒散结。本案临证思辨特点为先天与后天互补，肾中阴阳互补，在减轻患者痛苦、提高生活质量、延长生存期方面起到了积极的作用。

三十、噎膈（气血亏虚）

食道癌（食道鳞状细胞癌）术后、化疗后，中医诊断噎膈。辨证属气血亏虚，扶正祛邪为其治则，治以健脾益气，佐以解毒散结。方拟枳朴六君子汤加减，减轻患者痛苦，延长了生存期。

董某，男，52岁，技师。2006年2月6日初诊。发病节气：立春。

主诉：食道癌术后1年3个月，化疗4次，放疗7次。

现病史：（代述）患者于2004年9月无明显原因出现进食哽咽，后于10月10日在某医院胃镜示：距门齿30～34cm处有巨大溃疡，边界不清晰，质脆表面覆有白苔及易出血，有小结节状突起。病理示：食道鳞状细胞癌。于2006年10月23日行“食道癌根治术”（食道、胃弓上隧道式吻合术），术后病理：①食管鳞状上皮癌Ⅱ－Ⅲ级，浸及管壁全层；②双侧切缘均未查见癌组织；③另送小瓶淋巴结查见转移癌。术后行全身化疗4次，至2005年8月30日患者出现吞咽不利。胃镜示：光滑，不通。后行扩张术。随即出现胸闷气短。2005年9月1日胸部CT示：后纵隔内肿块考虑淋巴结肿大。“γ－刀”治疗7次。9月6日行纤维支气管镜示：右肺中叶外压性改变，管腔部分狭窄，未见新生物。现症：胸闷，气短，气喘，喉间偶有哮鸣，咳嗽，白泡沫痰，质黏不利，进食尚顺利，无呛咳，夜眠一般，可平卧，二便调。

初诊：证见胸闷，气短，气喘，喉间偶有哮鸣，咳嗽，白泡沫痰，质黏不利，进食尚顺利，无呛咳，夜眠一般，可平卧，二便调。舌淡红，苔薄白，脉细。实验室和其他检查报告为：病理报告：食道鳞状细胞癌。诊断为噎膈（气血亏虚），此为平素饮食不节，脾胃虚弱，气虚不能运化，血瘀停滞食道中，瘀毒内结，影响水谷入里，反使气血更亏。加之术后气血愈虚，脾胃健运失司所致，法当扶正培本，健脾益气，佐以解毒散结，方拟枳朴六君子汤加减治之。

枳　壳10g	厚　朴10g	党　参30g	白　术15g
陈　皮12g	半　夏10g	茯　苓15g	甘　草6g
乌　蛇10g	蜈　蚣2条	生薏仁30g	黄　芪60g
女贞子30g	土鳖虫10g	淡豆豉10g	栀　子10g
炒麦芽30g			

12剂，水煎服。一日1剂，早晚分服。

忌食辛辣刺激，嘱其避免劳累，调畅情志，适当休息。

复诊（2006年3月12日）：服药后病情平稳。行纤维支气管镜示：右中间支气管癌，病理诊断：“右中间支气管”黏膜鳞状细胞癌II级。现症：精神可，气短，咳嗽，纳可，夜休可，小便可，大便2日一行略有难解症状。语气低怯，气息平稳。舌质红，舌苔薄白，脉象细数。此乃痰热蕴肺，守方酌加清肺化痰之品。前方加僵蚕10g，浙贝母15g，瓜蒌15g，12剂，水煎服。一日1剂，早晚分服。

嘱其坚持服药，定期复查。

按：平素饮食不节，脾胃虚弱，气虚不能运化，血瘀停滞食道中，瘀毒内结，影响水谷入里，反使气血更亏。加之术后气血愈虚，脾胃健运失司所致，法当扶正培本，健脾益气，佐以解毒散结，方拟枳朴六君子汤加减治之：方中党参、白术、茯苓、生薏仁、甘草健脾益气；陈皮、半夏、枳壳、厚朴理气化痰；乌蛇、蜈蚣、土鳖虫解毒散结，以毒攻毒；黄芪、女贞子气阴双补，调节免疫；淡豆豉、栀子除烦。

本案临证思辨特点为脾胃虚弱，气虚不能运化，血瘀停滞食道中，瘀毒内结，影响水谷入里，反使气血更亏。加之术后气血愈虚，脾胃健运失司所致，法当扶正培本，健脾益气，佐以解毒散结，在减轻患者痛苦、提高生活质量、延长生存期方面起到了积极的作用。其中特别需要指出的是，虫类药物是惯用的抗癌中药，取其解毒散结之功，以毒攻毒。

三十一、肺积（气阴双虚）

肺癌化疗后，中医诊断肺积。辨证属气阴双虚，扶正祛邪为其治则，治以益气养阴。方拟枳朴六君子汤合一贯煎加减，减轻患者痛苦，疗效满意。

赵某，男，71岁，工人。2006年3月13日初诊。发病节气：惊蛰。

主诉：发现肺癌1年，化疗6次。

现病史：患者无明显原因出现连续干咳3年，至2004年冬季尤甚。至2005年3月23日在某医院行胸部CT示：左肺肺癌。在西安某医院行纤维支气管镜检，病理提示：非小细胞肺癌（左肺），2005年4月29日~2005年9月23日行全身化疗6次。自服“复方斑蝥胶囊”及“贞芪扶正胶囊”5个月。现症：干咳，无痰，无出血，胸闷气短，偶有心慌，左侧胸胁隐痛，善嗳气，纳可，精神可，夜眠一般，二便调。最近体温波动在36.9~37.2℃。多在夜间，持续有1个月，体重变化不著，左侧下肢疼痛。

初诊：证见干咳，无痰，无出血，胸闷气短，偶有心慌，左侧胸胁隐痛，喜嗳气，纳可，精神可，夜眠一般，二便调。最近体温波动在36.9~37.2℃。多夜间，持续有1个月，体重变化不著，左侧下肢疼痛。察其双目有神，面色蜡黄，表情苦楚，语声低平，咳声阵作，舌质紫暗，舌苔黄腻，脉弦。实验室和其他检查报告为：病理报告：非小细胞肺癌（左肺）。诊断为肺积（气阴亏虚），此为久病失治，暗耗气血津液，阴液不足，阴虚生内热，虚热灼津成痰，聚于胸中，结成肿块，梗阻气机，肺气失宣，发为干咳，胸闷气短。法当益气养阴，方拟枳朴六君子汤合一贯煎加减治之。

枳　壳10g　厚　朴10g　陈　皮10g　半　夏10g
党　参30g　白　术15g　茯　苓30g　生　草6g
沙　参30g　当　归10g　生　地15g　麦　冬30g

枸　杞 10g　川楝子 6g　黄　芪 30g　女贞子 30g

僵　虫 10g　浙　贝 15g　生薏仁 30g

12 剂，水煎服。一日 1 剂，早晚分服。

忌食辛辣刺激，嘱其避免劳累，适当休息。

复诊（2006 年 3 月 27 日）：服用前方后病情平稳，仍有干咳，低热，左侧胸痛，纳可，夜眠可。面色略黄，双目有神，语气略低，偶发咳嗽。舌质暗红，舌苔白干，脉象弦。此乃痰热尚存，邪毒内蕴，故前方加百部 18g，木瓜 15g，大蒜 1 头，龙葵 30g。12 剂，水煎服。一日 1 剂，早晚分服。

嘱其坚持服药，定期复查。

三诊（2006 年 4 月 27 日）：服用前方后仍咳嗽，无痰，胸胁隐痛，舌质暗红，舌苔白厚，边有齿痕，脉象滑。此乃痰湿尚存，故前方加白芥子 15g，莱菔子 30g，苏子 10g，罂粟壳 10g。12 剂，水煎服。一日 1 剂，早晚分服。

按：久病失治，暗耗气血津液，阴液不足，阴虚生内热，虚热灼津成痰，聚于胸中，结成肿块，梗阻气机，肺气失宣，发为干咳，胸闷气短。法当益气养阴，方拟枳朴六君子汤合一贯煎加减治之：方中党参、白术、茯苓、生薏仁、甘草健脾益气；陈皮、半夏、枳壳、厚朴理气化痰；黄芪、女贞子气阴双补，调节免疫；沙参、麦冬、当归、生地养阴润肺；枸杞子滋补肾阴，取金水相生之意；百部、木瓜、大蒜、龙葵清热解毒；白僵蚕、浙贝母、莱菔子、生薏仁化痰通络。本案临证思辨特点为阴液不足，阴虚生内热，虚热灼津成痰，聚于胸中，结成肿块，梗阻气机，肺气失宣，发为干咳，胸闷气短。法当益气养阴，方用枳朴六君子汤合一贯煎随症加减，在减轻患者痛苦、提高生活质量、延长生存期方面起到了积极的作用。

三十二、头痛（瘀血头痛）

脑垂体瘤术后，中医诊断头痛。辨证属瘀血头痛，扶正祛邪为其治则，治以益气活血、通络止痛。方拟补阳还五汤加减，减轻了患者痛苦。

米某，女性，50 岁。2003 年 10 月 20 日初诊。发病节气：寒露。

主诉：脑垂体瘤术后 4 年。

现病史：患者 4 年前，因头疼头晕恶心到西安某医院做头颅 CT，提示："脑垂体瘤"，即行手术治疗。2 年前复发再次行手术治疗，术后未作其他治疗。现症：头疼、全身乏力，潮热汗出，夜间尤甚，纳差。

初诊：症见头疼、全身乏力、潮热汗出，夜间尤甚、纳差。察其头颅外观正常，四肢活动自如。语言流利，对答切题，未闻特殊气味。舌体红，舌苔薄白，舌下静脉曲张，诊其脉象：细弦脉。实验室和其他检查报告为：病理报告：头颅CT提示：脑垂体瘤，诊断为头痛（瘀血头痛），此为气虚血瘀，瘀血阻络，阻于清窍，不通则痛。法当益气活血，通络止痛，方拟补阳还五汤加减治之。

黄　芪30g　地　龙15g　桃　仁10g　红　花10g
当　归10g　川　芎15g　赤　芍15g　丹　参30g
乌　蛇10g　蜈　蚣2条　全　虫10g　枳　壳15g
白　术15g　茯　苓30g　太子参30g　黄　连10g
荜澄茄15g　三　七10g　生甘草10g

12剂，水煎服。一日1剂，早晚分服。

嘱其适劳逸，畅情志。

复诊（2004年4月5日）：患者持续服用上方，病情稳定，近日因受惊吓，又感头痛。舌质红，舌苔薄黄，脉象细弦。此乃瘀血尚存，宜加活血通络之品，故前方加水蛭10g，决明子30g。12剂，水煎服。一日1剂，早晚分服。

复诊医嘱：坚持治疗、定期复查。

追访结果：至2006年7月病情稳定。

按：此为先天不足，后天脾气亏虚，气虚不能运行血脉，日久血瘀，瘀毒阻络，结于清窍，脑脉不通，不通则痛。法当益气活血，通络止痛，解毒散结，方拟补阳还五汤加减治之：黄芪、白术、茯苓、太子参健脾益气，以补后天之本；地龙、桃仁、红花、当归、川芎、赤芍、丹参、三七活血通络；枳壳行气，以助血行；乌蛇、蜈蚣、全虫解毒散结；瘀毒日久生湿热，黄连、荜澄茄清热利湿。随症加减水蛭为加强破血散结之力。

本案临证思辨特点为气虚血瘀，瘀血阻络，阻于清窍，不通则痛。法当益气活血，通络止痛，方拟补阳还五汤加减治之，在减轻患者痛苦、提高生活质量、延长生存期方面起到了积极的作用。其中特别需要指出的是虫类药物抗肿瘤，黄连、荜澄茄为化湿对药，为本案特色之处。

三十三、胸痹（阳虚气滞血瘀）（一）

冠心病，中医诊断胸痹。辨证属阳虚兼气滞血瘀，活血化瘀、宽胸理气、温痛心阳为其治则。方用血府逐瘀汤化裁。

胡某某，女，61岁。2006年3月13日初诊。发病节气：惊蛰后7天。

主诉：左前胸疼痛1月余。

现病史：患者于1年前因劳累而自觉左前胸针刺样疼痛，每次发作约30分钟，可自行缓解，未行正规治疗。现症：左前胸针刺样疼痛，夜间较重，胸闷，气短，烦躁，不咳无痰，无心慌，偶有头晕，时有流涎，纳食一般，夜眠可，二便调。

诊查：舌暗红，苔薄白，脉细滑。

辨证论治：患者年老体虚，阳气失于温煦，血液运行失畅，不能正常濡养心脉，发为胸痹，不通则痛。

中医诊断：胸痹。

西医诊断：冠心病。

治则治法：活血化瘀，宽胸理气，温痛心阳。

基本方名：血府逐瘀汤。

处方：枳　壳10g　桔　梗10g　牛　膝10g　桃　仁15g
红　花10g　生　地10g　赤　芍10g　当　归10g
川　芎10g　柴　胡10g　丹　参30g　瓜　蒌30g
薤　白30g　葛　根30g　淫羊藿30g　桂　枝10g
甘　草6g
12剂，水煎服。

医嘱：适劳逸，调饮食，畅情志。

二诊日期：2006年3月27日。发病节气：春分后6天。

病情：患者服药后近18天未发作过心前区疼痛，胸闷，气短稍有减轻，仍觉烦躁，偶有头痛，以双侧太阳穴为主。纳食一般，夜眠可，二便调。

诊查：舌暗红苔薄白，脉滑。

复诊辨证论治：药后平稳，守方继治。

基本方名：血府逐瘀汤。

处方：枳　壳10g　桔　梗10g　牛　膝10g　桃　仁10g
红　花10g　生　地10g　赤　芍10g　当　归10g
川　芎10g　柴　胡10g　丹　参30g　瓜　蒌30g
薤　白30g　葛　根30g　淫羊藿30g　桂　枝10g

甘　草 6g　　鹿衔草 30g

12 剂，水煎服。

复诊医嘱：坚持治疗，定期门诊复查。

治疗结果：稳定。

追访结果：追访至今，病情稳定，未再发作。

三十四、胸痹（阳虚气滞血瘀）（二）

冠心病（心律失常型），中医诊断胸痹。辨证属心阳不振兼气滞血瘀，理气化瘀、温补心肾为其治则。方用血府逐瘀汤化裁。

梁某某，女，66 岁。2005 年 8 月 6 日初诊。发病节气：立秋前 1 天。

主诉：心悸、气短 13 年，加重 1 年余。

现病史：患者 1992 年开始自觉心前区不适，身困乏力，自服“心宝”症状缓解，上症反复发作，未曾正规治疗。1 年前上症明显加重，做 ECG 提示：窦缓、心肌劳损。静滴“复方丹参注射液、葛根素”后症状时轻时重，反复发作。现症见：心前区不适，心慌、气短、双下肢乏力、偶感头晕、口干、纳呆、夜眠差、二便尚调。

诊查：舌淡红，舌苔薄白，脉濡缓。

辨证论治：心阳不振，无力鼓动心脉，气滞血瘀，不能荣养于心，心失所养，心神不宁。

中医诊断：胸痹（瘀血停着）。

西医诊断：冠心病（心律失常型）。

治则治法：理气化瘀、温补心肾。

基本方名：血府逐瘀汤。

处方：桃　仁 10g　　红　花 10g　　当　归 10g　　生　地 10g

川　芎 10g　　赤　芍 10g　　牛　膝 10g　　桔　梗 10g

丹　参 30g　　柴　胡 10g　　枳　壳 10g　　甘　草 10g

黄　芪 30g　　瓜　蒌 30g　　薤　白 30g　　葛　根 30g

淫羊藿 30g

12 剂，水煎服。

医嘱：避免劳累及生气，合理饮食。

二诊日期：2006 年 2 月 26 日。发病节气：雨水后 7 天。

病情：患者服药期间心率平均在60～80次/分，自觉精神尚可，心慌气短有所改善，乏力不著，头晕、口干缓解，纳食增加，眠可，二便调。

诊查：舌暗红舌苔薄白，脉濡缓脉。

复诊辨证论治：气滞血瘀，当以活血化瘀、理气温阳为主。

基本方名：血府逐瘀汤。

处方：桃　仁10g　红　花10g　当　归10g　生　地10g
川　芎10g　赤　芍10g　牛　膝10g　桔　梗10g
丹　参30g　柴　胡10g　枳　壳10g　甘　草10g
黄　芪30g　瓜　蒌30g　薤　白30g　葛　根30g
淫羊藿30g　白　芍15g　桂　枝10g　仙鹤草30g
炒麦芽30g　炒酸枣仁30g
12剂，水煎服。

复诊医嘱：避风寒、适劳逸、畅情志、节饮食。

治疗结果：好转。

追访结果：追访至今，病情稳定。

三十五、胸痹（气虚兼气滞血瘀）

冠心病（心律失常型），中医诊断胸痹。辨证属气虚兼气滞血瘀，理气化瘀为其治则。方用血府逐瘀汤化裁。

孙某，男，38岁。2006年2月6日初诊。发病节气：立春后2天。

主诉：间断心慌胸闷3周。

现病史：患者近3周来无明显原因出现间断胸闷心慌，可持续几十分钟，休息后可稍缓解，多在劳累或生气后发作，曾查心电图示：室内小束支阻滞。现症：胸闷心慌阵作，干咳，无气短，纳可，夜休一般，二便调。

诊查：舌红苔白腻，脉结细。

24小时动态心电图：频发室早（多源性，成对、三联律）；不完全右束支阻滞；偶发房早（成对），短阵房速。

辨证论治：正气亏虚，痰浊、瘀血及气滞而致心脉痹阻不畅，心阳不振故心慌，胸闷，气短。

中医诊断：胸痹。

西医诊断：冠心病（心律失常型）。

治则治法：理气化瘀。

基本方名：血府逐瘀汤。

处方：桃　仁10g　红　花10g　当　归10g　生　地10g
川　芎10g　赤　芍10g　柴　胡10g　白　芍10g
牛　膝10g　桔　梗10g　甘　草6g　丹　参30g
瓜　蒌30g　薤　白30g　淫羊藿30g　葛　根30g
茯　苓30g
12剂，水煎服。

医嘱：避免劳累生气或情绪激动等诱因，忌食生冷肥甘辛辣刺激性食品。

二诊日期：2006年2月13日。发病节气：雨水前6天。

病情：仍有心慌，每日2～3次，最长持续约30分钟，自行活动或变换体位后稍好，偶有胸闷，咳嗽减轻，无咳痰、气短等症。双足跟疼痛，无颜面及下肢肿胀。纳可，夜休差，入睡困难，二便调。

诊查：舌暗红，舌苔薄黄，脉沉缓。

复诊辨证论治：固摄无力，加收涩之品。

基本方名：血府逐瘀汤。

处方：桃　仁10g　红　花10g　当　归10g　生　地10g
川　芎10g　赤　芍10g　柴　胡10g　白　芍10g
牛　膝10g　桔　梗10g　甘　草6g　丹　参30g
瓜　蒌30g　薤　白30g　淫羊藿30g　葛　根30g
茯　苓30g　芡　实30g　生山药30g
12剂，水煎服。

复诊医嘱：坚持服药治疗，定期门诊复查。

治疗结果：稳定。

追访结果：治疗2月余，病情好转。

三十六、心悸（气虚血瘀）

病毒性心肌炎，中医诊断心悸。辨证属气血不足、心脉痹阻，益气养血、活血宣痹为其治则。方用养心活血汤。

樊某某，女，42岁。2003年1月15日初诊。发病节气：大寒前5天。

主诉：胸闷、心慌、气短半年。

现病史：半年前因感冒引起胸闷、心慌、气短，在某医院诊断为“病毒性心肌炎”，给予西药营养心肌等治疗，无显效。纳食一般，夜休差，二便尚调，欲求中医治疗。

诊查：舌质红苔薄白，脉沉细。

柯萨奇病毒（+）

辨证论治：气血不足，心脉痹阻。

中医诊断：心悸（血瘀心悸）。

西医诊断：病毒性心肌炎。

治则治法：益气养血，活血宣痹。

自拟方名：养心活血汤。

处方：黄　芪30g　丹　参15g　沙　参30g　郁　金10g
赤　芍10g　川　芎10g　元　胡10g　生　地10g
连　翘15g　板蓝根30g　茵　陈15g　生山楂30g
酸枣仁30g　夜交藤30g　阿　胶12g(烊化)

12剂，水煎服。

其他治疗：复方丹参滴丸，10粒，每日3次，口服。

医嘱：畅情志，注意休息。

二诊日期：2003年2月9日。发病节气：立春后5天。

病情：胸闷、心慌、气短无明显改善，夜休差，纳食一般。

诊查：舌质淡红，舌苔白，脉沉细。

复诊辨证论治：气滞血瘀，加强宽胸理气，活血通络，清热解毒之力。

基本方名：血府逐瘀汤。

处方：柴　胡10g　牛　膝10g　桃　仁10g　红　花10g
当　归10g　川　芎10g　赤　芍10g　生　地10g
枳　壳10g　桔　梗10g　丹　参30g　瓜　蒌30g
薤　白30g　金银花30g　连　翘30g　板蓝根30g
淫羊藿30g　黄　芪30g　女贞子30g　甘　草10g

12剂，水煎服。

复诊医嘱：避风寒，畅情志，适劳逸。

三诊日期：2003年3月12日，节气：惊蛰后6天。

病情：临床症状明显减轻。

诊查：舌质淡红，舌苔薄白，脉沉细。

复诊辨证论治：效不更法，虑其日久瘀甚，加强化瘀通络力度。

基本方名：血府逐瘀汤。

处方：柴　胡10g　牛　膝10g　桃　仁10g　红　花10g
当　归10g　川　芎10g　赤　芍10g　生　地10g
枳　壳10g　桔　梗10g　丹　参30g　乌　蛇10g
桂　枝15g　金银花30g　连　翘30g　板蓝根30g
淫羊藿30g　黄　芪30g　女贞子30g　甘　草10g
12剂，水煎服。

治疗结果：好转。

三十七、胸痹（肝郁气滞）

自主神经紊乱，中医诊断胸痹。辨证属肝郁气滞，宽胸理气、化瘀通络为其治则。方用血府逐瘀汤。

李某某，女，43岁。2005年10月17日初诊。发病节气：霜降前6天。

主诉：间断心前区及双上肢颤动3月。

现病史：患者3个月前无明显原因出现心前区抖动感，重时涉及双上肢，曾查心电图及心脏彩超未见异常（自述）未曾治疗，希望中药治疗，双侧太阳穴疼痛已8年，呈跳痛，自服“头痛粉”，2个月前因生气出现3cm×3cm大小斑秃。现症：纳可，眠可，小便调，大便干，3日一行。

诊查：舌淡红，苔薄白，脉细滑。

辨证论治：患者平素性情急躁，稍遇不舒即致肝郁气滞，气滞血瘀，瘀血阻滞不通，痹阻胸阳，阻滞心脉，而成胸痹。

中医诊断：胸痹（肝郁气滞）。

西医诊断：自主神经紊乱。

治则治法：宽胸理气，化瘀通络。

基本方名：血府逐瘀汤。

处方：桃　仁10g　红　花10g　牛　膝10g　桔　梗10g
当　归10g　生　地10g　川　芎15g　赤　芍15g
丹　参30g　白　芍15g　枳　壳10g　甘　草10g

葛　根30g　白　芷15g　细　辛3g　蔓荆子15g

12剂，水煎服。

医嘱：调畅情志、合理饮食。

二诊日期：2005年12月26日。发病节气：冬至后4天。

病情：患者服药后，心慌稍有好转，仍头两侧疼痛，无胸闷气短等症，脱发，纳可，眠可，大便干，小便调。

诊查：舌质淡红，苔薄白，脉沉细。

复诊辨证论治：继续予以理气化瘀，考虑到瘀久化热伤阴，酌加养阴清热之品。

基本方名：血府逐瘀汤。

处方：桃　仁10g　红　花10g　牛　膝10g　桔　梗10g

当　归10g　生　地10g　川　芎15g　赤　芍15g

丹　参30g　白　芍15g　枳　壳10g　甘　草10g

葛　根30g　白　芷15g　细　辛3g　蔓荆子15g

瓜　蒌30g　薤　白30g　淫羊藿30g　姜竹茹10g

党　参30g　五味子10g　麦　冬15g　羌　活15g

藁　本15g

12剂，水煎服。

复诊医嘱：坚持服药、继续治疗。

治疗结果：好转。

追访结果：追访2月，病情好转。

三十八、眩晕（瘀血互结、清窍失养）

脑瘤术后，中医诊断眩晕。辨证属瘀血互结、清窍失养，扶正祛邪、活血化瘀、解毒通窍为其治则。方用益气化瘀汤。

王某某，女，43岁。1997年8月23日初诊。发病节气：处暑。

主诉：脑垂体瘤术后1年。

现病史：脑垂体瘤术后1年。患者1年前体检时发现脑垂体瘤，于1996年6月行手术治疗，术后3月出现双目失明，后在某医院治疗4个疗程后双目视力有所恢复。

现症：双目视物不清，头晕，双上肢麻木，周身乏力、疼痛，以下肢为甚。纳可，眠差，大小便调。

诊查：舌紫暗，苔白，脉沉细。

辨证论治：瘀毒互结，上扰清窍；肝郁脾虚，气血失调。

中医诊断：眩晕（瘀血互结，清窍失养）。

西医诊断：脑瘤术后状态。

治则治法：扶正祛邪，活血化瘀，解毒通窍。

自拟方：益气化瘀汤。

处方：赤　芍 15g　川　芎 15g　决明子 30g　水　蛭 6g
丹　参 30g　黄　芪 30g　女贞子 30g　乌　蛇 10g
蜈　蚣 2 条　土鳖虫 10g　葛　根 15g　地　龙 15g
忍冬藤 30g
12 剂，水煎服。

医嘱：避风寒，畅情志，适劳逸，调饮食，忌辛辣。

二诊日期：1997 年 12 月 17 日。发病节气：冬至前 8 天。

病情：服药后病情尚平稳，无乏力，双手麻木疼痛较著，双目视物仍不清，头晕缓解，纳可，眠可，大小便调。

诊查：舌体红，苔白，脉细弦。

复诊辨证论治：瘀血阻络，气血不通，四肢失养。

自拟方剂名称：黄芪内托散。

处方：黄　芪 30g　当　归 10g　没　药 10g　金银花 30g
乌　蛇 10g　蜈　蚣 2 条　土鳖虫 10g　桂　枝 15g
白　芍 30g　全　虫 10g　杜　仲 30g　桑　枝 15g
补骨脂 30g　炒酸枣仁 30g　独　活 15g　桑寄生 30g
12 剂，水煎服。

复诊医嘱：每日适当揉搓上肢及双手。

治疗结果：好转。

追访结果：患者持续服药，随症加减，至 2003 年 6 月 21 日复诊时，病情尚稳定。

三十九、脑瘤（气虚血瘀）

蝶筛区颅内嗅神经细胞伴颅内侵犯，中医诊断脑瘤。辨证属气虚血瘀，益气化瘀为其治则。方用补阳还五汤。

朱某某，男，37岁。2004年8月23日初诊。发病节气：处暑。

主诉：乏力1年。

现病史：患者于2004年2月因嗅觉下降，后又鼻衄，经某医院颅脑MRI示：蝶筛区颅内嗅神经母细胞瘤。遂行手术摘除病灶，化疗3次后，再次作头颅+鼻咽部平扫示“双侧额叶混杂密度影”，考虑肿瘤颅脑内侵犯。现症：恶心，神疲乏力，夜寐不安，纳可，二便调。

诊查：舌淡白，苔薄白，脉沉细。

病理：嗅神经母细胞瘤，脑组织有浸润。

辨证论治：气虚血瘀，瘀留脑窍，发为脑瘤，而致清窍失养。

中医诊断：脑瘤。

西医诊断：蝶筛区颅内嗅神经细胞瘤伴颅内侵犯。

治则治法：益气化瘀。

基本方名：补阳还五汤。

处方：黄　芪30g　地　龙15g　桃　仁10g　红　花10g
熟　地30g　赤　芍10g　当　归10g　川　芎10g
柴　胡10g　丹　参30g　决明子30g　水　蛭10g
乌　蛇10g　蜈　蚣2条　土　鳖10g　半枝莲30g
忍冬藤30g
12剂，水煎服。

医嘱：适劳逸，畅情志。

二诊日期：2005年3月7日。发病节气：惊蛰后2天。

病情：半年来，患者服中药联合化疗，病情稳定，1周前因天气骤变而感冒，经消炎，止咳处理后症状减轻，现仅鼻咽部不舒，偶咳黄痰，纳可，眠可，二便调。

诊查：舌体淡，舌苔黄，脉数滑。

复诊辨证论治：患者久病加之各种治疗使机体正气虚弱，采用健脾理气之剂固护胃气，使“正气存内，邪不可干”。

自拟方剂名称：枳桔六君子汤。

处方：枳　壳10g　桔　梗10g　党　参30g　白　术15g
茯　苓15g　陈　皮10g　半　夏10g　甘　草10g

浙贝母 15g　杏　仁 10g　夏枯草 15g　炒麦芽 30g
菖　蒲 15g　黄　芪 30g　女贞子 30g　蒲公英 15g
土　鳖 10g　忍冬藤 15g
6 剂，水煎服。

复诊医嘱：避风寒、适劳逸、畅情志、节饮食。

三诊日期：2006 年 4 月 6 日。发病节气：清明后 1 天。

病情：患者病情稳定，精神好，鼻通气可，鼻腔分泌物减少，纳、眠正常，二便调。

诊查：舌体淡红，舌苔白，脉细弦。

实验室检查：鼻窦及头颅 CT：原系筛窦神经母细胞瘤术后并放、化疗后。①右筛窦软组织影，考虑为术后复发与前片比较较前缩小。②头颅额叶及额骨改变，系术后所致。

复诊辨证论治：效不更方，在原基础加强散结之力。

自拟方剂名称：枳桔六君子汤。

处方：枳　壳 10g　桔　梗 10g　党　参 30g　白　术 15g
茯　苓 15g　陈　皮 10g　半　夏 10g　甘　草 6g
浙贝母 15g　乌贼骨 15g　百　合 30g　仙鹤草 15g
生薏仁 30g　忍冬藤 15g　防　风 10g　夏枯草 15g
6 剂，水煎服。

复诊医嘱：坚持治疗。

治疗结果：病情稳定。

追访结果：治疗 2 年，病情稳定。

四十、厥证（气虚血瘀）

脑神经胶质瘤，中医诊断厥证。辨证属气滞血瘀，益气化瘀通络为其治则。方用益气化瘀汤。

贺某，男，38 岁。2000 年 10 月 19 日初诊。发病节气：霜降前 4 天。

主诉：发现脑神经胶质瘤 1 年余。

现病史：患者于 1999 年 5 月无明显原因突然出现抽搐，神志丧失，持续约 20 分钟，其后又分别于 5 月 3 日、5 月 7 日及 10 月反复发作。曾先后住入某医院，磁共振（MRI）：左额部肿瘤可能，考虑胶质瘤，未行手术，保守治疗。2000 年 9 月最后一次发作，持续十几秒，当时神志尚清。现症：右侧肢体偶感疼痛，右下肢无力，纳食一般，夜眠可，二便调。

诊查：舌质暗略红，舌苔黄腻，脉细弦。

磁共振报告：左额部肿瘤可能，考虑胶质瘤。

辨证论治：气虚血瘀，闭阻脉络，久则酿火伤阴，虚热上扰清窍。

中医诊断：厥证（血厥、郁厥）。

西医诊断：脑神经胶质瘤。

治则治法：益气化瘀，活血通络。

自拟方名：益气化瘀汤。

处方：丹　参 30g　黄　芪 30g　黄　柏 10g　金银花 30g
茯　苓 10g　当　归 10g　桃　仁 10g　红　花 10g
乌　蛇 10g　蜈　蚣 2 条　土　鳖 10g　山萸肉 30g
熟　地 24g　黄　连 10g　大　黄 10g
12 剂，水煎服。

二诊日期：2000 年 11 月 2 日。发病节气：立冬前 5 天。

病情：服上方右下肢较前有力，仍感头痛，睡眠稍差，乏力。

诊查：舌质淡红，舌苔白，细弦。

复诊辨证论治：因气虚血瘀较久，酿毒生热，加强祛瘀作用，并予清热解毒。

自拟方剂名称：益气化瘀汤。

处方：丹　参 30g　黄　芪 30g　黄　柏 10g　金银花 30g
茯　苓 10g　当　归 10g　桃　仁 10g　红　花 10g
乌　蛇 10g　蜈　蚣 2 条　土　鳖 10g　山萸肉 15g
熟　地 24g　黄　连 10g　大　黄 10g　全　蝎 10g
半枝莲 30g
12 剂，水煎服。

复诊医嘱：适劳逸，畅情志，调饮食。

治疗结果：好转。

追访结果：追访 1 年，病情稳定。

四十一、血厥（气滞血瘀）

一过性脑缺血，中医诊断血厥。辨证属肝郁气滞、气滞血瘀、瘀阻脑络、清窍失养，活血化瘀、理气化瘀、益气通络为其治则。方用血府逐瘀汤。

高某某，男，28岁。2003年7月2日初诊。发病节气：大暑前2天。

主诉：反复晕厥1月余。

现病史：1个月前无明显原因出现晕厥，发作前干咳，有痰不易咳出，继而晕厥，持续1～2分钟后缓解，后反复发作，每天发作4～20次不等，曾在某西医医院作磁共振、脑电图、纤支镜等检查未见异常。

诊查：舌质淡红，舌苔薄白，脉细弦。

辨证论治：肝郁气滞，气滞血瘀，瘀阻脑络，清窍失养。

中医诊断：血厥。

西医诊断：一过性脑缺血。

治则治法：活血化瘀，理气化瘀，益气通络。

基本方名：血府逐瘀汤。

处方：柴　胡10g　牛　膝10g　桃　仁10g　红　花10g
当　归10g　川　芎10g　赤　芍10g　生　地10g
枳　壳10g　桔　梗10g　丹　参30g　黄　芪60g
葛　根30g　全　蝎10g　蜈　蚣2条　僵　蚕10g
浙贝母15g　生甘草10g
12剂，水煎服。

医嘱：注意安全，避免跌伤。

二诊日期：2003年8月10日。发病节气：立秋后2天。

病情：诸症减轻。

诊查：舌体淡红，舌苔薄白，脉沉细。

复诊辨证论治：气滞血瘀，瘀阻脑络，清窍失养。

基本方名：血府逐瘀汤。

处方：柴　胡10g　牛　膝10g　桃　仁10g　红　花10g
当　归10g　川　芎10g　赤　芍10g　生　地10g
枳　壳10g　桔　梗10g　丹　参30g　黄　芪60g
葛　根30g　全　蝎10g　蜈　蚣2条　僵　蚕10g
浙贝母15g　乌　蛇10g　生甘草10g

复诊医嘱：注意安全。

治疗结果：好转。

追访结果：病情好转，发作时间缩短及程度减轻。

四十二、头痛（瘀血头痛）

脑囊虫病，中医诊断头痛。辨证属瘀血头痛，活血化瘀、益气化瘀、杀虫通络为其治则。方用益气化瘀汤。

高某某，男，32岁。2002年10月14日初诊。发病节气：寒露后6天。

主诉：头痛、抽搐2年。

现病史：2000年9月不明原因肢体抽搐，意识丧失，口吐白沫，双目斜视，3~5分钟后缓解。在西安某医院做磁共振诊断为“脑囊虫病”，住院治疗半个月，症状减轻。此后又发作2~3次。口服苯妥英钠（大仑丁）、丙戊酸钠等控制发作，但因引起肝功损害，已停用。现症：头痛，恶心，心烦，胸痛，汗多，纳呆，乏力。

诊查：舌尖红，苔薄，脉沉细。

磁共振：脑囊虫病。

辨证论治：虫阻脑络，气滞血瘀，不通则痛。

中医诊断：头痛（厥阴头痛、瘀血头痛）。

西医诊断：脑囊虫病。

治则治法：益气化瘀，杀虫通络。

基本方名：益气化瘀汤。

处方：丹　参30g　水　蛭10g　焦　楂30g　决明子30g
赤　芍15g　川　芎15g　黄　芪60g　槟　榔15g
南瓜子60g　使君子10g　榧　子10g　炒麦芽30g
乌　梅15g
21剂，水煎服。

西医疗法：苯妥英钠（大仑丁），丙戊酸钠继服，可逐渐减量。

医嘱：注意安全，避免跌伤。

二诊日期：2003年2月24日。发病节气：雨水后5天。

病情：临床症状均减轻。

诊查：舌质暗，舌苔薄白，脉细弦。

复诊辨证论治：瘀血内阻，守法继用，巩固疗效。

基本方名：益气化瘀汤。

处方：丹　参 30g　水　蛭 10g　焦　楂 30g　决明子 30g
赤　芍 15g　川　芎 15g　黄　芪 60g　槟　榔 15g
南瓜子 60g　使君子 10g　榧　子 10g　炒麦芽 30g
乌　梅 15g
21 剂，水煎服。

复诊医嘱：适劳逸。

治疗结果：治愈。

追访结果：半年后随访，病情稳定，未再发作，头痛消失。

四十三、癥瘕（气滞血瘀）

子宫肌瘤，中医诊断癥瘕。辨证属气血不通、瘀血内阻，理气化瘀为其治则。方用膈下逐瘀汤。

魏某某，女，35 岁。1999 年 7 月 24 日初诊。发病节气：大暑后 1 天。

现病史：患者近 2 月来无明显原因出现带下量多，色黄，有异味，无腹痛，腹胀，经期紊乱，提前或滞后，时有痛经，平素纳食正常，眠可，二便调。

诊查：舌质红，舌苔黄厚，脉细弦。

B 超：多发性子宫肌瘤，3. 0 cm × 2. 7 cm 肌瘤结节，后壁探及 3. 0 cm × 2. 7 cm 肌瘤结节，边界清。

辨证论治：气血不通，瘀血内阻，日久聚积，结成癥瘕。

中医诊断：癥瘕。

西医诊断：子宫肌瘤。

治则治法：理气化瘀。

基本方名：膈下逐瘀汤。

处方：五灵脂 15g　当　归 10g　元　胡 15g　丹　皮 10g
赤　芍 10g　桃　仁 10g　红　花 10g　台乌药 10g
三　棱 10g　川　芎 10g　枳　壳 10g　香　附 10g
莪　术 10g　益母草 30g　甘　草 10g
12 剂，水煎服。

医嘱：调畅情志，注意饮食，经期避免劳累。

二诊日期：2000年1月20日，好转。月经周期已正常，无血块，白带减少，无异味。

诊查：舌体淡红，舌苔白，脉细弦。

复诊辨证论治：气滞血瘀日久，碍气生血，治疗应加益气养血之品。

基本方名：膈下逐瘀汤。

处方：五灵脂15g　当　归10g　元　胡15g　丹　皮10g
赤　芍10g　桃　仁10g　红　花10g　台乌药10g
三　棱10g　川　芎10g　枳　壳10g　香　附10g
莪　术10g　益母草30g　黄　芪30g　女贞子30g
甘　草10g
12剂，水煎服。

复诊医嘱：经期注意休息及调畅情志，平素锻炼身体，合理饮食。

治疗结果：好转。

追访结果：追访半年，症状消失。

四十四、郁证（气滞血瘀）

酗酒，中医诊断郁证（五脏郁、肝郁）。辨证属肝郁气滞、气滞血瘀，理气活血、解郁开窍为其治则。方用血府逐瘀汤。

林某，男，36岁。2004年5月20日初诊。发病节气：小满前1天。

主诉：酗酒10年。

现病史：自述10年前因工作关系时常饮酒，渐至嗜酒，每日饮酒500ml以上，常烂醉如泥。曾尝试戒酒，均以失败告终。若不饮酒则烦躁，心慌，头昏，全身乏力，纳食一般，二便尚调。

诊查：舌质淡暗，舌苔白，脉细弦。

辨证论治：患者因工作压力大，致肝郁气滞，气滞血瘀，而成郁证。

中医诊断：郁证（五脏郁、肝郁）。

西医诊断：酗酒。

治则治法：理气活血，解郁开窍。

基本方名：血府逐瘀汤。

处方：柴　胡10g　牛　膝10g　桃　仁10g　红　花10g
当　归10g　川　芎10g　赤　芍10g　生　地10g

枳　壳10g　桔　梗10g　丹　参30g　葛　根30g
香　附12g　生甘草10g　郁　金12g
12剂，水煎服。

医嘱：积极配合医生治疗，参加一些健身或娱乐活动。

二诊日期：2004年6月3日。发病节气：夏至前2天。

病情：好转。

诊查：舌质淡红，舌苔薄黄，脉细弦。

复诊辨证论治：治疗初见效果，本着效不更法之原则，治疗不变。

基本方名：血府逐瘀汤。

处方：柴　胡10g　牛　膝10g　桃　仁10g　红　花10g
当　归10g　川　芎10g　赤　芍10g　生　地10g
枳　壳10g　桔　梗10g　丹　参30g　葛　根30g
香　附12g　郁　金12g　生甘草10g
12剂，水煎服。

复诊医嘱：战胜自我，坚持治疗。

治疗结果：痊愈。

追访结果：戒除酗酒，饮少量酒。

四十五、发热（瘀血内阻、阴虚发热）

更年期综合征，中医诊断发热（瘀血内阻、阴虚发热）。辨证属肾阴亏虚、肾气不足、气虚血瘀、瘀而化热，活血化瘀、养阴益气为其治则。方用血府逐瘀汤。

袁某某，女，51岁。2000年7月18日初诊。发病节气：大暑前4天。

主诉：自觉全身发热6年。

现病史：近6年无明显原因自觉全身发热，测体温不高，均36.4℃左右，伴手足心热，午后夜间明显，汗出不甚，伴有心慌、气短、口干不欲饮、纳差、呃逆时作，失眠、大便干、小便调。

诊查：舌质暗红，舌苔黄腻，脉细弦。

辨证论治：中年女性、肾阴亏虚、肾气不足、气虚血瘀、瘀而化热。

中医诊断：发热（瘀血内阻、阴虚发热）。

西医诊断：更年期综合征。

治则治法：活血化瘀、养阴益气。

基本方名：血府逐瘀汤。

处方：桃　仁10g　红　花10g　当　归10g　生　地10g
川　芎10g　赤　芍15g　牛　膝10g　桔　梗10g
枳　壳10g　甘　草10g　柴　胡10g　丹　参30g
黄　芪30g　葛　根30g　地骨皮15g　丹　皮15g
青　蒿30g
12剂，水煎服。

医嘱：调畅情志、合理饮食。

二诊日期：2000年8月16日。发病节气：处暑前7天。

病情：发热已基本控制，手足心热缓解，偶有乏力，心慌，气短不甚，纳可，睡眠有所改善，二便调。

诊查：舌质红，舌苔薄白，脉细弦。

复诊辨证论治：气随液脱，气阴双亏，宜补中益气，养阴清热。

基本方名：加味补中益气汤。

处方：白　术10g　升　麻10g　柴　胡10g　当　归10g
陈　皮10g　甘　草10g　黄　芪30g　青　蒿30g
太子参30g
6剂，水煎服。

复诊医嘱：畅情志、适劳逸、调饮食。

治疗结果：好转。

追访结果：治疗1月，诸症减轻。

四十六、中风（中经络—脉络空虚、风邪外中）

面肌痉挛，中医诊断中风（中经络）。辨证属脉络空虚、风邪外中。祛风镇痉、活血通络为其治则。方用牵正散。

王某某，男，32岁。2003年5月8日初诊。发病节气：立夏后2天。

主诉：右侧面部肌肉颤动3年。

现病史：3年前无明显诱因右侧面颊部肌肉不自主颤动，在某中医医院诊断为“面神经痉挛”，给予针灸等治疗，效果不显，又自服“天蚕片”，症稍减，但性急易怒，纳食一般，二便调。

诊查：舌质淡红，有齿痕，舌苔白，脉滑弦。

辨证论治：风邪外袭，经络痹阻，瘀血停滞。

中医诊断：中风（中经络－脉络空虚，风邪外中）。

西医诊断：面肌痉挛。

治则治法：祛风镇痉，活血通络。

基本方名：牵正散。

处方：白附子10g　僵　蚕10g　蜈　蚣2条　乌　蛇10g
全　蝎10g　黄　芪30g　当　归10g　丹　参30g
川　芎15g　葛　根30g
12剂，水煎服。

医嘱：避风寒。

二诊日期：2003年5月22日。发病节气：夏至后1天。

病情：右面部肌肉抽动明显减少，仍口苦。

诊查：舌质淡红，苔薄白，脉滑弦。

复诊辨证论治：治疗有效，继续祛风与活血并用，酌加活血通络之品。

基本方名：牵正散。

处方：白附子10g　僵　蚕10g　蜈　蚣2条　乌　蛇10g
全　蝎10g　黄　芪30g　当　归10g　丹　参30g
川　芎15g　葛　根30g　赤　芍15g　地　龙15g
12剂，水煎服。

复诊医嘱：避风寒。

治疗结果：好转。

追访结果：追访1月，病情稳定。

四十七、失聪（血瘀内阻）

突发性耳聋，中医诊断失聪。辨证属血瘀内阻、气滞不畅、脉络闭阻、耳窍失养，理气化瘀为其治则。方用血府逐瘀汤。

王某某，女，42岁。2005年10月10日初诊。发病节气：寒露后2天。

主诉：左耳失聪13天。

现病史：20天前不慎将左侧头颅及左颜面部分摔伤，后出现声音嘶哑，左耳突然失聪，伴头昏，视物旋转，后住入某医院，诊为“突发性耳聋”，治疗10余天。现症：左耳失聪，声音嘶哑，左侧头颅疼痛，头重脚轻感甚，无恶心呕吐，无视物旋转，纳食一般，二便调。

诊查：舌质红，苔黄，脉细弦。

辨证论治：突受外伤，血瘀内阻，气运不畅，脉络闭阻，耳窍失养，而致失聪。

中医诊断：失聪。

西医诊断：突发性耳聋。

治则治法：理气化瘀。

基本方名：血府逐瘀汤。

处方：柴 胡10g 牛 膝10g 桃 仁10g 红 花10g
当 归10g 川 芎10g 赤 芍10g 生 地10g
枳 壳10g 白 芍15g 桔 梗10g 丹 参30g
石菖蒲30g 葛 根30g 香 附12g 仙鹤草30g
炒酸枣仁30g 柏子仁30g 小 麦30g 甘 草10g
12剂，水煎服。

医嘱：调畅情志，合理饮食，注意休息。

二诊日期：2005年12月19日。发病节气：冬至前3天。

病情：病情减轻，左耳听力稍好，耳鸣，头晕，颈强直。近2日因感冒而头痛，流涕，腰困痛，大便干。

诊查：舌质淡红，舌苔薄白，脉沉弱。

复诊辨证论治：效不更法，为增强疗效，酌加镇惊安神开窍醒脑之品。

基本方名：血府逐瘀汤。

处方：当 归10g 川 芎10g 赤 芍10g 生 地10g
枳 壳10g 白 芍15g 桔 梗10g 丹 参30g
石菖蒲30g 葛 根30g 香 附12g 仙鹤草30g
炒酸枣仁30g 柏子仁30g 小 麦30g 磁 石30g
蜈 蚣2条 全 蝎10g 甘 草10g
12剂，水煎服。

复诊医嘱：坚持服药，定期复查。

治疗结果：病情好转。

追访结果：治疗2月，听力有所恢复。

四十八、脉痹（瘀毒内蕴）

血管瘤，中医诊断脉痹。辨证属脉络瘀阻、气滞血瘀、瘀毒内蕴，益气化瘀、解毒通络为其治则。方用血府逐瘀汤。

高某某，女，28岁。2002年6月27日初诊。发病节气：夏至后6天。

主诉：右下肢血管瘤28年。

现病史：自出生右下肢即有血管瘤，因无症状未予治疗。近半年来右下肢沉重，疼痛，右大腿外侧静脉曲张，皮肤紫暗，纳可，二便调。

诊查：舌质淡红，舌苔薄白，脉沉细。

特殊切诊：右下肢压痛（－），压陷性水肿（－），右大腿青筋暴露，皮肤紫暗。

辨证论治：自幼下肢脉络瘀阻，气滞血瘀，病久瘀毒内蕴，宜益气化瘀、解毒通络。

中医诊断：脉痹。

西医诊断：血管瘤。

治则治法：益气化瘀、解毒通络。

自拟方：

处方：玄　参30g　金银花30g　当　归15g　赤　芍15g
川　芎15g　桃　仁10g　黄　芪30g　生　地15g
丹　参30g　乌　蛇10g　蜈　蚣2条　土　鳖10g
水　蛭10g
21剂，水煎服。

其他治疗：药渣外敷。

医嘱：适劳逸。

二诊日期：2002年8月15日。发病节气：立秋后7天。

病情：右下肢沉重明显减轻，疼痛缓解，皮肤颜色接近正常，大腿外侧仍青筋显露。

诊查：舌质淡红，舌苔薄白，脉沉细。

复诊辨证论治：效不更法，继续原方治疗，并加强化瘀之力。

自拟方剂：

处方：玄　参30g　金银花30g　当　归15g　赤　芍15g

川　芎 15g　　桃　仁 10g　　黄　芪 30g　　生　地 15g
丹　参 30g　　乌　蛇 10g　　蜈　蚣 2 条　　土　鳖 10g
水　蛭 10g　　全　蝎 10g　　白花蛇舌草 30g
30 剂，水煎服。

其他治疗：药渣外敷。

复诊医嘱：适劳逸。

治疗结果：好转。

追访结果：追访 1 年，病情稳定。

四十九、尿血（热、湿、瘀互结）

慢性肾炎，中医诊断尿血。辨证属水湿内阻、瘀血停滞，化瘀利湿、凉血止血为其治则。方用化瘀利湿汤。

陈某某，女，22 岁。1997 年 8 月 14 日初诊。发病节气：处暑后 7 天。

主诉：间断性血尿 3 年。

现病史：患者于 3 年前，无明显原因出现血尿，呈间断性，无痛性、无烧灼及尿急等症。在某西医医院诊断为：慢性肾炎。口服：激素类药物效果不佳，未再正规治疗。现症：间断性血尿，无尿痛尿急、尿灼热感，无腰痛，纳可、眠可、乏力、大便调，无发热及颜面水肿。

诊查：舌质暗红，舌苔薄黄，脉细弦。

尿常规：白细胞（+++），蛋白（++）。

辨证论治：病初外邪内侵，水湿浸淫，久则肾气亏虚，气化失常，水湿内阻，瘀血停滞，血不循常道，随尿而出。

中医诊断：血证（尿血－热结尿血、湿瘀互结）。

西医诊断：慢性肾炎。

治则治法：化瘀利湿，凉血止血。

自拟方名：化瘀利湿汤。

处方：丹　参 30g　　当　归 10g　　黄　柏 10g　　茯　苓 30g
黄　芪 30g　　金银花 30g　　桃　仁 10g　　红　花 10g
重　楼 10g　　忍冬藤 30g　　赤小豆 30g　　芡　实 30g
白茅根 60g　　生薏仁 30g　　大　黄 6g　　益母草 30g
车前子 30g（包煎）　海金沙 30g（包煎）

12 剂，水煎服。

医嘱：注意休息、避免劳累、忌食生冷、海鲜及辛辣刺激、饮食清淡。

二诊日期：1999 年 2 月 4 日。发病节气：秋分。

病情：服药后，肉眼血尿已消失，稍感乏力、余无明显不适。

诊查：舌质红舌苔白，脉细。

尿常规：镜下见红细胞（+）。

复诊辨证论治：效不更方，加强凉血止血之品。

自拟方剂名称：化瘀利湿汤。

处方：丹　参 30g　当　归 10g　桃　仁 10g　红　花 10g
黄　柏 10g　茯　苓 30g　黄　芪 30g　金银花 30g
重　楼 10g　忍冬藤 30g　生薏仁 30g　冬瓜皮 15g
赤小豆 30g　芡　实 30g　大　黄 6g　益母草 30g
白茅根 60g　焦山楂 30g　荷　叶 30g　旱莲草 30g
大　蓟 15g　小　蓟 15g　海金沙 30g（包煎）　车前子 30g（包煎）

12 剂，水煎服。

复诊医嘱：慎起居、适劳逸、调饮食、畅情志。

治疗结果：好转。

追访结果：治疗 2 年，病情稳定。

五十、水肿（热、湿、瘀互结）

慢性肾小球肾炎、肾功能不全，中医诊断水肿。辨证属水湿停聚、瘀血内阻，利水渗湿、活血化瘀为其治则。方用化瘀利湿汤。

郭某某，男，42 岁。2006 年 2 月 27 日初诊。发病节气：惊蛰前 7 天。

主诉：双侧腰痛，乏力 2 年。

现病史：患者于 2 年前无明显原因出现腰痛，乏力，当时未予重视。至 2005 年 12 月因头痛较剧而住入某医院，诊断为“IgA 肾病，慢性肾小球肾炎，肾功能不全，高血压病Ⅱ级。”（2006 年 1 月 20 日）复查尿常规：WBC：3～4/HP，RBC：0～2/HP，蛋白质（+++）。肾功：BUN 16.0 mmol/L，Cr：378μmol/L。B 超示：双肾缩小，为弥漫性病变，左肾血流速度正常，右肾血流速度减低。双肾 ECT：双肾功能中－重度损害。现症：腰痛，乏力，全身无肿胀，纳可，无恶心欲吐，眠可，头晕头闷，二便调。平时服“波依定”控制血压，但血压控制不良。诊查：舌淡红，舌苔薄黄，脉细弦。本次实验室检查（2006 年 1 月 20 日）结果：复查尿常规：WBC：3 ~4/HP，RBC：0 ~ 2/HP，蛋白质（+ + +）。肾功：BUN：16.0 mmol/L，Cr：378μmol/L。辨证论治：腰为肾之府，腰痛之因若非外伤引起，则多责之于肾亏，因肾主水，肾虚气化不利，则致水湿停聚，可见腰困痛；水湿中阻，上蒙清窍则头昏闷；“血水同源”，水湿停滞，则血行不畅而成瘀血，故水湿停聚，瘀血内阻共为病机，法当利水渗湿，活血化瘀。

中医诊断：水肿 - 虚肿 - 肾风。

西医诊断：慢性肾小球肾炎；肾功能不全。

治则治法：祛邪扶正。利水渗湿，活血化瘀。

自拟方名：化瘀利湿汤。

处方：黄　芪 30g　丹　参 30g　茯　苓 30g　当　归 15g
金银花 30g　黄　柏 10g　桃　仁 10g　红　花 10g
生薏仁 30g　石　韦 30g　车前子 30g（包煎）　益母草 30g
石菖蒲 30g　大　黄 6g　白花蛇舌草 30g
12 剂，水煎服。

医嘱：避免劳倦。

二诊日期：2006 年 3 月 27 日。发病节气：春分后 6 天。

病情：药后病情平稳，腰微痛，双下肢不肿，头偶有眩晕，纳可，二便调。

诊查：舌红，苔薄黄，脉弦。

实验室检查（2006 年 3 月 24 日）：肾功 BUN：19.8 μmol/L，Cr：363μmol/L，UA：413μmol/L，Hb：96g/L。尿常规：尿蛋白（+ + +）。

复诊辨证论治：此乃肾气亏虚，固摄无权，守方继治，并加强补肾强腰之力。

自拟方剂名称：化瘀利湿汤。

处方：黄　芪 30g　丹　参 30g　茯　苓 30g　当　归 15g
金银花 30g　黄　柏 10g　桃　仁 10g　红　花 10g
生薏仁 30g　石　韦 30g　生山药 30g　杜　仲 30g
石菖蒲 30g　大　黄 6g　益母草 30g　车前子 30g（包煎）
芡　实 30g　白花蛇舌草 30g

21剂，水煎服。

复诊医嘱：坚持服药，定期复查。

治疗结果：好转。

追访结果：病情稳定。

五十一、水肿（热、湿、瘀互结）

慢性肾盂肾炎急性发作，中医诊断水肿。辨证属水湿停聚、瘀血内阻，化瘀渗湿为其治则。方用化瘀利湿汤。

张某某，女，40岁。2005年9月19日初诊。发病节气：白露前4天。

主诉：右肾区疼痛伴尿急、尿痛、间断性发热5年，加重1月。

现病史：患者于2000年3月无明显原因出现右侧腰痛，弯腰走路时腰痛加重，伴尿路刺激征，小便每日10余次，色淡黄、无泡沫，给予消炎药后好转，此后上症反复发作。至2003年在西安某医院诊断为“右肾结石”，后服中药治疗，至2004年，在该院做排石治疗，已愈，于今年5月上症又发作，住于西安某医院，诊为“慢性肾盂肾炎急性发作”，近3个月来服用中药治疗。现症：右肾区仍有轻微疼痛、乏力、无尿路刺激征，无发热，纳可，时有恶心呕吐，眠可，二便调。

诊查：舌质淡红，苔薄白，脉细弦。

本次实验室检查（2005年8月29日）结果：尿常规：白细胞（+++），尿蛋白（+），胆红素（+）。

辨证论治：下焦多湿热，湿热之邪停留，阻碍气血运行而致血瘀，瘀阻经络，不通则痛。湿热为邪缠绵难愈，故反复发作。

中医诊断：水肿－虚肿－肾风。

西医诊断：慢性肾盂肾炎急性发作。

治则治法：化瘀利湿。

自拟方名：化瘀利湿汤。

处方：丹　参30g　当　归10g　黄　柏10g　茯　苓30g
　　黄　芪30g　金银花30g　桃　仁10g　红　花10g
　　益母草30g　大　黄6g　黄　连10g　生薏仁30g
　　石　韦30g　车前子30g（包煎）

12剂，水煎服。

医嘱：多饮水、忌食辛辣刺激。

二诊日期：2005 年 11 月 28 日。发病节气：小雪后 6 天。

病情：服药后患者疼痛基本缓解，劳累后右侧肾区不适、夜眠差、咽干、咳嗽，自服“桃花散”后好转，口干，晨起偶有恶心，纳可，二便调。

诊查：舌淡红，苔薄白，脉细弦。

复诊辨证论治：药证相符，湿热之邪及血瘀之证有所减轻，继续以化瘀利湿为主，但清热利湿多为苦寒类药物，易伤胃败胃，治疗应酌加顾护脾胃之品。

基本方名：化瘀利湿汤。

处方：丹　参 30g　当　归 10g　黄　柏 10g　茯　苓 30g
黄　芪 30g　金银花 30g　桃　仁 10g　红　花 10g
益母草 30g　大　黄 6g　黄　连 10g　生薏仁 30g
石　韦 30g　炒麦芽 30g　姜竹茹 15g　枳　壳 10g
白　术 10g　僵　蚕 10g　浙贝母 15g　白茅根 30g
龙　葵 30g　车前子 30g（包煎）

12 剂，水煎服。

复诊医嘱：多饮水、多休息，避免劳累及感冒，忌食辛辣刺激。

治疗结果：好转。

追访结果：患者坚持服药 2 月余，病情好转。

五十二、水肿（阳虚水泛）

肾盂肾炎、类风湿，中医诊断水肿。辨证属风水相搏、流溢肌肤、脾肾俱虚，化瘀利湿为其治则。方用化瘀利湿汤。

谢某某，女，62 岁。2006 年 3 月 13 日初诊。发病节气：惊蛰后 7 天。

主诉：双侧腰痛 3 年，加重 1 个月。

现病史：3 年前易反复感冒，后渐双侧腰痛，在某医院诊为“肾盂肾炎”，近 1 个月来加重，伴颜面及双下肢肿。偶有恶心，乏力，精神差，头晕，左侧枕部疼痛，口干喜饮，纳食一般，胃中作酸，泛酸，口涩，夜休差，大便调，小便泡沫丰富。有贫血病史。

诊查：舌红，苔黄腻，脉细滑。

心电图：①陈旧性前壁心肌梗死；②ST 段压低。心脏 B 超：二尖瓣反流（少量）；主动脉瓣反流（中量）。血常规：WBC：3.32 $\times10^9$/L，RBC：2.08 $\times10^9$/L，Hb：75g/L，PLT：236 $\times10^9$/L。

辨证论治：患者风邪外侵，内舍于肺，肺失宣降，水道不通，以致风遇水阻，风水相搏，流溢肌肤，久病伤及多脏，脾肾俱虚。

中医诊断：水肿/阳虚水泛。

西医诊断：肾盂肾炎，类风湿。

治则治法：化瘀利湿。

基本方名：化瘀利湿汤。

处方：黄　芪 30g　当　归 10g　丹　参 30g　茯　苓 30g
桃　仁 10g　红　花 10g　金银花 30g　黄　柏 10g
生薏仁 30g　大　黄 6g　芡　实 30g　制马钱子 2g
益母草 30g　秦　艽 15g　车前子 30g（包煎）
12 剂，水煎服。

医嘱：注意休息，避免劳累，合理饮食。

二诊日期：2006 年 4 月 3 日。发病节气：清明前 2 天。

病情：肿胀略消，双侧腰痛，左侧背痛，头痛，乏力，口苦，纳呆。

诊查：舌边有齿痕、色淡红，苔黄腻，脉细。

复诊辨证论治：阳虚水泛，上方加温阳通络之品。

自拟方剂：

处方：黄　芪 30g　当　归 10g　丹　参 30g　茯　苓 30g
桃　仁 10g　红　花 10g　金银花 30g　黄　柏 10g
生薏仁 30g　大　黄 6g　芡　实 30g　益母草 30g
杜　仲 30g　白　芍 15g　桂　枝 10g　炒麦芽 30g
车前子 30g（包煎）
12 剂，水煎服。

复诊医嘱：避免生气与劳累，继续服药，定期复查。

治疗结果：稳定。

追访结果：追访 1 月，病情稳定。

五十三、腰痛（瘀血腰痛）

肾结石，中医诊断腰痛。辨证属气虚血瘀、湿瘀互结、瘀阻脉络，活血化瘀、利湿通络为其治则。方用化瘀利湿汤。

严某某，男，52岁。2000年8月21日初诊。发病节气：处暑前2天。

主诉：右侧腰痛8天。

现病史：患者8天前无明显原因出现右侧腰部绞痛，伴有小便不利，即于当地医院检查B超提示：右肾结石伴肾积水，慢性胆囊炎，经治疗后，疼痛有所缓解。现症：右侧腰痛隐隐，时有阵发性绞痛，伴汗出，纳差、睡眠差、小便不利、大便干。

诊查：舌淡红，苔白腻，脉数弦。

实验室检查（2000年8月19日）结果：

腹部B超：右肾盂可见多个0.9 cm × 0.7 cm结石光团，右肾盂积水，慢性胆囊炎。

辨证论治：气虚血瘀，湿瘀互结，瘀阻脉络，不通则痛。

中医诊断：腰痛－内伤腰痛－瘀血腰痛。

西医诊断：肾结石（右）。

治则治法：活血化瘀、利湿通络。

自拟方名：化瘀利湿汤。

处方：丹　参30g　当　归10g　黄　柏10g　茯　苓30g
黄　芪30g　金银花30g　桃　仁10g　红　花10g
益母草30g　大　黄10g　黄　连10g　荜澄茄15g
车前子30g（包煎）　生薏仁30g　海金沙30g（包煎）
12剂，水煎服。

医嘱：多饮水，注意调理饮食。

二诊日期：2000年10月9日。发病节气：秋分后1天。

病情：服药后，疼痛缓解，小便顺畅，汗出少，纳可，眠可，二便调。

诊查：舌质稍暗红，苔白，脉细弦。

复诊辨证论治：效果显著，继续治疗。

自拟方剂名称：化瘀利湿汤。

处方：丹　参10g　当　归10g　黄　柏10g　茯　苓30g
黄　芪30g　银　花30g　桃　仁10g　红　花10g
益母草30g　大　黄10g　黄　连10g　荜澄茄15g
生薏仁30g　茵　陈30g　车前子30g（包煎）　郁　金12g

海金沙 30g(包煎)

12 剂，水煎服。

复诊医嘱：适当健身、合理饮食。

治疗结果：好转。

追访结果：服药后疼痛缓解，追访 2 个月未见复发。

五十四、腰痛（气滞血瘀）

腰肌劳损，中医诊断腰痛。辨证属瘀血阻滞，理气化瘀为其治则。方用血府逐瘀汤。

关某某，女，59 岁。2006 年 3 月 13 日初诊。发病节气：惊蛰后 7 天。

主诉：双侧腰痛 6 个月。

现病史：患者自诉 6 个月前无明显原因出现双侧腰痛，烧灼感，口服中药治疗，稍有减轻。现症：双目干涩，困倦，无疼痛与流泪，目眵不多，颈部发紧，偶有晨起睑胀，四肢乏困，无肿胀，感腰部烧灼痛。纳可，二便调。

诊查：舌红，苔白腻，脉细弦。

辨证论治：患者病久，气机运行不畅，气为血之帅，故而血液运行不畅，渐而致瘀，瘀血阻滞，肌肤失养，故颈部发紧，腰痛。

中医诊断：腰痛 – 气滞血瘀。

西医诊断：腰肌劳损。

治则治法：理气化瘀。

基本方名：血府逐瘀汤。

处方：枳　壳 15g　桔　梗 15g　牛　膝 15g　桃　仁 10g

红　花 10g　生　地 10g　赤　芍 10g　当　归 15g

川　芎 10g　柴　胡 10g　丹　参 30g　杜　仲 30g

补骨脂 30g　川　断 15g　狗　脊 15g　香　附 12g

郁　金 12g　甘　草 6g

12 剂，水煎服。

医嘱：适劳逸，避风寒。

二诊日期：2006 年 3 月 27 日。发病节气：春分后 6 天。

病情：患者自诉服药后腰痛减轻，但劳累后加重，伴阴道发热感，腰痛以右侧为主，颈部发紧，双目干涩，双足心时有发热，纳可，眠可，二便调。

诊查：舌干红，苔薄黄，脉弦脉。

复诊辨证论治：药后平稳，守方继治，酌加温阳通络之品。

基本方名：血府逐瘀汤。

处方：枳　壳10g　桔　梗10g　牛　膝10g　桃　仁10g
红　花10g　生　地10g　赤　芍10g　当　归10g
川　芎10g　柴　胡10g　丹　参30g　杜　仲30g
补骨脂30g　川　断15g　狗　脊15g　香　附12g
郁　金12g　桂　枝15g　葛　根30g　甘　草6g
12剂，水煎服。

复诊医嘱：坚持治疗，定期复查。

治疗结果：好转。

追访结果：病情好转。

五十五、痹证（血脉不通）

风湿待定，中医诊断痹证。辨证属风湿阻滞、血脉不通，活血化瘀、祛湿通络为其治则。方用身痛逐瘀汤。

拓某某，女，40岁。1999年11月8日初诊。发病节气：立冬。

主诉：周身疼痛10年，加重3~4年。

现病史：患者经常周身疼痛，因产后始发，双下肢劳累后肿胀不舒，休息后消失，小腹痛，白带多，腥臭，在地区医院诊为“盆腔炎”。现症见：周身疼，双下肢肿胀，小腹阵发性疼痛，白带量多，腥臭，纳可，眠可，二便调。

诊查：舌淡红，苔略腻，脉细弦。

辨证论治：风湿阻络，血脉不通，不通则痛，治以活血化瘀，祛湿通络。

中医诊断：痹证（风湿阻络，血脉不通）。

西医诊断：①风湿病不能除外。②盆腔炎。

治则治法：活血化瘀，祛湿通络。

自拟方名：身痛逐瘀汤。

处方：川　芎 10g　五灵脂 10g　桃　仁 10g　红　花 10g
香　附 10g　秦　艽 15g　羌　活 10g　地　龙 10g
牛　膝 10g　当　归 10g　没　药 10g　甘　草 10g
全　虫 10g　黄　芪 30g　生薏仁 30g　苍　术 15g
黄　柏 15g
12 剂，水煎服。

医嘱：忌辛辣刺激食物，多饮水。

二诊日期：2000 年 4 月 6 日，节气：清明。

病情：服药后腹痛及周身疼痛明显减轻，白带减少，但仍感小腹部阵发性疼痛。

诊查：舌淡红苔白，脉细弦。

复诊辨证论治：加用乌蛇、蜈蚣等虫类药通络解痉。

方剂名称：身痛逐瘀汤。

处方：川　芎 10g　五灵脂 10g　桃　仁 10g　红　花 10g
香　附 10g　秦　艽 15g　羌　活 10g　地　龙 10g
牛　膝 10g　当　归 10g　没　药 10g　甘　草 10g
全　虫 10g　黄　芪 30g　生薏仁 30g　苍　术 15g
黄　柏 15g　乌　蛇 10g　蜈　蚣 2 条
12 剂，水煎服。

复诊医嘱：忌食辛辣刺激食物，多饮水，注意休息。

三诊日期：2006 年 3 月 11 日，节气：惊蛰后 5 天。

病情：服药后病情稳定，现症：汗出过多，大便时干时稀，余无不适。

诊查：舌红，苔白腻，脉滑弦。

复诊辨证论治：脾气不足，湿毒内蕴，治以健脾益气，化湿解毒。

方剂名称：枳朴六君子汤。

处方：枳　壳 10g　厚　朴 10g　陈　皮 10g　半　夏 10g
茯　苓 15g　党　参 30g　白　术 30g　甘　草 6g
乌　蛇 10g　蜈　蚣 2 条　土　鳖 10g　大　黄 6g
桃　仁 10g　败酱草 30g　忍冬藤 30g　生薏仁 30g
丹　参 30g
12 剂，水煎服。

复诊医嘱：坚持治疗。

治疗结果：有效。

追访结果：追访半年，病情稳定。

五十六、郁证（痰瘀互结）

慢性咽炎，中医诊断郁证。辨证属肝气不舒、瘀而化火、虚火上扰喉间、脾不健运、痰瘀互结，疏肝理气、活血化瘀为其治则。方用血府逐瘀汤。

童某某，女，56岁。2002年7月11日初诊。发病节气：小暑后4天。

主诉：咽部不适2年。

现病史：患者咽部异物感2年左右，口干、咽干、口唇麻木、偶咯少许黏痰，纳少、头晕、耳鸣、右侧大腿及右手指麻木感，乏力，嗜睡，二便调。

诊查：舌淡红，苔白腻，脉沉细。

辨证论治：肝气不舒，瘀而化火，虚火上扰喉间，脾不健运，痰瘀互结。

中医诊断：郁证－六郁－痰郁－梅核气。

西医诊断：慢性咽炎。

治则治法：疏肝理气，活血化瘀。

基本方名：血府逐瘀汤。

处方：桃　仁10g　红　花10g　牛　膝10g　桔　梗10g
当　归10g　生　地10g　川　芎10g　赤　芍10g
丹　参30g　蜈　蚣2条　全　虫10g　葛　根30g
香　附12g　郁　金12g
6剂，水煎服。

医嘱：多饮水、调情志。

二诊日期：2003年7月3日，节气：小暑前4天。

病情：患者服药后，症状减轻，咽部异物感减轻，但夜间仍有咽干灼热、异物感，纳可，小便调，大便一日2~3次。

诊查：舌红苔白，脉细弦。

复诊辨证论治：效果明显，继续服药治疗，加强祛邪力度。

基本方名：血府逐瘀汤。

处方：桃　仁 10g　红　花 10g　牛　膝 10g　桔　梗 10g
当　归 10g　生　地 10g　川　芎 10g　赤　芍 10g
丹　参 30g　葛　根 30g　黄　连 10g　荜澄茄 15g
香　附 10g　郁　金 10g　白芥子 10g　苏　子 10g
牛　膝 10g　山豆根 10g　天　麻 12g　钩　藤 12g
炒麦芽 30g
12 剂，水煎服。

复诊医嘱：坚持服药，定期复查。

三诊日期：2005 年 7 月 25 日，节气：大暑后 2 天。

病情：服药后咽部干灼明显缓解，仍咽部异物感，咽不痛，口干，汗多，不咳无痰，嗜睡，右腿时有抽搐感，纳可，小便黄，大便不调，每日 2～3 次。

诊查：舌质红，苔薄白，脉沉细。

复诊辨证论治：效果显著、继续服药治疗，加强通络作用。

基本方名：血府逐瘀汤。

处方：桃　仁 10g　红　花 10g　牛　膝 10g　桔　梗 10g
当　归 10g　生　地 10g　川　芎 10g　赤　芍 10g
黄　芪 30g　白　芍 15g　桂　枝 10g　葛　根 30g
芦　根 30g
6 剂，水煎服。

复诊医嘱：多饮水，适劳逸，调情志。

治疗结果：病情好转。

追访结果：间断治疗 2 年，病情稳定。

五十七、水肿（瘀毒内阻）

双下肢肿胀，中医诊断水肿。辨证属瘀毒内阻、经络不通，化瘀解毒、活血通络为其治则。方用四妙勇安汤。

常某某，男，35 岁。2005 年 11 月 21 日初诊。发病节气：小雪前 1 天。

主诉：双小腿肿胀，伴色素沉着，皮屑 6 月。

现病史：患者于今年 5 月无明显原因出现双下肢肿胀，以小腿为主，伴沉、困感，后逐渐出现色素沉着，有皮屑增生。曾在某医院给予“血塞通”静脉治疗，效果不显，现欲求中医治疗。纳可，夜休可，二便调。

诊查：舌暗红，苔黄，脉濡滑。

中医诊断：水肿。

西医诊断：双下肢肿胀，原因待查。

辨证论治：瘀毒内阻，经络不通，治以化瘀解毒，活血通络。

治则治法：化瘀解毒，活血通络。

基本方名：四妙勇安汤。

处方：玄　参 30g　金银花 30g　当　归 10g　甘　草 10g
黄　芪 30g　白　芍 15g　桂　枝 10g　细　辛 3g
通　草 10g　生　姜 10g　桃　仁 10g　大　枣 3 枚
12 剂，水煎服。

其他治疗：用布包药渣，温敷于患处。

医嘱：注意饮食，忌食辛辣，烟酒，注意保暖，忌生冷冰水刺激。

二诊日期：2005 年 12 月 19 日，节气：冬至前 3 天。

病情：服药后小腿已基本不肿，色素有所减轻，但自觉沉困感较前明显，站久尤甚，纳可，眠可，二便调。

诊查：舌暗红，苔薄黄，脉濡滑。

B 超检查：①双下肢静脉二维图像未见异常。②双下肢静脉瓣膜功能未见异常。

复诊辨证论治：效不更方，加强活血行气之力。

基本方名：四妙勇安汤。

处方：玄　参 30g　金银花 30g　当　归 10g　甘　草 10g
黄　芪 30g　白　芍 15g　桂　枝 10g　细　辛 3g
通　草 10g　生　姜 10g　桃　仁 10g　大　枣 3 枚
丹　参 30g　红　花 10g　牛　膝 30g　大腹皮 12g
生薏仁 30g
12 剂，水煎服。

复诊医嘱：坚持治疗，定期门诊复查。

治疗结果：好转。

追访结果：治疗 1 月，病情好转。

五十八、瘿瘤（痰瘀互结）

甲状腺结节，中医诊断瘿瘤。辨证属气滞血瘀、痰瘀互结，理气化痰、破血散结为其治则。方用消瘿汤。

曹某某，女，48岁。1999年12月23日初诊。发病节气：冬至后1天。

主诉：左侧甲状腺肿块1月余。

现病史：患者1个月前发现左侧甲状腺处能触及一肿块，在西安某医院做B超提示：甲状腺左叶包块，考虑腺瘤，建议手术治疗，患者拒绝。现症：偶有晨起右侧肢体发胀，口微干，纳可、眠差、二便调，无发热及体重减轻。

诊查：舌质淡红，苔白，脉细弦。

甲状腺ECT示：甲状腺左叶下极“冷”结节，甲状腺显影清晰，位置正常，体积轻度增大，核素分布不均，于左叶下极可见一较大形态较规则放射性异常稀疏缺损区。

辨证论治：肝脾不和，气滞血瘀，痰瘀互结，上扰喉间，发为瘿瘤。

中医诊断：瘿瘤－瘿病－肉瘿。

西医诊断：甲状腺结节。

治则治法：理气化痰，破血散结。

自拟方名：消瘿汤。

处方：昆　布10g　海　藻10g　生牡蛎30g　穿山甲10g
土贝母15g　乌　蛇10g　重　楼10g　忍冬藤30g
黄药子10g　三　棱10g　莪　术10g　香　附12g
郁　金12g
12剂，水煎服。

医嘱：调饮食、畅情志、适劳逸。

二诊日期：2000年6月6日，节气：夏至后1天。

病情：服药后，患者甲状腺肿块缩小，5月3日B超较前（1999年12月3日）缩小，余无明显不适，右侧肢体晨起肿胀减轻，纳可，眠可，二便调。

诊查：舌质暗红，苔白，脉细弦。

复诊辨证论治：效果明显。坚持服药，加强化痰散结之力，继续巩固治疗。

自拟方剂名称：消瘿汤。

处方：昆　布 10g　海　藻 10g　生牡蛎 30g　穿山甲 10g
土贝母 15g　乌　蛇 10g　重　楼 10g　忍冬藤 30g
黄药子 10g　三　棱 10g　莪　术 10g　香　附 12g
郁　金 12g　全　虫 10g　蜈　蚣 2 条　浙贝母 15g
僵　虫 10g　夏枯草 30g
12 剂，水煎服。

复诊医嘱：坚持服药，定期复查。

治疗结果：好转。

追访结果：追访半年，病情稳定。

说明：瘿瘤用消瘿汤理气化痰，破血散结治疗，随症加减，可获效果。

五十九、疖肿（气虚血瘀）

面颊部纤维肉瘤，中医诊断疖肿。辨证属气血不足、痰瘀互结。益气化瘀、通经活络为其治则。方用黄芪内托汤。

黄某某，男，42 岁。2004 年 3 月 2 日初诊。发病节气：惊蛰前 3 天。

主诉：右面颊纤维肉瘤术后 3 年。

现病史：3 年前患者无明显诱因出现面颊包块，不痛，在某医院行手术切除，术后病检：右面颊纤维肉瘤，近 3 个月来切口下方出现包块，局部充血无压痛，大约 5.0 cm × 7.0 cm，无头痛、头昏等症，纳食一般，二便调。

诊查：舌质淡红，舌苔白，脉细弦。

病检：右面颊纤维肉瘤。

辨证论治：气血不足，痰瘀互结，发于颜面，而为疖肿。

中医诊断：疖肿 – 气虚血瘀。

西医诊断：面颊部纤维肉瘤。

治则治法：益气化瘀、通经活络。

基本方名：黄芪内托汤。

处方：黄　芪 30g　当　归 10g　皂　刺 10g　没　药 6g
金银花 30g　甘　草 10g　乌　蛇 10g　蜈　蚣 2 条
土　鳖 10g　重　楼 10g　生牡蛎 30g　炒山甲 10g

土贝母10g 夏枯草30g

12剂，水煎服。

二诊日期：2004年3月16日，节气：春分前4天。

病情：右面颊部红肿明显减轻，有憋胀感，偶感疼痛，局部包块发热，纳可，二便调。

诊查：舌质淡红，舌苔白，脉沉细。

复诊辨证论治：继续治疗，坚持服药，加强清热解毒。

自拟方剂名称：黄芪内托汤。

处方：黄　芪30g　当　归10g　皂　刺10g　没　药6g
金银花30g　甘　草10g　乌　蛇10g　蜈　蚣2条
土　鳖10g　重　楼10g　生牡蛎30g　炒山甲10g
土贝母10g　夏枯草30g　全　虫10g　半枝莲30g

12剂，水煎服。

复诊医嘱：忌食辛辣刺激。

三诊日期：2004年5月14日，节气：夏至前7天。

病情：局部肤色正常，面颊部憋胀缓解，包块大小无明显变化，纳可，二便调。

诊查：舌质淡红，舌苔薄白，脉沉细。

复诊辨证论治：效果显著，坚持服药治疗，加强清热解毒化瘀之力。

自拟方剂名称：黄芪内托汤。

处方：黄　芪30g　当　归10g　皂　刺10g　没　药6g
金银花30g　甘　草10g　乌　蛇10g　蜈　蚣2条
土　鳖10g　重　楼10g　生牡蛎30g　炒山甲10g
土贝母10g　夏枯草30g　全　虫10g　半枝莲30g
败酱草30g　酒大黄6g

30剂，水煎服。

复诊医嘱：忌食辛辣刺激。

治疗结果：好转。

追访结果：追访2月，病情稳定。

六十、淋证（湿瘀互结）

前列腺癌，中医诊断淋证。辨证属湿瘀互结、瘀毒内阻，化瘀利湿、解毒散结为其治则。方用化瘀利湿汤。

李某某，男，66岁。2005年10月17日初诊。发病节气：霜降前6天。

主诉：前列腺癌1年。

现病史：患者于1年前出现排尿时疼痛，困难，伴有血尿，在西京医院诊断为：前列腺癌。后在西安某医院住院治疗时做前列腺活检示：左叶（下、中），右叶（中、上）小条状前列腺中分化腺癌。现症：排尿时略有不畅，无尿血，夜尿频，腰骶部时有疼痛，纳可，夜休差。

诊查：舌红，苔黄，脉滑。

前列腺活检示：左叶（下、中），右叶（中、上）小条状前列腺中分化腺癌。MRI（西安某医院）示：前列腺癌并双侧精囊腺，左右分静脉丛及直肠脂肪间隙受损。

辨证论治：气血运行不畅，日久湿瘀互结下焦，瘀毒内阻，膀胱气化失常。

中医诊断：淋证（湿瘀互结，瘀毒内阻）。

西医诊断：前列腺癌。

治则治法：化瘀利湿，解毒散结。

自拟方名：化瘀利湿汤。

处方：黄　芪20g　丹　参15g　茯　苓15g　桃　仁10g
红　花10g　黄　柏10g　金银花30g　防　风10g
乌　蛇10g　蜈　蚣2条　土　鳖10g　生薏仁30g
女贞子30g　半枝莲30g
12剂，水煎服。

医嘱：适劳逸，忌食辛辣刺激之品。

二诊：2005年10月30日。

病情：服药后小便疼痛感减轻，无血尿，但有尿不尽感，乏力，纳差，大便难解。

诊查：舌红，舌苔黄，脉滑。

复诊辨证论治：守方继治，随症酌加行气解毒之品。

自拟方剂名称：化瘀利湿汤。

处方：黄　芪20g　丹　参15g　茯　苓15g　桃　仁10g
红　花10g　金银花30g　防　风10g　乌　蛇10g

蜈　蚣2条　　土　鳖10g　　生薏仁30g　　女贞子30g
半枝莲30g　　槟　榔15g　　全　虫10g

12剂，水煎服。

复诊医嘱：适劳逸，忌食辛辣刺激。

三诊日期：2006年3月13日，节气：惊蛰后7天。

病情：药后病情平稳，小便通利，夜尿偏多，尿不尽感仍存在，纳可，大便调。

诊查：舌红，苔白，脉细。

复诊辨证论治：效不更方，加强清热解毒之力。

自拟方剂名称：化瘀利湿汤。

处方：黄　芪20g　　丹　参15g　　茯　苓15g　　桃　仁10g
红　花10g　　金银花30g　　防　风10g　　乌　蛇10g
蜈　蚣2条　　土　鳖10g　　生薏仁30g　　女贞子30g
半枝莲30g　　槟　榔15g　　全　虫10g　　僵　蚕10g
白花蛇舌草30g

12剂，水煎服。

复诊医嘱：坚持治疗，定期复查。

治疗结果：病情稳定。

追访结果：追访5月，病情稳定。

六十一、膀胱肿瘤（湿瘀互结）

膀胱癌术后，中医诊断膀胱肿瘤。辨证属湿瘀互结，化瘀利湿为其治则。方用化瘀利湿汤。

赵某某，男，65岁。2006年3月27日初诊。发病节气：春分后6天。

主诉：膀胱癌术后9个月。

现病史：患者于2005年6月因“尿血1个月”之主诉在某医院做膀胱内窥镜示：膀胱癌，病理提示：膀胱乳头状尿路上皮癌，局部早期浸润，即行激光术治疗，术后行膀胱灌洗20余次，全身化疗2次。2005年11月复查时发现膀胱肿瘤复发，又行激光术治疗，后膀胱灌洗3次。现症：会阴部坠胀，后背疼痛，无乏力，消瘦，双足趾偶有抽痛，口干不喜饮，纳可，夜休可，二便调。

诊查：舌紫暗，苔白腻，脉数细。

病理报告：膀胱乳头状尿路上皮癌，局部早期浸润。

辨证论治：患者久病年高，元气渐损，无以行血，故而血瘀；病久体虚，伤及脾气，脾失健运，水湿内停，湿性为浊，阻遏气机，故会阴部坠胀，血运不畅，机体失养，故而后背痛。

中医诊断：膀胱肿瘤术后。

西医诊断：膀胱癌术后。

治则治法：化瘀利湿。

自拟方名：化瘀利湿汤。

处方：黄　芪 30g　丹　参 15g　茯　苓 15g　桃　仁 10g
红　花 10g　金银花 10g　防　风 10g　乌　蛇 10g
蜈　蚣 2 条　土　鳖 10g　大　黄 6g　生薏仁 30g
益母草 30g　草石斛 30g　玄　参 30g　麦　冬 30g
生　地 15g
12 剂，水煎服。

医嘱：适劳逸，调饮食，畅情志。

二诊日期：2006 年 4 月 10 日，节气：清明后 5 天。

病情：服药后病情平稳，自觉服药后大便偏稀，每日 1 行，无腹痛，夜间口干，但不欲饮，纳可，眠可，小便调。

诊查：舌淡红，苔薄黄腻，脉濡缓。

复诊辨证论治：效不更方，酌加健脾之品，减去大黄。

自拟方剂名称：化瘀利湿汤。

处方：黄　芪 30g　丹　参 15g　茯　苓 15g　桃　仁 10g
红　花 15g　金银花 10g　防　风 10g　乌　蛇 10g
蜈　蚣 2 条　土　鳖 10g　生薏仁 30g　益母草 30g
草石斛 30g　玄　参 30g　麦　冬 30g　生　地 15g
炒麦芽 30g
6 剂，水煎服。

复诊医嘱：坚持治疗，定期门诊复查。

治疗结果：病情稳定。

追访结果：追访 3 月，病情稳定。

六十二、淋证（湿瘀互结）

膀胱癌术后，中医诊断淋证。辨证属湿瘀互结，驱邪扶正、化瘀利湿为其治则。方用化瘀利湿汤。

金某某，男，45岁。2002年10月7日初诊。发病节气：寒露前1天。

主诉：膀胱癌术后半年。

现病史：患者半年前无明显原因出现小便刺痛，后在某医院诊断为“膀胱癌”即进行手术，术后病理提示：膀胱移行性细胞癌，未进行化疗，现症见：身困乏力，腰部沉困，纳可，眠可，二便调。

诊查：舌质红，苔薄白，脉沉细。

病理提示：膀胱移行性细胞癌。

辨证论治：下焦多湿多瘀，湿瘀互结，膀胱气化失常。

中医诊断：淋证（湿瘀互结）。

西医诊断：膀胱癌术后状态。

治则治法：驱邪扶正，化瘀利湿。

自拟方名：化瘀利湿汤。

处方：丹　参30g　当　归10g　黄　柏10g　茯　苓30g
黄　芪30g　金银花30g　桃　仁10g　红　花10g
益母草30g　乌　蛇10g　蜈　蚣2条　土　鳖10g
生薏仁30g　女贞子30g
12剂，水煎服。

医嘱：忌食辛辣刺激、多饮水。

二诊日期：2003年11月29日，节气：小雪后6天。

病情：服药后病情稳定，纳可，眠可，二便调。

诊查：舌质红，苔薄白，脉沉细。

复诊辨证论治：湿邪已除，益气养阴、活血化瘀为主。

基本方名：加味地黄汤。

处方：太子参30g　黄　芪60g　熟　地24g　山　药12g
山萸肉12g　泽　泻10g　茯　苓30g　丹　皮10g
丹　参30g　当　归10g　黄　柏10g　生薏仁30g
桃　仁10g　红　花10g　忍冬藤30g　砂　仁10g

乌 蛇10g 蜈 蚣2条 全 虫10g 益母草30g

12剂，水煎服。

复诊医嘱：坚持服药，继续治疗。

三诊日期：2004年9月29日，节气：秋分后5天。

病情：患者坚持服药，病情平稳，现症：汗出较多，纳食尚可，乏力，消瘦，夜眠可，二便调。

诊查：舌淡红，苔薄白，脉沉细。

复诊辨证论治：坚持治疗，随症加减。

基本方名：加味香砂六君子汤。

处方：木 香10g 砂 仁10g 陈 皮10g 半 夏10g

党 参30g 茯 苓30g 白 术10g 甘 草10g

黄 芪60g 女贞子30g 乌 蛇10g 蜈 蚣2条

土 鳖10g 生薏仁30g 白 芍15g 桂 枝10g

12剂，水煎服。

复诊医嘱：坚持治疗，忌食辛辣刺激油腻。

四诊日期：2005年11月19日，节气：立冬前3天。

病情：患者病情平稳，余无明显不适。

诊查：舌质淡红，苔薄白，脉沉细。

复诊辨证论治：继续治疗，随症加减。

处方：木 香10g 砂 仁10g 陈 皮10g 半 夏10g

党 参30g 茯 苓30g 白 术10g 甘 草10g

枳 壳10g 川 朴10g 黄 芪30g 女贞子30g

乌 蛇10g 蜈 蚣2条 土 鳖10g 生薏仁30g

忍冬藤30g

12剂，水煎服。

复诊医嘱：忌食辛辣刺激。

治疗结果：好转。

追访结果：追访3年，病情稳定。

六十三、郁证（肝郁气滞）

卵巢癌术后，中医诊断郁证。辨证属肝郁气滞，舒肝解郁为其治则。方用血府逐瘀汤。

乔某某，女，46岁。2005年10月10日初诊。发病节气：寒露后2天。

主诉：卵巢癌手术，化疗后4年半。

现病史：2001年9月因阴道出血不止，到某医院确诊为卵巢癌而行手术切除，术后化疗6周期。之后一直在我院门诊服中药治疗。现症：指端麻木，汗多，急躁易怒，时有烘热感，双手轻度肿胀。

诊查：舌质淡红，苔薄白，脉细弦。

病理检查：（右）卵巢乳头状腺癌。

辨证论治：气血亏虚，水湿不化，湿瘀互结而为癥积。病久肝郁气滞，瘀滞更甚。

中医诊断：郁证（心郁）。

西医诊断：卵巢癌术后状态。

治则治法：祛邪，舒肝解郁。

基本方名：血府逐瘀汤。

处方：柴　胡10g　牛　膝10g　桃　仁10g　红　花10g
当　归10g　川　芎10g　赤　芍10g　生　地10g
枳　壳10g　白　芍15g　桔　梗10g　丹　参30g
香　附12g　郁　金12g　炒酸枣仁30g　柏子仁10g
小　麦30g　大　枣3枚　桂　枝10g　甘　草10g
12剂，水煎服。

医嘱：畅情志。

二诊日期：2005年10月24日。发病节气：霜降后1天。

病情：急躁，烘热感明显好转，心烦稍减，仍指端麻木，肿胀。

诊查：舌质淡红，苔薄白，脉细弦。

复诊辨证论治：仍肝郁气滞，瘀血停滞，兼脉络不通，继续舒肝解郁，化瘀通络。

基本方名：血府逐瘀汤。

处方：柴　胡10g　牛　膝10g　桃　仁10g　红　花10g
当　归10g　川　芎10g　赤　芍10g　生　地10g
枳　壳10g　白　芍15g　桔　梗10g　丹　参30g
香　附12g　郁　金12g　炒酸枣仁30g　柏子仁10g

小　麦30g　大　枣3枚　桂　枝10g　葛　根30g
仙鹤草30g　甘　草10g
12剂，水煎服。

复诊医嘱：畅情志。

三诊日期：2005年11月26日，节气：小雪后4天。

病情：感手脚麻木，乏力，余症均减轻，纳可，二便调。

诊查：舌质淡，舌苔白，脉沉细。

复诊辨证论治：郁邪得解，因邪伤正气，脾胃受损而见脾胃虚弱，正气亏虚之证。治宜调理脾胃，通络解毒。

基本方名：加味六君子汤。

处方：枳　壳10g　厚　朴10g　陈　皮10g　半　夏10g
党　参30g　白　术10g　茯　苓10g　黄　芪60g
女贞子30g　生薏仁30g　乌　蛇10g　蜈　蚣2条
土　鳖10g　白　芍15g　桂　枝10g　姜　黄10g
炒酸枣仁30g　甘　草10g
12剂，水煎服。

复诊医嘱：继续治疗，定期复查。

治疗结果：病情稳定。

六十四、骨折（气虚血瘀）

前列腺癌骨转移，中医诊断骨折。辨证属肾虚不能主骨、瘀血内阻、酿湿生热，益气化瘀、清热利湿为其治则。方用化瘀利湿汤。

李某某，男，71岁。2003年6月26日初诊。发病节气：夏至后4天。

主诉：左上肢骨折2月余，睾丸切除术后10天。

现病史：今年4月底左上肢因碰撞引起骨折，到某医院求治，诊为“病理性骨折”。后做骨扫描，提示骨转移癌，进一步做全身检查示前列腺低分化癌，行前列腺并行睾丸切除术。现症：夜尿多，纳食一般，大便调。

诊查：舌尖红，苔白腻，脉沉细。

骨扫描：骨转移癌。病理：前列腺低分化癌。

辨证论治：肾虚不能主骨，兼瘀血内阻，日久酿湿生热。

中医诊断：骨折（桡骨干骨折）。

西医诊断：前列腺癌骨转移。

治则治法：扶正祛邪。益气化瘀，清热利湿。

基本方名：化瘀利湿汤。

处方：黄　芪 30g　当　归 10g　丹　参 30g　茯　苓 30g
桃　仁 10g　红　花 10g　金银花 30g　黄　柏 10g
乌　蛇 10g　蜈　蚣 2 条　土　鳖 10g　川　断 15g
狗　脊 15g　螃　蟹 30g　生薏仁 30g
12 剂，水煎服。

医嘱：适劳逸，避免跌仆。

二诊日期：2003 年 7 月 12 日，节气：小暑后 5 天。

病情：病情稳定，夜尿 2～3 次，纳可，精神可。

诊查：舌质红，舌苔薄白，脉沉细。

复诊辨证论治：下焦病变，多瘀多湿，影响脾胃运化，兼之手术损伤正气，宜加健脾益气之品。

基本方名：化瘀利湿汤。

处方：黄　芪 30g　当　归 10g　丹　参 30g　茯　苓 30g
桃　仁 10g　红　花 10g　金银花 30g　黄　柏 10g
乌　蛇 10g　蜈　蚣 2 条　土　鳖 10g　川　断 15g
狗　脊 15g　螃　蟹 30g　生薏仁 30g　枳　壳 15g
白　术 15g　炒三仙各 12g
12 剂，水煎服。

复诊医嘱：适劳逸，避免跌仆。

治疗结果：好转。

追访结果：病情稳定。

附篇　个人文集

健脾化瘀法治疗中晚期肝癌25例

陕西省中医药研究院附属医院肿瘤科　谢远明

摘要： 本文采用健脾化瘀法，治疗中晚期肝癌25例，结果生存期最短者为4月，最长者为10年，表明健脾化瘀法是治疗中晚期肝癌的基本法则。

主题词： 肝肿瘤/中医药疗法　六君子汤/治疗应用

作者简介： 谢远明，男，副主任医师。1959年毕业于陕西中医学院师资班。现主要从事肿瘤及血液病的临床研究工作。编著出版有《脱发的中医防治》和《中药方剂近代研究及临床应用》，撰写发表论文20篇。历任中华全国中医学会陕西分会常务理事，陕西省中医肿瘤专业委员会主任委员，《陕西中医》杂志编委会委员。

健脾化瘀法是临床常用治法之一，笔者自1979年至1989年12月期间，用此法治疗中晚期肝癌25例，取得了较好的疗效。现介绍如下：

一般资料　性别年龄：25例患者，其中男性17例，妇女8例。年龄：25～30岁3例，31～40岁8例，41～60岁11例，61岁以上者3例。所治25例肝癌，均由省级西医院确诊，符合全国肝癌研究协作会议判定的诊断标准。其中原发肝癌11例（男性7例，女性4例），继发性肝癌14例（男性10例，女性4例），在14例继发性肝癌中，食道癌术后半年肝转移4例（均系男性）。胃癌术后肝转移者6例（男性3例，女性3例），原发病灶不明者3例（男性2例，女性1例），另1例男性开始诊断为肝血管瘤，使用健脾化瘀法治疗2年。病情稳定，后因饮酒而肿块剧增，1个月后腹水出现，经抽腹水检查确诊为肝癌。

治疗方法　全部病例确诊之后，按中医辨证分型，均属脾虚血瘀型。治疗遵《内经》“见肝之病，知肝传脾，当先实脾”之旨，拟益气健脾，活血化瘀法，方用枳朴六君子汤加味为主。

基本方：党参、茯苓、丹参各30g，白术15g，陈皮、半夏、枳壳、厚朴、乌蛇、土鳖各10g，蜈蚣2条，甘草6g，水煎服，每日1剂。

辨证加减：肿块疼痛剧烈者加全虫10g，罂粟壳15g，同时用蟾酥、冰片各10g，麝香3g，60%酒精浸泡48 h后外搽局部；出现腹水者加牛膝30g，大腹皮10g，猪苓60g；便秘加大黄、桃仁各10g。

治疗结果　经用健脾化瘀法治疗的25例肝癌患者，均随访至1989年12月底止，其生存期最短者4个月，最长者10年，其中5个月1例，5个月至1年10例，1年1个月至2年7例，5年半1例，6年1例，10年1例，其中6例还在治疗中。25例中有4例曾配服平消片，1例配服新平消片。

讨论　中晚期肝癌属积聚范畴，其发病与正气虚损密切相关，正如《医宗必读》所说：“积之成也，正气不足，而后邪气踞之。”本文25例中晚期肝癌，始终呈现一派虚象，故治予扶正祛邪，扶正以益气健脾，祛邪以活血化瘀，这和金元时期刘完素、李东垣、罗天益等“养正则积自消”的论点也是相吻合的。

肝癌发展到中晚期，其病情一般都很复杂，如何正确辨证，直接关系到该病的治疗效果。笔者体会，对中晚期肝癌辨证，应以气血为纲，脏腑辨证为目，如此提纲挈领，即能抓住疾病的实质，制定符合病情的治疗方案。

中晚期肝癌多表现肝瘀气虚的证象，其病变多在肝者瘀血成疾，在脾者气血不运，二者往往互为影响而加重病情，用健脾化瘀法，即是针对这种病理特点而制定的重要法则。脾为后天之本，乃气血生化之源，五脏六腑，四肢百骸皆赖其养，故李东垣说“养脾胃即所以安五脏”，强调了调理脾胃对治疗他脏他病的治疗作用；就肝癌而言，健脾益气，可使纳食有常，气血充沛，正气渐旺而缓解肝郁，并能促进活血化瘀药物在肝脏发挥充分有效的作用，从而使中晚期肝癌这样的疑难绝症也能取得显著的疗效，笔者从实践中体会到健脾化瘀法是治疗中晚期肝癌的基本法则。

（《陕西中医》1990年第10期）

血府逐瘀汤临床治验举隅

陕西省中医药研究院附属医院（710003）谢远明　苗文红

血府逐瘀汤出自清代王清任《医林改错》，是王清任诸方中应用最广泛的一首名方，该方由枳壳、赤芍、川芎、桃仁、红花、柴胡、牛膝、桔梗、生地、当归、甘草组成，用以治疗“胸中血府血瘀”之症，可治属于血府血瘀的头痛、噎膈等近 20 种病症。我们在临床上运用此方治疗各类杂病，亦取得了很好的疗效。现举例如下。

1. 颈椎病：王某，男，51 岁，干部。1992 年 1 月 30 日初诊，颈背部疼痛，引及右臂疼 1 月余，曾在西安市某医院就诊。颈部拍片示：第五、六颈椎增生，提示颈椎病，经牵引治疗及服西药（药名不详），病情变化不大。患者饮食、二便均正常。查舌质暗红有瘀点、苔薄白，脉弦细。辨证属气滞血瘀，治宜理气化瘀，活血止痛。方用血府逐瘀汤加味：其中血府逐瘀汤赤芍药用 12g，其余均用 10g，加丹参 30g，蜈蚣 2 条，全蝎 10g，水煎服，服 12 剂后颈背部及右臂疼痛明显减轻，在前方基础上加香附、郁金各 12g，继服 24 剂，疼痛消失，停药观察，随访至今未复发。

按：本案患者因颈椎增生，阻滞气血，不能运行于颈背部，致使其气血亏虚，无力推动血行。血液瘀滞，又阻气行，使瘀血气滞相兼，经络不通而出现颈背部及右臂疼痛。“舌为心之苗”，瘀血之痛必先反映于舌，故见舌质暗红有瘀点。用血府逐瘀汤活血化瘀理气，加全蝎、蜈蚣、丹参以通络止痛，加强活血之功。服 12 剂后疼痛减轻，切中病机，继用前方，加重理气之品，使气血流通，诸症消失。

2. 呃逆：刘某，女，45 岁，农民。1992 年 1 月 28 日初诊，阵发性呃逆 3 年余。患者 3 年来出现阵发性呃逆，生气后即发作。在西安医科大学第二附属医院等多家医院诊治，一直未查出病因，诊断为“神经性呃逆”，服西药“谷维素”“维生素 C”等及中药“丁香柿蒂汤”“橘皮竹茹汤”效果均不佳。现频发呃逆，每日发作 3～4 次，发作时呃声频频，不能自止，持续 2～3min，不伴呕吐，平素性情急躁易怒，纳差，大小便正常，睡眠尚可。

检查：舌质紫暗，苔薄白，脉沉细。辨证属气滞血瘀，理应疏肝理气，活血化瘀。方用血府逐瘀汤加香附、郁金各12g，丹参30g，水煎服，服药6剂后，呃逆次数及持续时间均减少，每日约发作2次，每次持续1min左右。效不更方，原方继服18剂，服后呃逆消失。至今病情稳定，再未发作。

按：本例患者平素性情急躁，多虑善感，情怀不遂，肝气不舒，不得宣泄，横逆犯胃致呃逆。患病3年，病久必瘀，出现瘀象，加重呃逆症状。病机为气滞血瘀，宜理气化瘀。用血府逐瘀汤加香附、郁金、丹参以加强疏肝理气活血之功，因辨证准确，用方得当，化裁灵活，故奏良效。

3. 下颌关节脱位：蒋某，女，34岁，干部。1992年2月5日初诊，自诉其1年前因剧烈呕吐引起下颌骨脱位，曾多方求治，在西安医科大学第二附属医院、第四军医大学附属西京医院等检查，造影示：关节盘前移。关节镜提示：双侧下颌关节瘀血。1年来感双侧面颊胀痛，下颌抽搐，服西药片剂（药名不清）及止痛镇静药物，效果不佳，病情逐渐加重，要求服中药治疗。患者现感双侧面颊胀痛，张口、说话困难，下颌抽搐，时左时右，伴头痛两颞侧疼痛，时有全身抽搐，夜间因疼痛而难以入眠，纳食差，每日300g，大、小便调和。查舌质暗红、苔薄白，脉涩滞。证属瘀血阻滞，治以活血化瘀止痛。方用血府逐瘀汤加香附、郁金各12g，丹参30g，蜈蚣2条，土鳖虫10g。6剂，水煎服，服药后面颊部胀痛及头痛均明显减轻，在上方基础上加减变化，坚持服药治疗。面颊部疼痛及头痛、下额抽搐、全身抽搐症状消失，继服中药巩固疗效。

按：本案系下颌关节脱位引起气血流通不畅，日久血瘀滞不通，不通则疼而出现双侧面颊疼痛症状。血是营养人体的宝贵物质，若血流不通，蓄积内停，则可变生诸病。因此即应理气活血化瘀，用血府逐瘀汤加丹参、香附、郁金活血理气，加蜈蚣、土鳖虫通络活血止痛，病症相符，证治相投，故起良效，症状大减，继服中药坚持治疗，最终痊愈。

（《陕西中医》1992年第13卷第10期）

加味一贯煎治疗肺癌106例

陕西省中医医院（710003）谢远明 张长富（整理）

摘要：目的：观察养阴清热、活血化瘀类中药治疗肺癌的疗效。方法采用加味一贯煎（沙参、麦冬、枸杞、龙葵、僵蚕、浙贝、蜈蚣等）治疗肺癌106例，总有效率56.6％，提示本方法对本病阴虚内热、气阴两虚型有清热解毒，益气养阴，扶正固本之功效。

主题词：肿瘤/中医药疗法 复方（中药）/治疗应用 @加味一贯煎/治疗应用 清热解毒药［剂］/治疗应用 补益药［剂］/治疗应用 活血祛瘀药［剂］/治疗应用

陕西省中医医院著名老中医谢远明从事中医肿瘤临床研究40多年，尤其是对肺癌的治疗有独到之处，他采用加味一贯煎治疗肺癌106例，总有效率56.6％，现整理报道如下。

临床资料 本组106例，男78例，女28例；农民26例，工人38例，干部42例；年龄最大82岁，最小36岁，平均年龄为62.32岁；病程最长12个月，最短12d；曾有吸烟者74例，慢性肺部感染50例，其他30例；临床表现为咳嗽者106例，胸痛者32例，咯血或痰中带血者46例，气短乏力者75例，低热15例，病理分型为鳞癌36例，腺癌40例，小细胞肺癌30例，属中心型61例，周围型45例，伴发胸腔积液46例，心包积液14例，脑积液2例，肺不张38例；发病部位为右肺64例，左肺42例，原发性肺癌失去手术或多种慢性病不宜放化疗者50例，手术放化疗后复发并广泛转移6例，淋巴转移10例，骨转移7例，其他43例；属阴虚内热型66例，其中鳞癌21例，腺癌24例，小细胞肺癌21例；气阴两虚型40例，其中鳞癌15例，腺癌16例，小细胞癌9例。

治疗方法 加味一贯煎组成：沙参、麦冬、龙葵各30g，枸杞、川楝子、僵蚕、浙贝各15g，乌蛇、土鳖虫各10g，蜈蚣2条。气虚加人参、黄芪、女贞子，血虚加西洋参、冬虫草、阿胶；咯血加大黄、仙鹤草、生地榆、三七，发热加青蒿、鳖甲、紫草、大青叶，胸腔积液加葶苈子、大枣，喘咳加太子参、蛤蚧，便秘加肉苁蓉或番泻叶。每天1剂，水煎服，服6d停1d，4

周为一疗程，一般3~4个疗程。

疗效标准　按照1983年中华全国中医内科学会《肺癌疗效评定标准草案》和临床实际拟定为完全缓解：肿瘤消失持续1月以上，无复发转移者；部分缓解：肿瘤最大径与其垂直的乘积减少50%以上，肺不张完全复张，其他症状大部分缓解；稳定：肿瘤体积缩小不足50%，或增大不足25%，无新病灶，症状有减轻；无效：肿瘤无变化或增大，症状和并发症依然存在。生活质量按卡罗氏标准评定。

治疗结果　本组106例，完全缓解3例，部分缓解21例，稳定36例，无效46例，总有效率56.6％。其中阴虚内热66例，完全缓解2例，部分缓解12例，稳定22例，无效30例；气阴两虚40例，完全缓解1例，部分缓解9例，稳定14例，无效16例。随访生存期最短5个月，最长11年，其中5个月6例，6个月至1年10例，1~2年18例，2~3年19例，3~4年20例，4~5年13例，6年6例，7年7例，8年4例，9年1例，11年2例。

典型病例　例1　王某，男，51岁。患右肺鳞状上皮癌手术切除3个月，术后咳嗽，咳痰或时有痰中带血，胸闷气短，右髋处疼痛，低热37.5~38℃，低热一直不退，于1989年8月24日来中医院就诊，经X线、CT摄片，诊断右股骨颈处可见2cm×2cm转移瘤，脉细数，舌苔白、舌尖绛，中医辨证属阴虚内热，处方一贯煎加减：沙参、麦冬、龙葵、生地、枸杞、丹参、仙鹤草、地龙、黄芪各30g，当归、川楝各15g，浙贝、全蝎各10g，蜈蚣2条，每天1剂，水煎服，守方2年，随证略有加减，症状体征完全消失，经复查肺癌及转移瘤消失，随访至今健在。

例2　张某，男，60岁，干部。患肺癌（病理证实小细胞型肺癌）晚期经放化疗半年，病情未控制，CT提示心包转移，胸水加剧，病情危重，咳嗽咳痰，痰中带血，胸背疼痛，心悸气短，骨蒸盗汗，低热不退，形体消瘦，胃纳呆滞之主诉于1985年10月7日来中医院就诊，脉细数，舌质暗红、无苔、少津，证属气阴两虚，治以益气养阴，处方一贯煎加减：沙参、麦冬、女贞子、冬瓜仁、龙葵、补骨脂、仙鹤草各30g，黄芪、猪苓各60g，枸杞、川楝子、僵蚕、浙贝各15g，当归、生地各10g，水煎服，每日1剂，连服12剂后咳嗽，痰中带血减轻，无苔转薄赤苔有津。于10月20日复诊，守前方加鹿衔草30g，继续服24剂后低热消退，胸背疼痛，心悸气短，痰中带血消失，其他症状均减轻，精神转佳，脉沉细，舌苔转薄白，于11月4

日三诊时，守上方继用汤药，每日 1 剂，水煎服，同时另加散剂冲服，散剂为獭肝 60g，人参、冬虫夏草、僵蚕、浙贝、补骨脂各 30g，鬼臼 15g，蛤蚧 6 对，蜈蚣 2 条，3 剂共细末，每次 10g，一日 3 次，温开水冲服，经此治疗 50 日后诸证减轻，精神转佳，饮食增加。11 月 28 日四诊时，B 超复查胸水及心包积液均减轻，脉沉细，舌质紫暗转淡红。效不更方，仍守前法治疗 2 年后，诸症消失，精神饱满，体力充沛，经 CT 复查胸水、心包积液完全吸收，肺癌病灶消失，已上班，随访 5 年情况均良好，于 1993 年 11 月死于脑出血。

讨论　肺癌属中医肺积、息贲等范畴。多由邪毒内犯，正气衰败所致。人体正气虚损，邪毒乘虚而入，其毒犯肺，肺气膹郁，宣降失司，气机不畅，津液输布不利，积聚成痰，痰凝涩滞，气血运行受阻，气滞血瘀，络脉阻滞，宿昔成积，积聚成核，则发为肺积。正如《杂病源流犀烛》云："邪积胸中，阻塞气道，为痰……为血，皆邪正相搏，邪既胜，正不得制之，遂结成形而有块"。邪毒与正气是本病发病的关键，又互为因果关系，人体正气（相当于免疫机能和机体支持物质）不虚，既是邪毒（相当于致癌因子或初生癌细胞）进入也会很快被驱除，只有当正气虚损不足御邪时，邪毒才能致病，这就是"邪之所凑，其气必虚"的缘故。邪毒一旦导致犯病又可加剧正气损伤，引起气机紊乱，阴阳失调；气血津液输布障碍，产生痰饮、瘀血又助长了邪毒致病作用，进一步加重正气损伤和衰败，致使生命危及甚至死亡。这就是邪毒犯肺，导致肺癌的关键所在。

肺癌临床上多以咳嗽、咳痰或痰中带血，胸闷气短，低热，盗汗为主症。辨证分型多为气虚型、阴虚型、气阴两虚型、痰热毒瘀型，或兼杂。早期多以痰热毒瘀型，或兼杂，晚期阴虚型、气阴两虚多见，尤以肺肾阴虚为主，因此采用一贯煎加味治疗本病，以沙参、麦冬、生地、枸杞、川楝子、当归等益气养阴，龙葵、僵蚕、乌蛇、蜈蚣、土鳖虫、浙贝等化痰祛瘀，清热攻毒，散结消块。

本方法具有明显的缓解临床症状，延长生命，提高生命质量之功效。

（《陕西中医》2003 年第 23 卷第 4 期）

谢远明扶正培本法治疗疑难病经验举隅

陕西省中医药研究院附属医院（710003）曹利平

谢远明主任医师擅长运用扶正培本法治疗多种疑难病，他常采用益气健脾、滋肾补气、滋补肝肾法治疗疑难杂病及肿瘤，在治疗中认证准确，用药力猛，善于守方，笔者随师临证，现将学习体会，介绍如下：

1. 益气健脾治疗食道癌　张某，男，64 岁，农民。吞咽不利 3 月余，在当地医院做上消化道双重造影示：食道中段癌，食管壁僵硬，蠕动减弱，食管腔不规则狭窄，有充盈缺损，狭窄上段轻度扩大。胃镜检查：食管中段距门齿 25～30cm 处隆起性病变，活检病理切片示：食道中段鳞状细胞癌Ⅱ级。患者拒绝手术，放疗 20 次。就诊时症见：消瘦，胸骨后烧灼样疼痛，吞咽时加重，能进半流食，嗳气，腹胀，咳吐大量涎沫。纳差、便秘、舌质淡暗、苔白腻、脉细弦。中医辨证：噎膈，脾虚痰瘀内结，方用枳壳、白术、浙贝、乌贼骨各 15g，党参、茯苓、生薏仁各 30g，陈皮、半夏、厚朴、生甘草、全蝎、土鳖虫、生大黄各 10g，蜈蚣 2 条。连续服用 12 剂。二诊胸骨后烧灼样疼痛减轻，大便通利。上方加黄连 10g，荜澄茄 15g，服用 3 个月余。吞咽顺利，胸骨后疼痛消失。纳食正常，上方随症加减服用 6 个月后复查上消化道钡餐，食道钡剂通过顺利，食管蠕动正常，1 年后再次复查双重造影，食道狭窄消失，患者体力恢复能参加一般劳动。

按：食道癌隐袭发展，由于食道的扩张性，食道癌往往缺乏早期体征，在做出诊断时常难以治愈。虽然 10%～50% 的患者可做姑息性切除治疗，仅 5%～10% 的患者可望手术切除治愈，但根治性切除手术死亡率接近 15%，对失去手术机会的患者大剂量放射治疗可获姑息性缓解。谢老认为各种癌症到了中晚期，中西医常规治疗均无满意的办法。近年来临床方面的研究证明扶正培本能减轻放、化疗毒副作用，提高临床疗效。实验研究方面扶正培本能促进实验室动物的免疫功能，改善骨髓的造血功能，提高内分泌体液调节功能，并提高细胞内环磷酸腺苷 cAMP 含量及 cAMP/cGMP 的比值。提高机体物质代谢，并证明扶正、培本能抑制肿瘤的浸润和转移。食道癌属中医噎膈范畴，初起多为实证，继而转实为虚证，谢老在治疗中根据中医“有胃气则生，无胃气则死”的原则，采用益气健脾，立足于久病必虚、久病必瘀的理论，正确处理“扶正”与“祛邪”的关系。《内经》云：“邪气盛则实，精气夺则虚。”疾病的过程就是邪正斗争的过程。谢老在治疗此病始终顾护胃气，补中自有攻意。同时加用活血祛瘀药如全蝎、蜈蚣，破瘀、解痉、散结，黄连、荜澄茄辛开苦降，生大黄祛瘀通腑，全方扶正培本，祛瘀散结，达到了扶正以祛邪、祛邪不伤正的治疗目的。

2. 滋肾补气治疗再生障碍性贫血　汪某，男，10 岁，学生。初诊 1994 年 8 月 10 日。主诉：患者患再生障碍性贫血已 3 年。3 年前因流鼻血及皮肤出血，在西医多家医院检查：骨髓穿刺增生低下，油滴（+++），小粒以非造血细胞为主，西医诊断：慢性再生障碍性贫血，经过治疗，复查骨髓象仍增生不良。血 Rt 示 HGB 8g/L，WBC 2.4×10^9/L，PLT 56×10^9/L。就诊时主诉头晕，身困乏力，面色萎黄，五心烦热，纳差，舌淡苔白，脉沉细。中医诊断：虚劳，脾肾气虚型，药用太子参、黄芪、女贞子、旱莲草各 30g，熟地 24g，山萸肉、生山药各 12g，丹皮、泽泻、茯苓、鹿角胶、龟板胶各 10g，皂矾 3g，补骨脂 15g。12 剂，水煎服。二诊疲乏稍减轻，五心烦热明显减轻，仍纳呆，上方太子参改党参、炒薏仁各 30g，上方随症加减连续服用 6 月后血 Rt 示：HGB 10g/L，WBC 4.4×10^9/L，PLT 86×10^9/L，骨髓象基本恢复正常。上方去皂矾随症加减继续服用半年以巩固之。

按：再生障碍性贫血分急性、慢性两种，急性发病急而凶险，慢性发病缓慢病程长。但病情轻重悬殊。现代医学认为再障是多种病因引起的红骨髓总容量减少，造血功能衰竭，并以全血细胞减少为主要表现的一组综合征，在我国以青壮年居多，患者常因出血、感染而致病情恶化。再生障碍性贫血中医辨证多属于“虚劳”“血证”范畴。据中医理论，与造血有关的脏腑为心、肝、脾、肾四脏，尤以肾和造血关系最为密切，谢老治疗慢性“再障”根据发病机制，以补脾肾为主，资助先天和后天生化之源。黄芪、党参大补脾气，六味地黄汤为脾、肝、肾三阴并补之剂，而以补肾阴为主；方中重用熟地甘温滋肾填精为主药，为阴中之阳故能补肾中元气；山药补益脾阴而固精，山萸肉酸温养肝肾而涩精，配以丹皮、茯苓、泽泻补泻结合，有开有合、三阴并治，故此方大补肝、脾、肾三脏真阴不足，精血亏损之证。加入皂矾、鹿角胶、龟板胶滋阴养血，皂矾现代药理研究有刺激骨髓的作用。大致分阳虚为主或阴虚为主，阴虚为主常在上方中加入女贞子、旱莲草、补骨脂，阳虚常加入仙茅、淫羊藿、菟丝子，同时在用药中根据“阴阳互根”的理论，对阴虚患者以补肾阴为主适当加入补肾阳药，阳虚患者注意适当加入补肾阴药，本病例以脾肾气虚偏阴虚为主。

在临证中慢性“再障”患者表现为气血亏，病本为脾肾虚，且以肾虚为主。在治疗中谨防感染以免病情加重。在血红蛋白恢复正常后仍需要坚持治疗一段时间以防病情反复。此病例经治已完全缓解。

3. 滋补肝肾治疗放、化疗后肺癌　刘某，男，41 岁，农民。初诊 1997 年 11 月 17 日。4 个月前因咳嗽，气短，拍胸片示：右肺门肿块，性质待定；支气管镜检示：右肺中叶肺癌；病理切片：右肺中叶外亚支鳞癌。未做手术，因患者体质较差，WBC 3.2 $\times 10^9$/L，未接受化疗，接受放疗 40 次；胸片示：肿块无明显缩小，就诊时，精神差，干咳无痰，口干欲饮，纳食尚可，无明显气短，夜间盗汗，舌质红、少苔，脉弦细。西医诊断：右中心性肺癌。中医诊断：肺积，气阴两虚，方用北沙参、麦冬、女贞子、黄芪各 30g，生地、浙贝、枸杞各 15g，川楝子 12g，当归、僵蚕、西洋参（另煎）、乌蛇各 10g，蜈蚣 2 条，炙百部 18g，12 剂，每日 1 剂，水煎服。

二诊：干咳减少，精神较前好转，舌质红少苔，脉弦细。继用上方加黄芩 12g，继用 12 剂，1 月后患者精神尚可，口干消失，纳食正常，舌质稍红、苔薄白、脉弦细。复查血 Rt 示 WBC 4.6 $\times 10^9$/L，患者行化疗 2 次，在此期间，随症加减，继续中医治疗。半年后复查：右肺门肿块明显缩小，1 年后复查仅见右肺门增大，患者一般情况可嘱其继续治疗以巩固疗效。

按：肿瘤种类繁多，按其来源分为原发性和继发性，最常见的恶性肿瘤为原发性支气管肺癌，约占 90%，大多数起源于支气管黏膜上皮，也有起源于支气管腺体或肺泡上皮；按生长部位分为中央型和周围型，中央型又以鳞癌和小细胞未分化癌较常见，周围型以腺癌较常见。虽然手术为肺癌的首选方法，但临床上很多病人在确诊时已失去了手术机会，在接受放疗、化疗过程中，因体质、耐受力及白细胞减少而不能接受全程放、化疗。另外，部分对放、化疗不敏感的病人，放疗后出现放射性肺炎，放射性肺纤维化和放射性食道炎的病人，采用中医药治疗尤为重要。肺癌属中医学中的“肺积”，现可称肺癌，主要是由于正气虚损，阴阳失调，六淫之邪乘虚入肺，邪滞于肺，导致肺脏功能失调，肺气膹郁，宣降失司，气机不利，血行受阻，津液失去输布，津聚为痰，痰凝气滞，瘀阻脉络，于是痰气瘀毒胶结，日久形成肺部积块，因此肺癌是因虚致病，因虚而致实。是一种全身属虚，局部属实的疾病，对肺癌的治疗本应以扶正化痰软坚、理气化瘀、清热解毒，但对于化疗、放疗后体质较弱，白细胞均有不同程度减少，肺肾阴虚症状较明显，在临床多见舌质偏红，少苔或无苔，声音嘶哑，或痰中带血，口干舌燥，所以在治疗中又不同于肺癌的辨证治疗。谢老运用一贯煎加味治疗就是从整体出发，采取滋水涵木、清金制木、培土抑木三法以滋养肝肾为主，并认为肺主一身之气，肺气清肃，则治节有权，诸脏皆滋其灌溉，而且养金即能制木。故用生地、枸杞滋养肝肾阴血，北沙参、麦冬清肺益胃，当归补血活血，川楝子疏肝解郁，条达气机。方中用浙贝清火散结，僵蚕、蜈蚣、乌蛇、土鳖虫等虫类药解毒散结以攻邪。总之在治疗中始终注意辨病与辨证，整体与局部，扶正与祛邪的关系，此类病人在手术后做放疗、化疗过程中服用中药治疗对减轻放疗、化疗毒副作用，增强体质，改善患者生存质量，缓解病情，均有明显的疗效。

（《陕西中医》2004 年第 21 卷第 7 期）

谢远明主任医师运用膈下逐瘀汤治疗妇科病的经验

陕西省中医药研究附属医院（710003）曹利平

谢远明主任医师临床 50 年，临床经验丰富，注重辨证与辨病相结合，擅长运用活血化瘀法治疗诸多疑难杂病及肿瘤。他认为中医的特色就是辨证论治，反对忽视辨证而追求特效方或某方治疗某病的做法。现就谢老运用膈下逐瘀汤治疗妇科病，证属气滞血瘀型的异病同治介绍如下。

1. 子宫肌瘤　张某，女，43 岁。于 1998 年 5 月 13 日初诊。月经量多 2 年伴不规则阴道出血。妇科及 B 超检查诊断为子宫肌瘤（黏膜下肌瘤）。月经来潮时量多色紫暗有血块，少腹疼痛，平素白带增多，舌质暗边有瘀点、苔白，脉弦细。中医诊断：癥瘕，瘀血型。治宜活血祛瘀，行气止痛。处方：当归、川芎、赤芍、丹皮、桃仁、红花、五灵脂、乌药、生甘草、穿山甲、三棱、莪术各10g，香附12g，枳壳15g，元胡、夏枯草、益母草各30g，每日1剂，水煎服，连服1周后月经来潮，腹痛明显减轻，血块减少。连续服用5周，第2次月经来潮时腹痛消失，排出较多血块，排后血止。上方去三棱、莪术加黄芪、女贞子各30g，继用2周。随访下次月经来潮正常，复查B超，子宫肌瘤消失。

按：现代医学认为肿块一般都有局部缺血、循环障碍、水肿、组织增生及变形，应用活血化瘀药物疏通气血又可使肿块疼痛消失。谢老在治疗这类病证时采用活血化瘀、理气行滞的方法，并在治疗过程中注意活血剂的用量及适时加入益气药。

2. 功能性子宫出血　李某，女，48岁。1999年4月8日初诊。素有月经不调及痛经史。停药3个月后此次月经淋漓不断已40余天。伴头痛、失眠、两胁胀痛，腰酸腹胀，舌质暗、舌下静脉青紫、苔白腻，脉沉弦。诊为更年期功能性子宫出血，血瘀型。方用当归、川芎、赤芍、丹皮、桃仁、红花、五灵脂、乌药、生甘草、三棱、莪术各10g，枳壳、郁金各12g，元胡、续断、枸杞各15g，益母草30g，服用1周后血止，诸症尽失。

按：谢老认为此病例属中医崩漏范畴。患者月经淋漓不断又称漏，患者月经3月未来潮，多因肝气郁结，冲任失调受阻而血瘀，根据患者年龄虽属血瘀证需加入续断、枸杞以固肾。

3. 痛经　邓某，20岁，女，未婚。初诊1999年4月22日。患者14岁初潮。月经周期尚正常。经前腹痛，近1年疼痛加重。经期常错后，经前期腹痛剧、喜温，月经量少有血块，舌质淡红、苔白，脉沉细。证属痛经，气滞血瘀、冲任虚寒型。方用当归、川芎、赤芍、丹皮、桃仁、红花、五灵脂、乌药、生甘草、小茴香各10g，枳壳、郁金各15g，元胡、益母草各30g，服用3剂后，经行通畅，腹痛消失。嘱患者下次来潮前用上方预服3剂。

按：痛经可分为原发性和继发性两类，后者常继发于生殖器官炎症、子宫内膜异位等。根据痛经临床表现又可分经前痛、经间痛、经后痛。经前痛及经间痛又以实证多见。病因为气滞血瘀，经血运行不畅，不通则痛。采用膈下逐瘀汤，活血化瘀、行气止痛，疗效显著。

4. 慢性盆腔炎　闫某，女，32岁。初诊1999年3月16日，反复发作下腹胀痛2年加重2周。伴腰骶部下坠感，月经不调，周期缩短，经期延长，白带增多，胸闷，便秘，舌质稍暗、苔白，脉弦细。妇科检查：附件增粗压痛，子宫粘连压痛，活动度差。证属气血凝滞，湿热瘀结。方用当归、川芎、赤芍、丹皮、桃仁、红花、五灵脂、乌药、生甘草各10g，香附、枳壳、元胡各15g，柴胡10g，苍术、黄柏各15g，益母草、蒲公英、生薏仁各30g，每日1剂水煎服。服用1周后诸症均减，连续服用21剂后症状消失。

按：慢性盆腔炎多数由细菌感染所致。谢老认为此病初起多因湿热瘀结胞中，日久气血凝滞，经络受阻，治宜活血化瘀并清热利湿。

谢老运用膈下逐瘀汤治疗妇科疾病中，首先强调无论哪种疾病，辨证属于气滞血瘀型就可选用此方加减，如古人云，有此病用此药，病受之，无此病用此药人受之。进一步说明了中医辨证论治的重要性。

（《陕西中药》2000年第21卷第5期）

活血益气汤治疗冠心病30例

陕西省中医医院（710003）曹利平

摘要：目的：根据冠心病的发病机理探讨中医药治疗冠心病的疗效。方法：采用活血益气温阳法为主拟以基本方（枳壳、桔梗、生地、红花、赤芍、川芎、当归、柴胡、牛膝、桃仁、黄芪、桂枝）治疗该病属于气滞血瘀兼气虚型30例，取得明显疗效。结果：总有效率93.3%，心电图总有效率40.3%。提示：益气活血温阳法在冠心病治疗中确有满意疗效。

主题词：冠状动脉疾病/中医疗法　复方（中药）/治疗应用　@活血益气汤/治疗应用　活血祛瘀药［剂］/治疗应用　补气药［剂］/活血应用

自1998—2001年，笔者跟随谢远明主任医师学习期间，深悟谢老在冠心病辨治中，善用活血化瘀益气之法，自拟活血益气汤治疗冠心病辨证属于气滞血瘀兼气虚型，取得较满意疗效。现就30例观察病例，报道如下。

临床资料　西医诊断标准参照国际心脏病学会和协会及世界卫生组织临床

命名标准化联合专题组报告《缺血性心脏病的命名及诊断标准》，中医辨证标准参照1980年中国冠心病中医分型座谈会制定的考核标准。选择冠心病30例，男性21例，女性9例；最大年龄71岁，最小年龄46岁；病程最长15年，最短5个月。有高血压病史者11例，有胆石症者4例，高脂血症17例。

治疗方法　30例患者采用基本方化裁：枳壳、桔梗、红花、桃仁、赤芍、川芎、柴胡、牛膝、当归、生地、生甘草各10g，黄芪30～60g，桂枝10～15g。伴心悸甚加西洋参10g（另煎兑服），便秘者加瓜蒌30g，双下肢浮肿加车前子30g，心前区发作性疼痛呈针刺样加元胡索10～15g，水蛭10g，三七粉3～6g（冲服），中药每日1剂，水煎300～400ml，分早晚两次温服，7日为一疗程，连续治疗3～4个疗程。有高血压病者，继续服用降压药。高血脂者可继服降脂药，部分病人未服用降脂药者加用焦山楂、决明子各15g。

治疗效果　按1979年中国中西医结合治疗冠心病、心绞痛、心律失常座谈会制定的《冠心病、心绞痛疗效判定标准及心电图疗效判定标准》评定：显效19例，好转9例，无效2例，总有效率93.3%。心电图疗效显效9例，好转4例，无改变17例，总有效率40.3%。治疗中未发现明显副作用及过敏反应，仅有2例病人服上方后便溏，1例加用陈皮后症状消失，1例原方去当归，加丹参症状缓解。

典型病例　宋某，男，62岁，退休工人。1998年12月15日就诊。主诉心前区闷痛，气短，反复发作3年逐渐加重。患者心前区闷痛，每天发作2～3次，活动、劳累或受冷后加重，服用复方丹参滴丸可缓解。常伴有头晕、周身疲乏、双下肢沉重、血压17/11.5 kPa，心律齐，率82次/min，舌质暗边尖有瘀点，口唇色暗，苔白，脉弦细。心电图检查：T波Ⅰ、aVL、V_4、V_5低平，ST段V_7、V_8呈水平下移0.1 mV。超声心电图检查有冠心病改变。血脂检查，胆固醇6.3 mmol/L，甘油三酯1.9 mmol/L。西医诊断：冠心病、劳累性心绞痛。中医诊断：胸痹、心痛。治法：活血化瘀，益气通阳，方用枳壳、桔梗、当归、桃仁、红花、赤芍、川芎、柴胡、牛膝、生地、生甘草、桂枝、元胡各10g，黄芪30g，三七粉3g（冲服），每日1剂，水煎，分早晚2次温服。服药3天后，心前区闷痛明显减轻，每日发作1～2次可自行缓解，继服1周后，心前区闷痛未发作，疲乏、双下肢沉重感消失，连续服用4周，复查心电图T波Ⅰ、aVL、V_4、V_5低平较前改善，ST段V_7、V_8呈水平下移恢复正常。前方随症加减治疗3个月后，症状消失，复查心电图恢复正常。

讨论　冠状动脉粥样硬化性心脏病，在中医文献记载中，属于“胸痹”“心痛”的范畴。其主要病因与七情失调，或劳思过度，过食肥甘，体质虚弱，血行涩滞密切相关，这与现代医学认为冠心病与年龄、体质、高动物脂肪饮食、体力活动少，高级神经功能失调，脂质代谢紊乱等有密切关系的看法是一致的。根据冠心病的临床症状、体征和虚实交错的病理特点，在临床多见于气虚血瘀型。本方中桃仁、红花、川芎、赤芍活血祛瘀，当归、生地活血养血，柴胡、枳壳疏肝理气，牛膝破瘀通经，桔梗入肺经，甘草缓急、通百脉以调和诸药，桂枝温通心阳。治本应着眼于补，治标应着眼于通。黄芪可益气升阳，恢复心脏细胞活力，故适用于冠心病，且以本虚为主的患者，本病所表现的胸闷痛、舌质紫暗，系因虚而致瘀，气虚不运，胸阳不振，而致寒凝血涩，心脉痹阻。

活血益气汤在药物配伍中有三大特点，第一气血兼顾，以活血化瘀药为主，理气药为辅，寓行气与活血之中；第二，活中寓养，使活血不耗血，瘀去正不伤，理气不伤阴；第三，升降同用，以宣畅气机。根据中医学“气滞则血瘀”的理论，本方在活血化瘀药中配以补气之品，符合“气行则血行”的治疗原则。谢老通过多年临床实践，用活血益气汤治疗冠心病采取通与补并用的原则，“通”用活血化瘀，“补”用补气温阳，并随症加减，是治疗冠心病的有效方剂。

（《陕西中医》2002 年第 23 卷第 8 期）

谢远明主任医师临证诊疗特色

陕西省中医医院肿瘤科　苗文红

谢远明主任医师，陕西省南郑县人，早年跟随当地名师学医，勤勤恳恳，耕耘不已。历任中华中医药学会陕西分会常务理事，肿瘤专业委员会主任委员，享受政府特殊津贴，为我省名老中医。谢老临证 40 余年，注重辨证施治与专病专方相结合，擅治血液病、内科杂病及肿瘤等。疗效显著，在患者中享有很高声誉，其经验相当丰富。撰有《脱发的中医防治》《中药方剂近代研究及临床应用》等专著，发表《消瘿汤治疗甲状腺肿块60例临床观察》《益气化瘀法治疗中晚期肝癌25例观察》等论文20余篇。其中《脱发的中医防治》一书获陕西省中医药管理局1989年科技进步三等奖。谢老不但医术精湛，医德更是高尚，曾获1995年度陕西省505医德奖，不愧是一位值得称道的中医名家。

谢老治病自成体系，其治疗疑难疾病有以下几大特点：一是擅用活血化瘀法，人称“谢逐瘀”。他认为血是营养人体的宝贵物质，若血流不畅，蓄积内停，则可变生诸病。活血化瘀法源于《内经》，历代名贤各有发挥，尤其是清代名医王清任对瘀血病症的辨治，功效卓著，对后世影响甚大。谢老在应用活血化瘀法时，非常重视舌诊，他认为《内经》“舌为心之苗”“心生血脉”之理论具有重要的临床意义。“舌为心之苗”，血瘀之病必先反映于舌，只要发现舌质紫暗，舌背面有瘀点，且见刺痛，发绀，肿块，出血以及肌肤甲错，脉涩等表现，就可用活血化瘀法治疗。他仅用血府逐瘀汤治疗的病种就有12种之多。谢老临证经验非常丰富，就诊者多为疑难杂症及肿瘤等，这些病证有的可以通过努力而治愈，有的则是目前医学水平尚无法解决的难题。他常采取活血化瘀及益气健脾、疏肝解郁、补气滋肾、消肿散结之法治疗疑难杂证及肿瘤。对于前者，谢老善用活血化瘀和益气健脾法取效，立足于久病必瘀、久病必虚之理论；对于后者，主要用益气健脾法延长生命、改善生活质量。谢老常说：各种癌症到了晚期，中西药常规治疗均无满意的办法，根据中医“有胃气则生、无胃气则死”的原则，采用益气健脾的枳朴六君子汤随症加味，常可使病人精神转佳，饮食增加而延长其生命，此乃经验之谈，值得效法。二是认症准确，用药力猛，善于守方。如自拟消瘿汤散结消肿除瘿瘤，瘿瘤是现代医学所称的甲状腺肿块，常见于甲状腺瘤、甲状腺肿、甲状腺癌、甲状腺功能亢进等病证。多因七情内伤，脏腑功能失调，气血不和，经脉阻滞，导致痰气交阻，痰血互凝，上结于颈项而发病。谢老认为，瘿瘤散见于西医的多种疾病之中，中医划分为气瘿、肉瘿、石瘿等数种，由于其发病的部位和痰、瘀的病理机制基本相同，故均可采用化痰行瘀，散结消肿的方法治疗，所以他自拟的消瘿汤疗效明显。谢老所治肾疾，多为久治不愈的慢性肾炎、肾病综合征等，对于此类患者，他认为其病往往比较复杂，不能只着眼于水或气的病理变化，须根据“水血同源”

“气血同病”的理论，将水、气、血三方面综合起来加以分析，从而找出疾病久延的症结，制定更加接近疾病本质的治法。如慢性肾炎，初起感于风湿寒热，致水湿内停而发病，但日久则必然导致气滞血瘀，肾络瘀阻，此乃病理之关键，正如《诸病源候论》所述：“肿之生也，皆由风邪寒热客与经络，使血涩不通，瘀积而成肿也。”肾络瘀阻，气化不利，血循不畅，又可加重水湿内停，形成恶性循环。再则，肾络瘀阻，水湿内停，又能蕴热成毒，损害肾府。治宜化瘀利湿，清热解毒，补气行水。自拟化瘀利湿汤，意在化瘀利湿蠲肾疾。在上述二首方剂中，消瘿汤由九味药组成，化瘀利湿汤也只有八味药，但药量较大，治病功专。三是擅用久经验证、疗效可靠的经验方，并常结合现代药理研究选用药物。如在临床上治疗乳癖证，采用疏肝解郁法进行治疗，乳癖相当于乳房囊性增生病，乳房纤维瘤，前者为增生性疾病，后者属良性肿瘤，两者均因内分泌失调引起，其临床表现如清代顾世澄《疡医大全》所言：“乳癖乃乳中结核，形如丸卵，或坠重作痛，或不痛，皮色不变，其核随喜怒消长。”谢老认为：乳癖发生的重要成因是肝郁气滞。因乳房为肝经分布之处，又有胃经通过，肝气郁结，经气不疏，乳络受阻；肝气犯胃，聚湿生痰，循络积于乳；久则气病及血、冲任失调，致使诸证丛生，形成癖块。该病男女皆可发生，以女性多见，治宜疏肝解郁，消散乳结。自拟消散乳结汤，即在古方逍遥散的基础上，选用现代药理研究证实能调节内分泌失调的药物组成。又如在治疗血液病方面，再障因骨髓造血功能低下而致。对气阴两虚者滋肾补气而生血，方用参芪地黄汤加入能刺激骨髓造血机能之药物组成，临床疗效满意。

谢老从医数十年，为成千上万患者解除了病苦，其中不乏慕名而来求医的市、省、中央各级要人、著名学者、专家、教授、艺术家、驻华外国专家和海外华侨，他们病愈之后，都以各种方式对谢老的医术医德深表赞扬。谢老治学严谨，竭力反对文人相轻，同道相忌，主张互相切磋，互相学习，以利提高医疗水平，解除人民病苦。对同道者，他总是谦和待之，从无轻侮傲慢之心，即使在病人面前亦不沽名钓誉，诋毁别人，抬高自己。谢老经常教导笔者，凡业医者，各有特长，应取人之长，补己之短；绝不能用己之长，击人之短，所谓寸有所长，尺有所短，满则招损，谦则受益，这确实是先生大德所在。他不但医术高超，医德与人品也很高尚，对待病人不论贫富贵贱，男女老幼均一视同仁，治病救人不爱钱财。他对任何病人都精心治疗，为了病人和工作常不分昼夜，废寝忘食，临证数年，因病人很多、很少能按时下班。对那些从农村来的病人尤为关心，他曾说："农民同志进城看一次病实为不易，我们应该尽力为其解决问题。"谢老临诊之际十分认真，诊脉时全神贯注，处方时总是沉思许久，然后将主药写出，再一味一味地加上辅佐药，处方结束后，又仔细检查几遍，最后鉴上自己的名字。他开方的字迹非常工整，从不马虎了事，尤其是接诊病人太多时，常由学生抄方，他更是仔细审阅，唯恐错漏。在当前商品大潮的冲击下，许多人高薪聘请谢老坐堂应诊，均被谢老回绝，他对那些不择手段，欺诈病人钱财者更是深恶痛绝。此外，谢老在学术上反对保守，积极传授医术，经常向求学者毫无保留地传教经验。愿将自己所有的医疗技术"一点一滴地贡献给人民"。他在培养医学人才方面也做出了不懈努力，对科室里的年轻同志，进修大夫，实习学生，凡愿学习研究他的经验的同仁，都同样毫无保留地进行传授，对刚刚工作的学生更是严格要求。他常说：医生是和病人的生命打交道，只有一丝不苟，悉心钻研，才能济世救人，堪当此任。他将正式招收学术继承人，把从医生涯的经验留传下来造福人类。

综上，谢远明主任医师献身祖国医学事业，在继承、发扬我国传统医学，培养人才方面取得了显著的成就和突出的贡献，不愧为杰出的中医学专家和名老中医，其医德医风更是值得我们学习。

（《陕西省中医药研究院学报》1996 年 12 月（试刊号））

谢远明临证思辨特点

曹利平　王向阳　苗文红　魏亚东　鱼涛
陕西省中医医院（西安　710003）

摘要：目的：整理谢远明临证思辨特点及临床经验。方法：跟师临床，对其临床经验进行总结，分析其思辨特点。结论：谢远明老师认为维护中医是正确思辨的根基，临床辨证以脏腑辨证为纲，以气血辨证为辅，重视舌诊辨证。

主题词：辨证论治　@老中医经验

名老中医谢远明系陕西省中医药研究院暨陕西省中医医院主任医师，自1949年以来从事中医内科临床58年，积累了丰富的临床经验和独特的临证方法。在临证中潜心研究历代医家的经典著作，汲取众家所长，又借鉴现代医学的研究成果来充实所学，“通古融今，继承创新”，临证以脏腑辨证为纲，以气血辨证相辅，重视舌诊辨证，辨证与辨病相结合，扶正与祛邪相结合，局部与整体相结合，治病与防病相结合。谢老认为中医学是一个伟大的宝库，它不是一个孤立的学科，其理论涉及哲学、天文、地理、历史等多学科，它的理论体系和实践意义是现代医学所无法取代的。他谆谆教导后学，作为一名现代中医只有保护和发扬中医特色，防止丢失中医的精髓，坚持“继承而不泥古，创新而不离宗”，才能使中医的理论体系进一步得到完善，更好地应用于临床实践，造福于广大人民群众。现就谢老的临证思辨特点加以总结。

1. 以脏腑辨证为纲　谢老在临证时，突出显示脏腑辨证的重要性。他说人体是一个统一的有机体，各脏腑、组织、器官的功能活动不是孤立的，而是整体活动的一个组成部分，在生理功能上存在着相互制约、相互依存和相互为用的关系，在病理状态下也是互相影响、互相牵制、互为因果的。辨证的本质其实是探求病机的过程。从病机的构成看，它有3个要素，即病因、病位和病性。临床所现证候至少由2个以上要素组成，甚至包含3个要素，即病因加病位，病位加病性，或病因加病位加病性。无论哪种组合均反映出具体的脏腑器官的功能失调。例如，心属火，位居于上，属阳；肾属水，位居于下，属阴。从阴阳、水火的升降理论来说，位于下者以上升为顺；位于上者以下降为和。因此，心火必须下降于肾，肾水必须上济于心，心肾之间的生理功能方能协调，故称之为“心肾相交”，也称“水火既济”，若心火不能下降于肾而独亢，肾水不能上济于心而凝聚，则心肾之间的生理功能就会失去协调而出现一系列的病理表现，即称为“心肾不交”，或“水火失济”。据此理论，谢老在诊治胸痹患者时，多加用淫羊藿以交通心肾，调济水火。再如，肺与脾从五行归属上看，脾属土，肺属金，二者存在着相生关系，因此在生理功能上密切相关，在病理变化上也相互影响。如脾气虚损，常可导致肺气不足，而肺病日久，也可导致脾的运化功能失常，或使脾气亏虚。据此理论。临床上谢老诊治肺癌，尤其是肺癌晚期或肺癌放、化疗后呈现一派肺气不足证候时，常选用枳朴六君子汤化裁，充分诠释“培土生金”的治法原理，临床疗效颇佳。谢老曾诊治一刘姓患者，男，65岁，主诉为右肺腺癌手术后1年，术后因体质虚弱未做放、化疗，刻下症见周身疲乏，咳嗽，气短，动则尤甚，自汗，痰少，咳嗽无力，纳呆，腹胀，便溏，每日2~3次。查体见形体消瘦，面色萎黄，精神不振，少气懒言，舌质淡，苔白腻，脉沉细。谢老认为证属肺脾气虚，处方选用枳朴六君子汤化裁。服药2周，精神明显好转，气短、自汗、咳嗽均减轻，原方加黄芪60g，黄连、砂仁各10g，荜澄茄15g，又服12剂，纳食增加，腹胀消失。守方随症加减，服药2年，病情稳定，未见复发和转移。又如，谢老临床诊治骨癌，或各种肿瘤骨转移等皆从肾论治，因肾主骨生髓，只有肾中精气充盈，才能充养骨髓，祛除骨病。对于各种血液病及肿瘤放、化疗后引起骨髓抑制而见白细胞降低，或血小板减少，或三系细胞均减少的治疗，大多数人都以补气生血为原则，而谢老仍从肾论治。他认为肾主骨髓，髓能生血，肾气充盈，则气血旺盛。处方选用参芪地黄汤化裁，疗效显著。

在脏腑辨证的基础上，谢老也结合八纲辨证，进一步明确病因病性，而采用“同病异治”“异病同治”的法则。例如，义某，女，43岁。就诊主诉为肺癌手术、化疗后4月，现症见咳嗽、咯白痰，痰黏难咯，气喘，动则尤甚，伴消瘦，纳差，口干喜饮，无咯血症，全身乏力。舌质红，少苔，脉细。谢老考虑为肺脾气虚、肺阴不足，处方选用一贯煎加减。服药2周，咳嗽、气喘等症减轻，痰易咳出，乏力减轻，纳食增加。上方继服12剂，咳嗽轻，口干不著，痰少，易咳出，活动后气喘，仍乏困，纳食尚可，舌质淡红，苔薄白，脉沉细。四诊合参，阴虚证已减，而气虚犹存，遂改用枳朴六君子汤加减健脾益气。张某，男，73岁。就诊主诉为肺癌手术、化疗后1月，症见声音嘶哑，吞咽困难，咳嗽，痰少质黏难咯，伴胸闷气短，神疲懒言，纳少，大小便尚调。谢老分析该患者虽有声音嘶哑，痰少质黏难咯等阴虚症，但因其刚结束化疗，肺脾受损，正气亏虚，故当以健脾益气，顾护胃气为主，处方予枳朴六君子汤加减。服药12剂，精神好转，纳食增加，咳嗽减轻，痰量减少，但痰黏难咯，喉部发紧，前方加白芥子、莱菔子、浙贝母、瓜蒌等以加强化痰之功。又服药2周，精神较好，咳嗽轻，咯少量白黏痰，吞咽有阻塞感，仍声音嘶哑，继服前方加乌蛇、蜈蚣、土鳖虫等以增强活血化瘀，软坚散结作用。守方服用2月，病情稳定。以上两病例虽然诊断相同，但因其病机不同，所采用的治法方药亦不同，即“同病异治”。而“异病同治”的案例亦不胜枚举。如谢老对于肿瘤化疗后的治疗，无论病位在哪里，也无论病理分型是否相同，多以健脾益气，扶正培本为法，处方皆选用枳朴六君子汤化裁，疗效显著。如关某，女，55 岁。就诊主诉为卵巢癌术后、化疗后 4 年，现症见下肢无力，纳呆，便溏，大便不爽，头昏。舌质淡，苔白，脉沉细。处方给予枳朴六君子汤加黄连、荜澄茄、乌梢蛇、蜈蚣、土鳖虫等。服药 12 剂，乏力减轻，纳食增加，但仍便溏，脘腹痞满，上方加炒麦芽、鸡内金、姜黄。服药半月，脘腹痞满稍减，又出现两胁下胀满不适，考虑有肝郁气滞，肝胃不和之嫌，上方加香附、郁金。守方服药半年，精神尚好，纳可，偶有便溏，余无特殊不适。3 月后随访，病情稳定。李某，男，59 岁。就诊主诉为肝癌手术后 3 月。患者自述半年前无明显诱因出现右上腹疼痛不适，呈间歇性钝痛，劳累后感身困乏力，后症状逐渐加重，遂到交大第一医院做磁共振检查示：肝右叶前、后段交界处占位，考虑肝癌可能。即于 2001 年 9 月 25 日在交大第一附属医院行肝癌楔形切除术，冰冻切片报告：高分化肝细胞癌。术后未进行化疗，转求谢老中药调理。现症：胃脘部胀满，微感恶心，精神尚可，纳呆，大小便调，右上腹无疼痛感。观其面色晦暗，舌质暗红，舌下静脉紫暗迂曲，苔白腻，脉细弦。诊为肝积，证属气虚血瘀，方选枳朴六君子汤加乌蛇、蜈蚣、土鳖虫、生薏苡仁、黄芪等。服药 12 剂，胃脘胀满减轻，恶心症消，大小便尚调，但双腿略有肿胀，舌淡暗，苔白腻，脉细弦。前方加大腹皮、牛膝、姜皮、冬瓜皮。又服 12 剂，肿消，精神佳，食纳可，大小便调，无明显不适。守方服药 4 年，病情稳定，无特殊不适。2005 年 10 月，因肝区隐痛，乏力，纳呆，口苦，做腹部 CT 检查，疑有肝内转移，故行介入治疗 1 次，术后仍坚持在谢老处服中药治疗，处方仍为枳朴六君子随症加减。2006 年 7 月随访，病情稳定，生活自理，能参加适度的劳动。

2. 以气血辨证相辅　气血是构成人体和维持人体生命活动的最基本物质，是人体生命活动的动力和源泉。在生理上既是脏腑功能活动的物质基础，又是脏腑功能活动的产物，因而在病理上脏腑与气血的病变是相互影响的。谢老认为，任何脏腑的病变皆可表现为气血的功能失常。因此临证时首当辨别脏腑，其次是重视气与血的辨证。例如，对各种肿瘤的诊治，谢老认为肿瘤是一种慢性消耗性疾病，早期症状隐匿，一旦确诊多已进入中晚期，加之确诊后又历经手术、放疗、化疗等治疗，使脏腑功能受损，气血耗伤，故而呈现气血亏虚、气滞血瘀等病理变化，谢老以“非虚即瘀”的病机来概括它。多年来谢老以疑难杂症和肿瘤作为主攻方向，以扶正培本、活血化瘀作为主要治则，屡屡奏效。谢老自拟黄芪内托散、益气化瘀汤、化瘀利湿汤等方剂治疗各种淋巴结炎、淋巴结肿大、肿瘤淋巴转移、恶性淋巴瘤、脑瘤、肾病等皆以当归补血汤益气生血，配合活血化瘀之品共达扶正祛邪之治疗目的。

3. 重视舌诊辨证　舌诊属于中医诊断学望诊的一个组成部分，一向为祖国医学所重视。舌象可以客观地反映人体内部的变化，如五脏的虚实，六淫的浅深，津液的盈亏，气血的盛衰等。谢老临证时，除了观察舌体的胖瘦，舌苔的色泽、薄厚、是否有根以外，重点观察舌下静脉是否紫暗迂曲。舌下静脉分布在舌体下面，起于金津、玉液穴，通过经络与脏腑气血直接联系，为人体上部苗窍。脏腑气血一有寒热虚实病变，必然会反映到人体上部的“苗窍”，所以谢老说全身络脉能直接用目测看到的并且最浅表、最显露、最能反映五脏六腑者，莫过于舌下络脉，望此络脉便可对脏腑病变有一大致了解，尤其是瘀血症更为明显。若舌下静脉青紫怒张而长则为瘀，淡红细小而短则为虚，淡紫而紧束则为寒，紫红而粗长则为热。另外，舌下静脉紫暗曲张与肿瘤的诊断关系密切。若舌脉青紫迂曲则要高度警惕恶变可能，其在辅助诊断癌症和估计预后方面的作用不容忽视。另外舌苔的变化与肿瘤的演变密切相关。如光红苔表示正气大伤，胃气全无，虚极不能生苔，多预后不良，所谓“有胃气则生，无胃气则死”，恶化情况可以从光剥的程度作为观察指标，病情能否缓解亦可以舌苔能否复生为指标。舌体变化与肿瘤亦相关；肿瘤病人约 1/3 舌体胖，1/4 有裂纹，胃癌的裂纹舌比例更高。

总之，谢老临证时紧扣辨证施治之精髓，突出扶正祛邪是其显著特点。

（《陕西中医》2007 年第 28 卷第 12 期）

谢远明老中医应用活血化瘀法治疗杂病验案体会

闻新丽 曹利平 陕西省中医医院（710003）

我院主任医师谢远明，从事中医临床、教学和研究已近 50 年，他熟谙中医经典，精于辨证论治，认证准确，用药峻猛。他致力于中医“瘀症”研究，主张“非痰即瘀”，得心应手地运用活血化瘀治则治疗内科杂症。笔者有幸从师于谢老，受益匪浅，现将谢老运用活血化瘀法治疗内科杂病的验案体会列举数例，以飨同道。

1. 眩晕（颈椎病）　杨某，女，47岁，职员。1998年7月16日初诊。自诉1个多月来头晕、头痛、失眠、双上肢发麻，曾拍颈部X线片示：“生理曲度变直，椎体6~7增生。”自服氟桂利嗪（西比灵），症状略有改善，为进一步治疗，故来求诊。症见：头晕头痛，失眠健忘，双上肢发麻，颈部酸困，大便偏干，1~2d一行，舌质偏暗、苔白，脉弦。诊断：眩晕，辨证属于气滞血瘀，治以理气活血，化瘀通络，方用血府逐瘀汤加味。处方如下：桃仁、红花、川芎、当归、赤芍、生地、牛膝、枳壳、柴胡、桔梗、全蝎、生甘草各10g，丹参、葛根、黄芪各30g，蜈蚣2条。

服药12剂后，头晕头痛、肢体发麻等症状明显减轻，但仍感颈部不适，失眠多梦，在原方的基础上加用琥珀10g，酸枣仁15g，继用12剂，并配合颈部牵引及按摩，治疗后症状基本消失，为巩固疗效，将上药制成丸剂，连用3个月，服药后随访1年未发作。

按：目前大家公认颈椎病的发病根源是颈椎间盘退行性变性后，椎体间松动，椎体缘产生骨赘，或间盘破裂脱出等压迫神经根、脊髓或椎动脉而引起各种症状，根据压迫部位不同，临床分型各不相同，但以“眩晕”为主要表现的大多是颈动脉型颈椎病，主要是钩椎关节增生时，压迫椎动脉引起脑缺血，而产生头晕、头痛等症状，所以头颅旋转引起眩晕发作是本病的特点。常见症状为头晕头痛，耳鸣眼花，记忆力减退，还可有心慌、气短的心脏症状。此病属中医“眩晕”范畴，由于慢性颈椎劳损，影响气血正常运行，气血运行不畅，清窍失养而致，故治疗当以活血化瘀，疏通经脉。方中血府逐瘀汤为活血化瘀之名方，现代药理证实该方具有改善微循环，降低血液黏稠度，增强大脑血液流速，利于组织器官的血液供给，明显消除血瘀的病理状态的作用。加丹参、葛根可扩张动、静脉，明显改善供血，黄芪促进血液运行，全蝎、蜈蚣通经活络。全方配伍合理，切中病机，故获显效。

2. 痹症（痛风）　姜某，男，33岁，干部。1998年7月16日初诊。自诉半月前突然出现右踝关节及右侧第一趾指关节红肿热痛，疼痛剧烈，严重影响生活及睡眠，两部位交替发作。追问病史，患者平素喜欢饮酒，半年前曾因饮酒吃肉后出现过右侧第一趾指关节疼痛，西医诊断为“痛风”，经服用秋水仙碱，1 周后症状消失，但患者恶心欲吐，胃脘部烧灼不适。本次发病亦为饮酒后诱发。查血尿酸为 625μmol/L，诊断仍为“痛风”，患者拒服西药，来谢老门诊要求中医治疗。症见：右第一趾指关节及右踝关节红肿热痛，局部发热，不能着地，舌红暗、苔少，脉弦紧。辨证：乃血热而外邪入侵，瘀浊凝涩，导致经络阻滞，气血运行不畅而致血瘀，方用身痛逐瘀汤加味，处方如下：桃仁、红花、川芎、当归、羌活、没药、香附、五灵脂、牛膝、地龙、生草各 10g，秦艽 15g，制马钱子 1g，黄芪 30g。连服 6 剂，疼痛明显缓解，唯感右趾指关节微肿胀，去马钱子，继服原方 12 剂，患者症状全部消除，嘱其戒酒，控制进食动物内脏及海鲜等，随访 1 年无发作。

按：痛风是一种嘌呤代谢紊乱所致的疾病，急性痛风性关节炎是最常见的首发症状，其起病急骤，疼痛剧烈，多于半夜因关节疼痛而惊醒，关节及周围软组织出现明显的红肿热痛。本病属中医“痹证”范畴。此患者饱餐饮酒为诱因，致使湿热瘀浊凝滞，阻滞血络，血液运行不畅，不通则痛，治疗当活血通络，通痹止痛。方中桃仁、红花、川芎、当归均为活血逐瘀之剂，配有通络宣痹之秦艽、羌活、地龙等。现代药理证实：乳香、没药具有改善微循环和血流变学，有镇痛、消肿、抗炎、生肌的作用，而马钱子也有明显的镇痛作用，配合黄芪补气行滞，共奏行气活血，通痹化瘀之效，配伍精当，疗效颇佳。

3. 积症（肾上腺囊肿）　张某，男，59 岁，干部。10 年前曾因外伤出现右肾积水，经治疗积水消失，但此后右腰部一直隐隐不适，劳累则加重，长此以往，形成精神负担。1998 年 4 月在体检查 B 超时发现：右侧肾上腺囊肿，约 2.7 cm×3cm。自己怀疑其结果，又连去 3 家医院复查，得到证实，咨询西医治疗方法，均答复需手术方可治愈。患者不能接受，于 1998 年 5 月 7 日来谢老处门诊。初诊症状除腰部隐痛不适外，无其他症状。舌淡暗有瘀斑、苔白滑，脉细弦。谢老认为，患者曾有外伤史，损伤肾府脉络，血溢于脉外，瘀血滞留，而成囊肿。治疗当以活血逐瘀利湿，自拟化瘀利湿汤加味。处方如下：丹参 30g，桃仁、红花、当归、乌蛇、土鳖、黄柏各 10g，黄芪、金银花、茯苓、海金沙（另包）、益母草各 30g，生薏米 15g。服药 12 剂后，患者自觉全身轻松，腰部不适感明显缓解。效不更方，继服药 24 剂，症状全消，复查 B 超时发现，肾上腺囊肿消失，病情痊愈。

按：囊肿是一种较常见的良性病变，其产生原因不甚清楚，可为先天性、创伤性、感染性、寄生虫性或肿瘤性，通常无明显临床症状，但当囊肿长到一定大小、囊内出血、破裂、继发感染或压迫临近组织时可引起症状。B超、CT等检查即可确诊，西医根本性治疗唯有手术切除，大多数患者不能接受。该病人即因外伤后引起肾上腺囊肿，症状虽轻，但终成心病。谢老将此病归属为中医“积证”范畴，辨证为湿浊痰瘀阻滞血脉，停留腰府而成积，故治以活血化痰利湿。方中丹参、桃仁、红花、当归为活血化瘀之要药，加乌蛇、土鳖，用其活血消症之功，而金银花、黄柏在现代药理研究中证实，其具有很好的抗炎作用，益母草、海金砂既可活血化瘀，又能利水消肿，再配黄芪以鼓动血液运行。整个处方用药准确，配伍精当，遂取速效。

4. 发热　患者刘某，女，64岁，退休职工。不明原因发热3个月。1999年5月11日初诊自述，每日下午1～3点开始发热，体温可升至38.5℃左右，最高达39℃，伴畏寒、汗出、消瘦，3个月体重下降5kg，夜间自觉手足心发热，口干欲少量热饮。曾去西医单位住院治疗，排除“伤寒、结核、肿瘤”等疾病，无法诊断，以抗感染治疗无效，有时抗感染时体温不降反升。患者转来中医求治。诊其：舌暗红、苔白，脉弦。诊断：内伤发热，辨证为气阴两伤兼血瘀，治以益气化瘀清虚热，血府逐瘀汤加味。处方如下：桃仁、红花、当归、生地、赤芍、川芎、牛膝、柴胡、桔梗、枳壳、丹皮、黄连各10g，鳖甲、地骨皮各15g，黄芪60g，青蒿30g。患者服药3剂后体温渐降，6剂后降至正常，又坚持服用6剂以维持疗效，体温正常无反复。再用枳朴六君子汤加味调理脾胃功能，以恢复其体能。

按：发热一症在临床上非常多见，最主要的发热原因是感染，其他还有坏死组织吸收，抗原—抗体反应，内分泌与代谢障碍，皮肤散热减少，体温调节中枢失常，自主神经功能紊乱等，病因复杂，还有些发热性疾病病因难以确定。本例病人发热一症即属原因不明，曾排除多种疾病，应用抗感染药物亦无效，西医束手无策之际，转来中医治疗。谢老分析此病人发热日久，消耗严重，久病多虚多瘀，视其舌脉，为气血阴阳亏虚，致血液无力运行，使脏腑功能失调，属虚实夹杂之症。故治疗采用益气化瘀清虚热之法，方中血府逐瘀汤除公认为活血祛瘀之剂，现代药理已证实本方还具有增强抗体生成细胞、抗炎的作用，加用丹皮、青蒿、鳖甲、地骨皮清除虚热，另取黄连苦寒，抗炎、解热的作用，配合使用大量黄芪，起到鼓动血液运行，增强机体自身抗病能力的作用。诸药合用，切中病机，其效迅速，疗效极佳。

5. 脉痹（血栓性静脉炎） 江某，女，49岁，干部。1998年5月14日初诊。自诉半月前不明原因出现左下肢肿胀、疼痛、发凉，曾去西医单位诊断为“血栓性静脉炎”，给口服双嘧达莫（潘生丁）等西药，但无疗效，且症状日益加重，来谢老处以求中医治疗。初诊时症见：左下肢与髋关节以下肿胀，压之凹陷、疼痛，跛行，自觉患肢发凉、麻木，影响睡眠，心情烦躁，口干，大便干。舌淡暗、苔白，脉沉细。诊断为“脉痹”，证属热毒入侵，气滞血凝，血脉经络瘀阻而形成。治以清热活血，利湿通络，桃红四物汤和四妙勇安汤加味。处方如下：当归、川芎、赤芍、桃仁、红花、乌蛇、牛膝、生草各10g，金银花、黄芪各30g，玄参、大腹皮各15g。连服12剂，患者左下肢肿胀、疼痛感明显减轻，为巩固疗效，继原方随症加减，服药12剂后，症状全部消失。随访半年未复发。

按：血栓性静脉炎是一种累及血管的炎症性、节段性和周期性发作的慢性闭塞性疾病，主要侵袭四肢中小静脉，尤其是下肢血管。它产生的原因尚未明确，可能与吸烟、生活环境寒冷和潮湿、慢性损伤、感染等有关，也可能与自身免疫功能紊乱、内分泌失调或遗传有关，按照肢体缺血程度，患肢可出现麻木、发凉、怕冷、间歇性跛行、皮温降低，症状逐渐加重，跛行距离越来越短，皮肤温度逐渐降低，肢体疼痛，最终出现患肢趾（指）端黑、干瘪、坏疽、溃疡形成，疼痛剧烈呈持续性，如继发感染，则可出现烦躁、高热等全身中毒症状。西医治疗本病可采取对症和手术方法，而中医则常辨证灵活，治方有效。本病在中医当属“脉痹”范畴，常因热毒入侵血脉，致湿热蕴结，瘀血凝滞，血脉经络不通。方中四妙勇安汤具有清热解毒、活血通脉止痛之功效，配合川芎、赤芍、红花、桃仁活血祛瘀，乌蛇疏通血脉，牛膝具有活血通络、逐瘀止痛之功用，现代药理研究还证实其具有抗炎镇痛的作用，加用大量黄芪以鼓动血液运行，加强局部血液供应。全方针对病机，量大力专，连续服用，获取良效。

6. 偏头痛 麻某，男，47岁，干部。1997年7月16日初诊。自诉3年来工作压力大，情志不畅，渐出现右侧偏头痛，呈阵发性跳痛，曾服用止痛药有效，但常复发，故求中医治疗。症见：阵发性右侧头部胀痛，伴两胁不舒，性情急躁，大便干燥，两日1行。舌暗红、有瘀斑、苔白，脉弦细。诊断：头痛，证属气滞血瘀，治以通窍活血，化瘀止痛，方以通窍活血汤加味。处方如下：桃仁、红花、荷叶各10g，川芎、赤芍各12g，葱白3节，仙鹤草、焦楂、丹参、蔓荆子、白芷各30g。服6剂则痛止，为巩固疗效，继服6剂，遂访半年，头痛再未发作。

按：头痛是一种常见症状，在许多疾病过程中都可以出现。而偏头痛是一类有家族发病倾向的周期性发作疾病，表现为发作性的偏侧搏动性头痛，发病原因不清，约50%的病人有家族史，精神紧张、过度劳累、气候骤变、强光刺激、烈日照射、低血糖、应用扩管药物、饮酒等，均可诱发。目前其发病机理可概括为血管源学说和神经元学说。前者认为偏头痛先有颅内动脉收缩，局部脑血流减少，继而颅内、外动脉扩张，出现头痛。后者认为偏头痛的发源地在中枢神经系统，为大脑皮质紊乱，下丘脑/间脑的兴奋阈下降而引起头痛，内分泌改变及血管舒缩障碍是一种继发现象。无论哪种观点，研究表明，患者发作时大多见到脑血流改变，其血小板比正常人更易聚集。这与中医称之为瘀血的辨证观点基本相符。本患者工作紧张，性情急躁，慢性持久的情志失调可引起气血失和，瘀血内生，脏腑功能失调，故治以祛风清阳活血。方中川芎为治头痛之第一要药，其行气活血，走窜经络，“上行头目，下行血海”，“主中风入脑头痛”，与当归伍用，可加强活血止痛之功。桃仁、红花、丹参、焦楂活血通经，祛瘀止痛；葱白、荷叶升发清阳，散瘀血，止头痛；配合蔓荆子、白芷祛风止头痛。诸药和用，用药准确，取效迅速。

（《陕西中医》2003年第24卷第5期）

固金消瘤煎对肺癌抑瘤及免疫调节的实验研究*

曹利平　汤臣康　王向阳　陕西省中医医院（710003）

目前，每年全世界新增肺癌病例138万，死亡病例118万；我国肺癌病

* 基金项目：陕西省中医药管理局2001年课题（课题编号：01037）。

作者简介：曹利平，陕西省中医医院呼吸科主任、主任医师、硕士研究生导师。研究方向：呼吸系统疾病的防治。

死率在城市已居肿瘤死亡首位，尤其是青年和女性人群发病率和死亡率迅速增长，预计到2025年我国每年肺癌新发病例将超过100万。面对严峻的挑战，目前肺癌诊断新技术虽有飞速发展，但仍缺乏早期有效的诊断方法，被确诊为非小细胞肺癌病人中80%以上已为晚期进展期疾病，中位生存率仅为8~10个月，难以手术切除。多数文献报道肺癌病人5年生存率仅为7%~13%，小细胞肺癌局限期5年生存率约为25%。目前治疗早期非小细胞肺癌以手术为主，结合个体进行化疗、放疗以及生物治疗、免疫治疗、中药治疗等。

谢远明主任医师从医50余年，肿瘤治疗方面积累了丰富的临床经验。在肺癌的治疗中辨病与辨证相结合，在患者接受手术及放化疗后，从中医方面对肺癌的不同阶段进行辨证论治。以益气养阴、清热消积之法，常用固金消瘤煎治疗，药用冬虫夏草、西洋参、麦冬、生地、黄芪、女贞子、枸杞、浙贝母、龙葵、重楼等，取得了令人满意的疗效。全方能够益气养阴，解毒散结，实验结果显示固金消瘤煎对瘤体生长有明显的抑制作用，具体实验内容如下。

1 材料与方法

受试样品：固金消瘤煎棕黑色浸膏，实验用药前配加西洋参水煎液和冬虫夏草细粉，再加水配制成所需浓度的混悬液。

实验动物：ICR小鼠，雌雄兼用。陕西省中医药研究院实验动物中心提供，合格证号：医动字第08-24号（陕西省医学实验动物委员会，1997年11月21日）

实验试剂与阳性药物：左旋咪唑，南京白敬宇制药厂，国药准字H32024072，批号20021202。注射环磷酰胺，上海华联制药有限公司，沪卫药准字（1995）第012034号，批号020806，地塞米松磷酸钠注射液，国药准字G61021289，批号030224。植物血凝素（PHA），上海伊华医学科技有限公司（沪G/95），上海生证字第07号，批号20020906。

1.1 急性毒性试验

1.1.1 实验动物：ICR小鼠50只，体重(20±2) g，雌雄各半。

1.1.2 受试药物：冬虫夏草，研细粉，过200目，备用。西洋参，另煎。其余中药相当7倍量水浸泡2h，煮沸1h，过滤，药渣加5倍量水煎煮，煮沸1h，过滤，合并二次滤液，加西洋参滤液，在水浴上浓缩成流浸膏，加入冬虫夏草细粉，按实验要求配制成不同浓度药液。

1.1.3　实验方法：取小鼠10只，雌雄各半，进行预实验，观察7d内小鼠死亡数及一般状况。若小鼠死亡数>70%，则用改良寇氏法测定半数致死量（LD_{50}）；若不足引起小鼠死亡，测不出LD_{50}，则用小鼠40只，按雌雄各半随机分为2组，每组20只，用一日内小鼠能耐受的最大浓度灌胃2~3次，连续观察7d，测定最大给药量。

1.1.4　试验结果：经预试验，LD_{50}无法测得，经做最大给药量试验，测得最大给药量为243.3 g生药/kg，并测得药物对小鼠体重生长，主要脏器无明显影响，见下表。

组　别	剂量 1g/kg,ig	动物数（*n*）	体重(g)	
			给药前	体重增长值
对照组	常用 90ml/kg	20	20.4 ±1.4	4.6 ±2.3
固金消瘤煎	243.3	20	20.6 ±1.2	5.2 ±3.7

1.1.5　讨论：经过急性毒性试验，测得最大给药量243.3 g，相当于临床用药量的60倍，为药物的安全性提供了实验依据。

1.2　对实体瘤（肺癌）的抑瘤作用

1.2.1　实验动物：C57小鼠，雄性，体重（19.8 ± 1.1)g。

1.2.2　实验方法：将50只小鼠，随机分为5组，分别为对照组、环磷酰胺组、固金消瘤煎大、中、小剂量组。先给药4天，再进行接种Lewis带瘤小鼠的癌细胞稀释液于小鼠右前肢腋下，皮下注射0.2 ml/只（106癌细胞/只），再继续灌胃给药10d，停药次日，处死小鼠，称重，解剖取瘤体，称瘤重，组间进行*t*检验。结果见表1。

表1　固金消瘤煎对Lewis肺癌小鼠瘤体的影响（$\bar{x} \pm s$）

组别	剂量(g/kg,ig)	动物数（*n*）	体重(g) 给药前	处死时	瘤重(g)	抑瘤率(%)
对照组	常水(20ml/kg)	11	19.6 ±1.1	23.0 ±1.0	1.74 ±0.15	0
环磷酰胺组	20mg/kg,(ip)	10	19.8 ±1.0	23.8 ±0.6	1.17 ±0.24**	32.76
固金消瘤煎(大)	81.6	10	19.8 ±1.0	23.9 ±0.9	1.51 ±0.37	13.22
固金消瘤煎(中)	40.8	10	19.8 ±1.0	22.7 ±0.9	1.54 ±0.17*	11.49
固金消瘤煎(小)	20.4	10	19.8 ±1.2	22.3 ±1.2	1.30 ±0.20*	25.29

注：与对照组比较，* $P > 0.05$，** $P < 0.01$（下同）。

1.2.3 实验结果：结果显示固金消瘤煎中、小剂量对瘤体生长均有明显抑制作用。

1.3 对腹水癌小鼠生存时间的影响

1.3.1 实验动物：ICR 小鼠 167 只，体重 18～22g，雌雄兼用。

1.3.2 实验方法：将 ICR 小鼠，随机分为 5 组，分别为对照组，环磷酰胺组，固金消瘤煎大、中、小剂量组，先给药 4d，再接种 EAC 腹水癌小鼠的癌细胞稀释液，腹腔注射 0.2 ml/只，再继续灌胃给药 10d，停药后观察小鼠生存时间，小鼠死亡时记录体重及日期，计算生存时间。

1.3.3 实验结果：固金消瘤煎药大、中、小三个剂量均能延长 EAC 小鼠的存活时间，见表 2。

表 2 固金消瘤煎对 EAC 腹水癌小鼠生存时间的影响（$\bar{x} \pm s$）

组别	剂量(g/kg,ig)	动物数(n)	体重(g)给药前	死亡时间	生存时间(d)	生命延长率(%)
对照组	常水(20ml/kg)	35	19.3 ±1.4	22.6 ±6.2	15.59 ±3.06	0
环磷酰胺组	20mg/kg,(ip)	34	19.2 ±1.3	24.4 ±4.7	19.30 ±3.80**	23.80
固金消瘤煎(大)	81.6	32	19.1 ±1.3	24.1 ±4.9	17.86 ±4.44*	14.56
固金消瘤煎(中)	40.8	33	18.9 ±1.2	26.6 ±5.1	20.55 ±3.72**	33.10
固金消瘤煎(小)	20.4	33	18.9 ±1.2	25.4 ±4.3	19.75 ±3.88**	26.68

注：与对照组比较，* $P > 0.05$，** $P < 0.01$。

1.4 免疫调节实验

1.4.1 固金消瘤煎对免疫功能低下小鼠外周血液中白细胞数的影响。

1.4.1.1 实验动物：ICR 小鼠 87 只，体重（21.28 ± 1.16）g，雌雄兼用。

1.4.1.2 实验方法：将 87 只小鼠随机分成 6 组，分别为对照组、造型组、左旋咪唑 + 造型组，固金消瘤煎大、中、小剂型 + 造型组，每日灌胃给药 1 次，连续给药 10d。给药第 4d 起，除对照组小鼠外，其余各组小鼠均灌胃给与环磷酰胺 20mg/kg，计 7d，末次给药后 1h，小鼠剪尾取血 10μl，加入含 2% 醋酸溶液 0.4 ml 的试管中，混匀，静置一段时间后，取此细胞悬液在显微镜下进行白细胞计算，并进行组间比较。

1.4.1.3 实验结果：固金消瘤煎大剂量和中剂量均能说明提高环磷酰胺造型后外周血中白细胞数（$P < 0.05$，$P < 0.01$）。见表 3。

表3　固金消瘤煎对免疫功能低下小鼠外周血液中白细胞数的影响（$\bar{x} \pm s$）

组　　别	剂量(g/kg,ig)	动物数(n)	白细胞($\times 10^9$/L)	提高率(%)
对照组	常用(20ml/kg)	14	9.18 ±2.74 *	0
环磷酰胺	20mg/kg	14	2.88 ±0.98	0
左旋咪唑 + 环磷酰胺	50mg/kg +20mg/kg	14	5.19 ±2.82 **	80.21
固金消瘤煎(大) + 环磷酰胺	81.6 +20mg/kg	14	6.29 ±2.66 **	118.40
固金消瘤煎(中) + 环磷酰胺	40.8 +20mg/kg	16	4.29 ±1.77 *	48.96
固金消瘤煎(小) + 环磷酰胺	20.4 +20mg/kg	15	3.89 ±1.56	35.07

注：与造型组比较，* $P < 0.05$，** $P < 0.01$（下同）。

1.4.2　固金消瘤煎对免疫功能低下小鼠网状内皮系统吞噬功能的影响。

1.4.2.1　实验动物：ICR 小鼠，体重（21.90 ± 1.63）g，雌雄各半。

1.4.2.2　实验方法：将 ICR 小鼠，随机分成 6 组，分别为对照组、造型组、左旋咪唑 + 造型组、固金消瘤煎大、中和小剂量 + 造型组，每日灌胃给药一次，连续给药 10d。在给药第 4d 和第 9d，除对照组小鼠外，其余各组小鼠均肌肉注射地塞米松 25mg/kg。末次给药后 1h，每鼠尾静脉注入稀释的印度墨汁 0.1 ml/10g，在注入墨汁后 2min 和 12min，用微量移液器取血 25μg，立即放入 0.1 % $Na_2CO_3$2ml 中，隔日于 721 型分光光度计在 675nm 处进行比色，按下列公式计算吞噬指数 α

$$K \square \frac{\log C_1 \square \log C_2}{T_2 \square T_1} \qquad \alpha \square \frac{\text{体重(g)}}{\text{(肝 + 脾)(g)}} \square \sqrt[3]{K}$$

实验结束后，取各组小鼠的胸腺、脾和肝，称其湿重。

1.4.2.3　实验结果：固金消瘤煎大、中和小剂量均能明显提高免疫功能低下小鼠的胸腺指数（$P < 0.01$），固金消瘤煎大和中剂量还能明显提高吞噬指数 K 和较正吞噬指数 α（$P < 0.05$ 或 $P < 0.01$）。见表 4 和表 5。

表4　固金消瘤煎对免疫功能低下小鼠免疫器官的影响（$\bar{x} \pm s$）

组　　别	剂量(g/kg,ig)	动物组(n)	胸腺指数(mg/10g,bw)	脾指数(mg/10g,bw)
对照组	常水(20ml/kg)	16	19.4 ±5.05 **	58.6 ±13.64 *
地塞米松	25g/kg	16	3.31 ±0.78	36.51 ±11.94
左旋咪唑 + 地塞米松	50mg/kg +25mg/kg	11	9.45 ±3.54 **	30.07 ±9.38
固金消瘤煎(大) + 地塞米松	81.6 +25mg/kg	14	9.54 ±3.76 **	34.55 ±10.34
固金消瘤煎(中) + 地塞米松	40.8 +25mg/kg	15	10.8 ±3.75 **	36.28 ±10.49
固金消瘤煎(小) + 地塞米松	20.4 +25mg/kg	13	11.3 ±3.32 **	38.50 ±6.78

注：与造型组比较，* $P < 0.05$，** $P < 0.01$。

表5 固金消瘤煎对免疫功能低下小鼠碳廓清的影响（$\bar{x} \pm s$）

组　　别	剂量(g/kg,ig)	动物组(n)	吞噬指数(k)	校正吞噬指数(α)
对照组	常水(20ml/kg)	15	0.214 ±0.0181*	4.0167 ±1.2465**
地塞米松	25g/kg	12	0.0078 ±0.0063	2.5318 ±0.9736
左旋咪唑 + 地塞米松	50mg/kg + 25mg/kg	10	0.0238 ±0.0151**	4.0773 ±1.4390*
固金消瘤煎(大) + 地塞米松	81.6 + 25mg/kg	13	0.0278 ±0.0285*	3.9987 ±1.0969**
固金消瘤煎(中) + 地塞米松	40.8 + 25mg/kg	11	0.0137 ±0.0042*	3.6701 ±0.6315**
固金消瘤煎(小) + 地塞米松	20.4 + 25mg/kg	13	0.0107 ±0.0073	2.8484 ±0.8451

注：与造型组比较，* $P < 0.05$，** $P < 0.01$。

1.4.3 固金消瘤煎对免疫功能低下小鼠淋巴细胞转化的影响。

1.4.3.1 实验动物：ICR小鼠，体重（20.56 ± 0.63）g，雌雄兼用。

1.4.3.2 实验方法：将ICR小鼠随机分成6组，分别为对照组、造型组、左旋咪唑 + 造型组、固金消瘤煎大、中和小剂量 + 造型组，每日灌胃给药，连续给药10d。给药第4d和9d，除对照组小鼠外，各组小鼠肌肉均注射地塞米松25mg/kg，给药第7d、8d和9d各组小鼠均肌肉注射植物血凝素PHA 10mg/kg。本次给药后1h，各组小鼠剪尾取血推片，瑞氏染色，显微镜下观察100个淋巴细胞中，计淋巴母细胞及过渡型细胞数各占的百分数。

1.4.3.3 实验结果：固金消瘤煎大剂量能明显提高免疫功能低下小鼠血中淋巴母细胞数（$P < 0.05$），见表6。

表6 固金消瘤煎对免疫功能低下小鼠淋巴细胞转化的影响（$\bar{x} \pm s$）

组　　别	剂量(g/kg,ig)	动物组(n)	淋巴细胞	过渡型细胞(%)
对照组	常水(20mg/kg)	14	14.71 ±8.63	27.57 ±5.80*
地塞米松	25mg/kg	10	9.20 ±7.61	19.90 ±10.09
左旋咪唑 + 地塞米松	50mg/kg + 25mg/kg	10	17.90 ±7.05*	25.90 ±5.45
固金消瘤煎(大) + 地塞米松	81.6 + 25mg/kg	9	17.33 ±3.97*	23.22 ±4.58
固金消瘤煎(中) + 地塞米松	40.8 + 25mg/kg	10	15.30 ±5.14	24.50 ±5.28
固金消瘤煎(小) + 地塞米松	20.4 + 25mg/kg	10	11.0 ±4.78	20.25 ±5.82

注：与对照组比较，* $P > 0.05$，** $P < 0.01$。

1.4.4　固金消瘤煎对免疫功能低下小鼠体力的影响。

1.4.4.1　实验动物：ICR 小鼠，体重（21.18 ± 1.16）g，雌雄兼用。

1.4.4.2　实验方法：将 ICR 小鼠随机分成 6 组，分别为对照组、造型组、左旋咪唑 + 造型组、固金消瘤煎大、中和小剂量 + 造型组，每日灌胃给药一次，连续给药 10d。除对照组小鼠外，其余各组小鼠均在给药第 4 日起灌胃给予环磷酰胺 20mg/kg，计 7d。末次给药后 1h，小鼠分别放入 40cm × 25cm × 25cm 容器中，水深 18cm，水温 19℃，在容器水中游泳，当小鼠头部沉入水中 10s 以上，即为体力消耗，计此时为小鼠游泳时间，凡超过 20min 者均按 20min 计算。

1.4.4.3　实验结果：固金消瘤煎三个剂量组小鼠游泳时间与造型组小鼠比较，均无明显差异（ $P > 0.05$ ），详见表 7。

表 7　固金消瘤煎对免疫功能低下小鼠游泳时间的影响（$\bar{x} \pm s$）

组　　别	剂量(g/kg,ig)	动物组（n）	光密度(OD)
对照组	常水(20mg/kg)	16	14.0 ± 3.64 *
环磷酰胺	20mg/kg	14	10.99 ± 3.27
左旋咪唑 + 环磷酰胺	50mg/kg + 20mg/kg	14	9.02 ± 2.51
固金消瘤煎(大) + 环磷酰胺	81.6 + 20mg/kg	14	11.14 ± 3.58
固金消瘤煎(中) + 环磷酰胺	40.8 + 20mg/kg	15	12.62 ± 3.72
固金消瘤煎(小) + 环磷酰胺	20.4 + 20mg/kg	15	11.89 ± 2.94

注：与对照组比较，* $P > 0.05$，** $P < 0.01$。

2　结论

经过固金消瘤煎进行急性毒性试验，测得最大给药量为 243.3 g/kg，相当于临床日用量的 60 倍。固金消瘤煎中剂量（ 40.8 g/kg）、小剂量（ 20.4 g/kg），对瘤体生长均有明显抑制作用（ $P < 0.05$ ）。固金消瘤煎大剂量（ 81.6 g/kg）、中剂量、小剂量均能延长 EAC 小鼠的存活时间。固金消瘤煎大剂量和中剂量均能明显提高环磷酰胺所致小鼠外周血中白细胞数减少（ $P < 0.05$ 或 $P < 0.01$ ），其分别提高白细胞数 118.40 % 和 48.96 %。固金消瘤煎大、中和小剂量均能明显提高免疫功能低下小鼠胸腺指数（ $P < 0.01$ ），同时大剂量和中剂量还能提高吞噬指数 K（ $P < 0.05$ ）和校正吞噬指数 α（ $P < 0.01$ ）。固金消瘤煎大剂量还能明显提高免疫功能低下小鼠的细胞免疫功

能，提高血中淋巴母细胞数（$P<0.05$），同时对体液免疫也有提高作用。固金消瘤煎三个剂量对免疫功能低下小鼠游泳试验中，虽对体力有一定提高，但与造型组比较，无统计学差异（$P>0.05$）。由此可见，固金消瘤煎具有抑瘤作用及明显的免疫调节作用。另外，该实验表明固金消瘤煎能提高环磷酰胺所致小鼠外周血中白细胞减少情况，提示其可改善骨髓抑制，且使用前景可观。因为与粒细胞集落刺激因子惠尔血、生白能等相比，中药升白效果虽然没有它们迅速，但集落刺激因子使用后疗效维持时间过短，白细胞3~5d迅速上升，停药后很快下降，价格较昂贵，对于长达数月的化疗周期，这些药只能应急，而中药改善骨髓抑制不但疗效肯定，还具有价格便宜、使用方便的特点。

总之，通过本实验，对固金消瘤煎的使用安全性及抑瘤、调节免疫功能等方面均应予以肯定。

参考文献

[1] 杨德昌，杨拴盈. 肺瘤诊断及治疗进展［J］. 中华结核和呼吸杂志，2004（27）：18－19.

[2] 李佩文. 肺癌综合诊疗学［M］. 北京：中国中医药出版社，2001.

[3] 王启俊. 肺癌流行现状及未来趋势［J］. 中国肿瘤，1996（5）：3－5.

[4] 李连弟. 1990~1992年中国恶性肿瘤死亡流行分布情况分析［J］. 中华肿瘤杂志，1996，8（6）：407.

[5] 周有尚. 中国1990~1992年肺癌死亡流行分布［J］. 中国肿瘤，1997，6（9）：3－7.

[6] 李家庚. 中医肿瘤防治大全［M］. 第1版. 北京：北京科技文献出版社，1994：10－11.

[7] 查人俊. 现代肺癌诊断与治疗［M］. 北京：人民卫生出版社，1993：201－202.

[8] 吴一龙. 肺癌多学科综合治疗的理论与实践［M］. 北京：人民卫生出版社，2000：295－296.

[9] 张宁. 世界小细胞肺癌发病情况综合观察［J］. 国外医学肿瘤分册，1995（22）：29－30.

[10] 高振强. 肺癌分子生物学研究进展［J］. 国外医学呼吸系统分册，1996（16）：92.

[11] 贾心善. 肺癌分子生物学研究现状与展望［J］. 中华病理学杂志，2000，29

(5)：325－327.

［12］房才龙. 肺癌患者辨证分型与外周血T淋巴细胞亚群和癌胚抗原的关系［J］. 中国中西医结合杂志，1995（12）：405.

［13］陈素秀，吴兰，蒋亦燕，等. 肺癌患者凝血状态的研究［J］. 肿瘤防治杂志，2004，11（1）：111－112.

［14］许继平. 恶性肿瘤气虚、阴虚证患者免疫功能观察［J］. 中西医结合杂志，1987（12）：744.

［15］李佩文. 中药预防肿瘤转移的临床研究［J］. 中国肿瘤，1999（8）：33－34.

［16］李振. 恶性肿瘤的化学治疗与免疫治疗［M］. 北京：人民卫生出版社，1990，135－150.

［17］潘敏求. 中华肿瘤治疗大成［M］. 石家庄：河北科学技术出版社，1996：49－57.

［18］叶涛，孙苏平，徐红，等. 同期放化治疗局部晚期非小细胞肺癌的临床研究［J］. 临床肿瘤学杂志，2004，9（1）：18－20.

［19］阴健. 中药现代研究与临床应用Ⅰ［M］. 北京：学苑出版社，1993：10.

［20］朱晓松. 肺癌患者的免疫状态及肺癌的免疫治疗［J］. 中国肺癌杂志，2000（20）：158－160.

［21］李仪奎. 中药药理实验方法学［M］. 上海：上海科技出版社，1991：164.

［22］谢远明. 消瘿汤治疗甲状腺肿块60例临床观察［J］. 陕西中医，1998（9）：7.

［23］谢远明. 健脾化瘀法治疗中晚期肝癌25例［J］. 陕西中医，1990（10）：448.

（《陕西中医药》2007年8月第1期）（内刊）

固金消瘤胶囊抗小鼠lewis肺癌增效减毒作用研究

曹利平　刘　巍　陈　涛　陈　萍　张晓彬

陕西省中医医院（710003）

摘要　目的：研究固金消瘤胶囊协同放、化疗治疗小鼠lewis肺癌的减毒增效作用。方法：建立lewis肺癌移植瘤模型，分别观察荷瘤对照组、化疗组或放疗组以及联合用药组抑瘤率，分析协同作用和减毒作用效果；观察固金消瘤胶囊对荷瘤小鼠的免疫调节作用、耐缺氧及耐疲劳能力的影响。结果：固金消瘤胶囊+顺铂的抑瘤率为57.02%，协同作用强度>55.27%；VEGF的表达明显低于荷瘤对照组。固金消瘤胶囊可对抗顺铂降低外周血WBC数的毒副作用。能明显增强荷瘤小鼠的淋巴细胞转化能力、溶血素生成能力及腹腔MΦ吞噬功能；并能提高荷瘤小鼠的耐缺氧能力和耐疲劳能力。结论：固金消瘤胶囊协同化疗治疗肺癌具有减毒增效作用，对癌细胞VEGF的表达具有抑制作用，且能增强荷瘤小鼠的免疫功能，提高荷瘤小鼠的体质。

主题词 肺肿瘤/中医药疗法 @固金消瘤胶囊

1 材料与方法

1.1 药物 固金消瘤胶囊，0.50 g/粒，由本院制剂中心制备，批号060915。顺铂：江苏豪森药业股份有限公司生产，规格：6ml：30mg/瓶，批号：040603。

1.2 试剂 血管内皮生长因子（VEGF）免疫组化试剂盒及癌基因P53免疫组化试剂盒：购自博士得生物工程有限公司。植物血凝素（PHA）：上海伊华医学科技有限公司生产，批号：20060703。

1.3 实验动物 C57BL/6近交系小鼠，6~8周龄。购自第四军医大学实验动物中心，动物用证书号：SCXK（军）2002—005。

1.4 瘤株 小鼠lewis肺癌细胞株，由上海市肿瘤研究所姚明研究员惠赠。

1.5 模型制备[2-4] 取接种14d左右的lewis荷瘤小鼠，无菌条件下摘除瘤块，用生理盐水洗净血污后剪碎，过200目尼龙网，调瘤细胞数至$1\times10^{7}ml^{-1}$，0.2 ml/只接种至小鼠右前肢腋窝皮下。

1.6 分组与给药 将小鼠随机分6组，每组12只，即（A）荷瘤对照组；（B）固金消瘤胶囊对照组（$4g\cdot kg^{-1}$）；（C）化疗（顺铂，$2.0\ mg\cdot kg^{-1}$）或放疗（2.0 Gy×2次）对照组；（D、E、F）固金消瘤胶囊（4、2、$1g\cdot kg\cdot^{-1}$）+化疗或放疗组。ig给药，每天1次，共给药15d。d_6给药后接种lewis瘤细胞。顺铂采取ip给药，于肿瘤后次日开始给药，隔日一次，共5次。放疗于肿瘤后d_2和d_6共进行2次照射：照射剂量为2.0 Gy，照射量率162.79 $cGYmin^{-1}$，照射时间为1g14，照射距离为100cm。

1.7 取材末次给药后 次日处死小鼠，剖取瘤块称重。取部分癌组织经10%甲醛固定，石蜡包埋切片，一部分做组织病理组织学检查；另一部分行免疫组化染色，检测各组小鼠 lewis 癌组织 VEGF 和癌基因 P53 的表达情况。

1.8 观察指标及方法

1.8.1 抑瘤率及协同作用分析[2-3]：将得到的实验数据分别计算抑瘤率：抑瘤率（%）＝（模型组平均瘤质量－给药组平均瘤质量）/模型组平均瘤质量×100%，再根据 Nuebb 氏分数乘积法计算试药加化疗组和试药加放疗组的理论效应值［（+a）1.2］，即（Fa）1.2 =1－〔1－（Fa）1〕×〔1－（Fa）2〕，（Fa）1 和（Fa）2 分别为试药和化疗组或放疗组的抑瘤率。当合并用药效应值大于理论相加效应时，则表示两者间有协同作用。

1.8.2 对 lewis 肺癌荷瘤小鼠淋巴细胞转化的影响[2-3]：分组、给药及肿瘤接种方法同1.5及1.6。在给药结束前3d，各组小鼠每日肌肉注射 PHA $10mg \cdot kg^{-1}$。处死前2h，将小鼠剪尾取血推片，瑞氏染色，油镜下计数100个淋巴细胞，计算淋巴细胞转化率。

1.8.3 对 lewis 肺癌荷瘤小鼠溶血素生成的影响[2-3]：分组、给药及肿瘤接种方法同1.5及1.6。在第4d 给药后，每鼠腹腔注射10%绵羊红细胞（SRBC）悬液0.2 ml 免疫。处死前3h，内眦静脉丛取血，分离血清后测溶血素生成量，计算 HC_{50}值。

1.8.4 对 lewis 肺癌荷瘤小鼠腹腔 MΦ 吞噬功能的影响[2-3]。分组、给药及肿瘤接种方法同1.5及1.6。末次给药后次日，由尾静脉注入10%印度墨汁生理盐水 $0.1\ ml \cdot (10gbw)^{-1}$。分别在 2min 和 12min 时取微量血 20μL，加入到2ml 0.1% Na_2CO_3 溶液中。在721 分光光度计读取 OD680nm 值，并称其肝、脾重量，计算吞噬指数 κ 及吞噬系数 α 值。

1.8.5 对 lewis 肺癌荷瘤小鼠耐缺氧能力的影响[2]：末次给药后次日，于小鼠耳后2mm 处用利剪迅速断头，记录小鼠脑死亡前的张嘴呼吸次数及持续时间（s）。

1.8.6 对 lewis 肺癌荷瘤小鼠耐疲劳能力的影响[2]：末次给药后2h，分别将各组小鼠置于转棒式疲劳仪上，记录小鼠的跑圈时间（s）。

1.8.7 统计方法试验数据以（$\bar{x} \pm s$）表示,组间进行 t 检验。

2 结果

2.1 固金消瘤胶囊对顺铂抗小鼠 lewis 肺癌的减毒增效作用

2.1.1 单给固金消瘤胶囊（$4.0\ g \cdot kg^{-1}$）、顺铂（$2.0\ mg \cdot kg^{-1}$）的

抑瘤率分别为21.37%、47.02%，而联合用药组（固金消瘤胶囊4.0 g·kg^{-1}+顺铂2.0 mg·kg^{-1}）的抑瘤率为57.02%，大于两者合并用药后的理论相加效应值55.27%。提示两者具有明显的协同增效作用。结果见表1。

表1　固金消瘤胶囊对顺铂抗小鼠lewis肺癌的减毒增效作用（$\bar{x} \pm s$，n =12）

组别	剂量	末期动物体质量(g)	瘤质量(g)	抑瘤率(%)	协同作用 $(Fa)_{1,2}$(%)	外周血WBC（$\times 10^9$/L）
荷瘤对照组	常水20ml·kg^{-1}	19.27±2.28☆☆	2.32±0.57			5.16±2.24☆
固金消瘤胶囊	4.0g·kg^{-1}	21.50±2.02☆☆	1.82±0.85	21.37		7.27±4.48☆
顺铂	2mg·kg^{-1}×5次	15.50±2.07	1.22±0.43**	47.02		3.41±0.84
固金消瘤胶囊+顺铂	1.0g·kg^{-1}+2mg·kg^{-1}×5次	17.50±2.97	1.00±0.50**	43.74	<55.27	3.77±1.40
固金消瘤胶囊+顺铂	2.0g·kg^{-1}+2mg·kg^{-1}×5次	17.25±1.66☆	0.93±0.71**	51.81	<55.27	4.69±1.42☆
固金消瘤胶囊+顺铂	4.0g·kg^{-1}+2mg·kg^{-1}×5次	17.58±1.51☆	0.99±0.38**☆	57.20	>55.27 有协同作用	4.82±1.88☆

注：与荷瘤对照组比较：** P <0.01。与顺铂对照组比较：☆ P <0.05；☆☆ P <0.01。

2.1.2　固金消瘤胶囊4.0 g·kg^{-1}+顺铂2.0 mg·kg^{-1}和固金消瘤胶囊2.0 g·kg^{-1}+顺铂2.0 mg·kg^{-1}联合用药组的外周血WBC数明显大于顺铂对照组（$P<0.05$），提示固金消瘤胶囊可对抗化疗的毒副作用。结果见表1。

2.1.3　组织病理学检查结果表明：固金消瘤胶囊+顺铂联合用药组的癌细胞退变、癌细胞不完全坏死程度均明显大于荷瘤对照组和顺铂对照组（$P<0.05$）。

2.1.4　VEGF和P53的表达：固金消瘤胶囊4.0 g·kg^{-1}+顺铂2.0 mg·kg^{-1}联合用药组VEGF的表达明显低于荷瘤对照组（$P<0.05$），提示固金消瘤胶囊协同顺铂可抑制VEGF的表达，进而抑制肿瘤血管的生成作用。固金消瘤胶囊与顺铂联合用药组对癌基因P53的表达，与荷瘤对照组相比没有显著差异（$P>0.05$）。

2.2　固金消瘤胶囊对放疗抗小鼠 lewis 肺癌的减毒增效作用

2.2.1　单给固金消瘤胶囊（$4.0\ g \cdot kg^{-1}$）、放疗（2.0 GY ×2 次）的抑瘤率分别为 19.40 %、20.38 %，而联合用药组的抑瘤率虽有所提高至 21.01% ~ 27.15 %，但均小于两者合并用药后的理论相加效应值 35.82%。提示两者的协同增效作用不明显。结果见表 2。

表 2　固金消瘤胶囊对放疗抗小鼠 lewis 肺癌的减毒增效作用（$\bar{x} \pm s$，$n = 12$）

组别	剂量	末期动物体质量(g)	瘤质量(g)	抑瘤率(%)	协同作用(Fa)1.2(%)	脾质量(mg)	胸腺质量(mg)
荷瘤对照组	常水 $20ml \cdot kg^{-1}$	23.25 ±1.48	2.61 ±1.08			272.8 ±79.4	38.2 ±6.4
固金消瘤胶囊	$4.0g \cdot kg^{-1}$	22.50 ±1.88	2.10 ±0.77	19.40		351.8 ±86.9*	48.1 ±15.2*
放疗	2.0GY × 2 次	19.5 ±1.88**	2.08 ±0.48	20.38		95.2 ±21.1**	16.1 ±7.9**
固金消瘤胶囊 + 放疗	$1.0g \cdot kg^{-1}$ +2.0GY × 2 次	20.00 ±1.95**	2.06 ±0.64	21.01	<35.82	138.9 ±56.8**☆	17.3 ±4.2**
固金消瘤胶囊 + 放疗	$2.0g \cdot kg^{-1}$ +2.0GY × 2 次	20.33 ±1.87**	1.98 ±0.47	24.09	<35.82	119.1 ±45.9**	19.4 ±4.7**
固金消瘤胶囊 + 放疗	$4.0g \cdot kg^{-1}$ +2.0GY × 2 次	21.09 ±1.51**☆	1.81 ±0.43*	27.15	<35.82	129.1 ±32.5**☆☆	22.2 ±8.0**☆

注：与荷瘤对照组比较：* $P < 0.05$；** $P < 0.01$。与顺铂对照组比较：$P < 0.05$；☆☆ $P < 0.01$。

2.2.2　固金消瘤胶囊 $4.0\ g \cdot kg^{-1}$ + 放疗（2.0 GY ×2 次）联合用药组的脾质量和胸腺质量明显大于放疗对照组（$P < 0.01$ 或 $P < 0.05$），提示固金消瘤胶囊可对抗放疗的毒副作用。结果见表 2。

2.3　固金消瘤胶囊对 lewis 肺癌荷瘤小鼠免疫功能的影响

2.3.1 对淋巴细胞转化能力的影响：固金消瘤胶囊 $4.0\ g \cdot kg^{-1}$、$2.0\ g \cdot kg^{-1}$、$1.0\ g \cdot kg^{-1}$ + 顺铂 $2.0\ mg \cdot kg^{-1}$ 联合用药组的淋巴细胞转化率均明显高于顺铂对照组（$P < 0.01$ 或 $P < 0.05$），提示固金消瘤胶囊在体内能明显增强荷瘤小鼠的细胞免疫功能。结果见表 3。

2.3.2　对溶血素生成的影响：固金消瘤胶囊 $4.0\ g \cdot kg^{-1}$、$2.0\ g \cdot kg^{-1}$ + 顺铂 $2.0\ mg \cdot kg^{-1}$ 联合用药组能显著增加荷瘤小鼠溶血素 HC50 值，与顺铂对照组相比有显著性意义（$P < 0.01$ 或 $P < 0.05$），提示固金消瘤胶囊能明显增强荷瘤小鼠的体液免疫功能。结果见表 3。

表 3　固金消瘤胶囊对 lewis 肺癌荷瘤小鼠免疫功能的影响（$\bar{x} \pm s$，$n = 12$）

组别	剂量	淋巴细胞转化率（%）	溶血素（HC50）	吞噬指数（$K \cdot 10^{-2}$）	吞噬系数（α）
荷瘤对照组	常水 $20ml \cdot kg^{-1}$	40.17 ±4.80	64.57 ±17.39☆	3.03 ±1.85	4.86 ±0.95
顺铂	$2mg \cdot kg^{-1}$ ×5 次	38.50 ±5.16	50.00 ±18.87	1.35 ±0.87	3.35 ±1.03
固金消瘤胶囊+顺铂	$1.0g \cdot kg^{-1}$ + $2mg \cdot kg^{-1}$ ×5 次	42.25 ±3.75☆	60.05 ±19.79	2.28 ±1.15	4.35 ±1.51
固金消瘤胶囊+顺铂	$2.0g \cdot kg^{-1}$ + $2mg \cdot kg^{-1}$ ×5 次	44.50 ±6.40☆	65.20 ±8.40☆	2.38 ±0.91	4.65 ±1.06
固金消瘤胶囊+顺铂	$4.0g \cdot kg^{-1}$ + $2mg \cdot kg^{-1}$ ×5 次	47.33 ±6.36☆☆	70.91 ±9.61☆☆	2.03 ±0.95	3.85 ±1.00

注：与顺铂对照组比较：☆ $P < 0.05$；☆☆ $P < 0.01$。

2.3.3　对腹腔 MΦ 吞噬功能的影响：固金消瘤胶囊 $4.0\ g \cdot kg^{-1}$、$2.0\ g \cdot kg^{-1}$、$1.0\ g \cdot kg^{-1}$ + 顺铂 $2.0\ mg \cdot kg^{-1}$ 联合用药组的吞噬指数及吞噬系数均显著高于顺铂对照组（$P < 0.01$ 或 $P < 0.05$），提示固金消瘤胶囊能明显增强荷瘤小鼠网状内皮系统的吞噬功能。结果见表 3。

2.4　固金消瘤胶囊对 lewis 肺癌荷瘤小鼠耐缺氧能力的影响

固金消瘤胶囊 $4.0\ g \cdot kg^{-1}$、$2.0\ g \cdot kg^{-1}$ + 顺铂 $2.0\ mg \cdot kg^{-1}$ 联合用药组均可明显延长荷瘤小鼠急性缺氧后的张嘴呼吸次数和呼吸维持时间（$P < 0.05$），提示固金消瘤胶囊可提高荷瘤小鼠的耐缺氧能力。结果见表 4。

表 4　固金消瘤胶囊对 lewis 肺癌荷瘤小鼠耐缺氧及耐疲劳能力的影响（$\bar{x} \pm s$，$n = 12$）

组别	剂量	张嘴呼吸次数	呼吸维持时间（s）	跑圈时间（s）
荷瘤对照组	$20ml \cdot kg^{-1}$	8.8 ±6.7	19.40 ±10.46	333.7 ±206.8☆☆
顺铂	$2mg \cdot kg^{-1}$ ×5 次	11.5 ±1.8	20.00 ±2.34	195.1 ±74.3
固金消瘤胶囊+顺铂	$1.0g \cdot kg^{-1}$ + $2mg \cdot kg^{-1}$ ×5 次	13.7 ±3.1	18.90 ±4.20	227.2 ±129.3
固金消瘤胶囊+顺铂	$2.0g \cdot kg^{-1}$ + $2mg \cdot kg^{-1}$ ×5 次	14.0 ±1.4☆	22.90 ±2.38☆	290.1 ±163.1
固金消瘤胶囊+顺铂	$4.0g \cdot kg^{-1}$ + $2mg \cdot kg^{-1}$ ×5 次	13.9 ±1.8☆	26.70 ±3.22☆	302.4 ±145.6☆

注：与顺铂对照组比较：☆ $P < 0.05$；☆☆ $P < 0.01$。

2.5 固金消瘤胶囊对 lewis 肺癌荷瘤小鼠耐疲劳能力的影响

固金消瘤胶囊 4.0 g · kg^{-1} + 顺铂 2.0 mg · kg^{-1} 联合用药组的平均跑圈时间显著高于顺铂对照组（ $P < 0.05$ ），提示固金消瘤胶囊能明显提高荷瘤小鼠的抗疲劳能力。结果见表 4。

3 讨论

本实验旨在探讨固金消瘤胶囊对 lewis 肺癌荷瘤小鼠的抑瘤、免疫调节及对 VEGF 的表达影响的作用机理。固金消瘤胶囊协同放、化疗治疗小鼠 lewis 肺癌的减毒增效的实验研究结果显示：固金消瘤胶囊 + 顺铂组抑瘤率高于单纯化疗组，提示两者具有协同增效作用。并能对抗化疗药（顺铂）降低外周血 WBC 数的毒副作用。固金消瘤胶囊 + 放疗组和单纯放疗组相比抑瘤率无明显变化。但固金消瘤胶囊 + 放疗联合用药组的脾质量和胸腺质量明显大于放疗对照组。固金消瘤胶囊 + 顺铂联合用药组 VEGF 的表达明显低于荷瘤对照组。固金消瘤胶囊大、中、小剂量组 + 顺铂能明显增强荷瘤小鼠的淋巴细胞转化能力、溶血素生成能力及腹腔 MΦ 吞噬功能，并能提高荷瘤小鼠的耐缺氧能力和耐疲劳能力。

参考文献

[1] 潘云华. 中药对化疗增效减毒作用的实验研究若干进展 [J]. 杭州医学高等专科学校学报，1999，20（2）：59.

[2] 王北婴，李仪奎. 中药新药研制开发技术与方法 [M]. 上海：上海科学技术出版社，2001：735－748.

[3] 刘巍，张晓彬，李雅，等. 苦马豆素的抑瘤和免疫增强作用 [J]. 西北药学杂志，2006，21（6）：258－260.

[4] 姚旌旗，马世玉，李映红，等. 竹叶提取液抑制小鼠移植性肺癌生长的实验研究 [J]. 陕西医学杂志，2004，33（10）：878－880.

[5] 陈孝银，魏波，孙立，等. 琼玉膏对实验性肺癌小鼠化疗增效减毒作用的实验研究 [J]. 陕西中医，2003，24（4）：376－377.

[6] 柏长青，戚好文，王得堂，等. 克拉霉素治疗小鼠 lewis 肺癌的实验研究 [J]. 第三军医大学学报，2002，24（6）：722－724.

（《陕西中医》2009 年第 30 卷第 3 期）

谢远明学术思想述要

曹利平　苗文红　王向阳　魏亚东　鱼　涛
陕西省中医医院（710003）

谢远明主任医师系陕西省中医药研究院暨陕西省中医医院主任医师，从事临床工作58年，积累了丰富的临床经验和独特的临证方法。

谢老通晓中医理论，博览中医经典著作。多年来，他以肿瘤及疑难重症作为主攻方向，学术上提倡以扶正为本，在治疗疾病过程中，多途径整体调整机体病理状态，并将现代医学的研究成果有效运用于临床，形成了自己独特地治疗方法和学术思想体系。

1　在中医基础理论上倡导辨证辨“病”相结合理论　谢远明主任医师强调，中医学不是一门孤立的学科，涉及哲学、天文、地理、历法等学科，必须涉猎广泛，才能真正通晓其医理。继承而不泥古，创新而不离宗，发挥中医辨证论治的优势，多途径整体调整机体的病理状态，并能将现代医学的研究成果有效地运用于临床，运用现代医学的手段弥补中医诊断的不足，发古人之未发，创今人之未创，形成了自己独特的治疗方法，取得了突出的成绩。“辨证辨‘病’相结合理论”是名老中医谢远明教授在继承而不泥古，创新而不离宗，继承、创新、发扬中医及吸收现代医学精华的基础上，结合50余年临床经验总结出来的，是谢老对中医理论的总结与升华。

辨证论治是中医药学的灵魂，是中医治病之根本。中医辨证论治，以脏腑辨证为纲，三焦、经络等辨证为目，纲举目张，以证为对象进行治疗，辨的是机体内在的生理病理状态，反映了中医在诊断和治疗学上的特点。谢老认为，辨证论治包括中医的辨病论治。证是既包括四诊检查所得，又包括内外致病因素及病位，辨证疾病在某一阶段的特殊性质及主要矛盾，辨病是按照辨证所得，与多种相类似的疾病进行鉴别，在此基础上进一步辨证，可预料病情的顺逆吉凶，可使治疗原则和方药紧密结合。从辨证到辨病再到辨证，是对疾病认识不断深化的过程。谢老在这里所说的辨‘病’，范围比较宽泛，即指中医的辨病也指西医的辨病，祖国医学虽然也讲究辨病，虽然通过辨证也联系到病因病原，但不同于西医的辨病论治，现代医学是以病（病源）为对象进行治疗的，也可以说是‘辨病论治’。西医传统的辨病论治，辨的是病名、病因，是以致病因素为主，机体内在的生理病理状态为辅，而建立起的一套完整的病症诊治体系。中医历来重视辨证论治，而忽视辨病论治。中医的辨证是在整体观的前提下进行的，但在现代的发展中，中医也应该注意辨病与辨证的结合。《医学源流论》曾曰："为医者，无一病不穷究其因，无一方不洞悉其理，无一药不精通其性，庶几可以自信……"谢老强调应该把中医辨证与西医辨病的理论有机地结合起来，努力发挥祖国的医学遗产，同时又要积极学习现代医学科学知识，做到"古为今用，洋为中用"，走中西医结合的道路，为人类的健康事业作出贡献。

多年以来，谢老一直工作在临床第一线，面对各种内科疑难杂症和形形色色的肿瘤，他始终发挥中医的治疗优势，注重祖国医学辨证论治的特点；而对那些无任何临床症状，无症可辨的患者，如肿瘤术后或化疗后瘤体消失者，则根据疾病进行辨病施治。谢远明教授从临床实践中升华出辨证辨"病"相结合理论，又以辨证辨"病"结合理论指导临床，在疑难杂症和肿瘤等的辨证论治中起到良好的指导作用，临床屡获奇效，取得了明显的效果，为千千万万病患者解除了痛苦。

2　临床上强调治病以扶正为本、活血化瘀为标　谢远明教授多年来以肿瘤及疑难重症作为主攻方向，锐意钻研，学术上的主要特点是治病以扶正为本，活血化瘀为标。"上工治未病，中工治已病"，对于肿瘤治疗的最高境界，他认为是治未病，这包括未病先防及已病防变，这在他治疗肿瘤上得到了充分的体现。"正气存内，邪不可干"，人体正气（相当于免疫机能）不虚，即使邪毒（相当于致癌因子）进入机体也会被很快驱除，只有当正气虚损不足以御邪时，邪毒才能致病，这就是"邪之所凑，其气必虚"的缘故。恶性肿瘤是全身性疾病的局部表现。祖国医学对肿瘤的认识重视整体观念。从人体正邪的消长而论，《内经》云"正气存内，邪不可干"，"邪之所凑，其气必虚"。《医宗必读》中论述肿瘤提出："积之成也，正气不足，而后邪气踞之。"《素问·至真要大论》说："因其衰而彰之。"《外科医案》进一步明确指出："正气虚则成岩。"张景岳也说："凡脾肾不足及虚弱失调之人，皆有积聚之病。"所以说，癌症的发生、发展是一个正虚邪实的过程，正气内虚是肿瘤发生发展的根本原因，大多数的外界因素，也多是在人体正虚的情况下侵入机体而发病的。因此，提出扶正培本治则及一系列有关方药，是探索防治肿瘤的重要途径，这是我国的首创。扶正培本又称扶正固本，是中医治疗疾病中的一条重要治疗法则，是祖国医学治疗法则的精髓。“扶正”即扶助正气，“培本”即培植本元。它是在中医学的阴阳五行、脏象学说的理论基础上形成的，也是以中医的整体观念、天人合一观念及阴阳平衡观念为依据的。扶正培本治则是中医防治肿瘤的基本法则，是其最大特色，也是最大优势，贯穿在肿瘤治疗始终，大量临床及基础研究取得了可喜成果，显示出其在肿瘤综合治疗中的极其重要的地位。近40年来在中医防治肿瘤的研究中，扶正培本法的研究取得的成果最突出，内容最多，应用最广泛，肿瘤患者得益最大的也是扶正培本这一法则。

在扶正方面，谢老最擅长使用的方剂就是参芪地黄汤和枳朴六君子汤，他认为肾为先天之本，脾胃为后天之本，固本即是扶正，这一思想在谢老治疗肿瘤方面得到了充分的体现，也成为他治疗肿瘤的一大特色和优势，给那些中晚期肿瘤患者带来了带瘤长期生存的机会和希望。他致力于“瘀证”的研究，主张“非痰即瘀”之说，得心应手地运用“活血化瘀”治法，特别是用于肿瘤的治疗，使疗效显著提高，指出血瘀病变可使肿瘤生成和发展，反之，已经形成的肿瘤，又可造成血瘀的病变，因而生成的肿瘤可使血瘀加剧，其他原因如痰结、湿聚生成的肿瘤，又可造成血瘀病变，指出这就是瘀血与肿瘤之间互为因果的病理关系。他依据各类肿瘤的不同病理病机和症状特点进行治疗，分别采取通窍活血止痛、清热化瘀通络治疗鼻咽癌；化痰破瘀、解热散结治疗甲状腺癌；分别采用润肺化痰或滋阴化瘀的方法治疗早期及中晚期肺癌；补肾化瘀治疗脑瘤；活血化瘀、行气软坚治疗宫颈癌等。他的活血化瘀学术特点主要有：①在医治肿瘤及其他疑难杂病时，多以此法立方遣药，以达到散结化瘀之目的，但因此类病人久病体虚，又要注意扶正培本。②善于结合现代医学研究的最新成果，选用久经验证的疗效可靠之中药，体现了辨病与辨证的用药特点。③常用并善用虫类药。④辨证精当，认证准确，注意辨证施治与专病专方的有机结合，善于守方。

谢老在临证中极力强调“有胃气则生”的理论，他认为对于肿瘤病人，许多是因虚致瘀，因虚而致病，所以在治疗中要扶正达邪。谢老运用益气活血化瘀法则治疗肿瘤及疑难杂病时注意谨守病机，据证立法，重视保胃气和守法、守方治疗，在治疗过程中活血化瘀、化痰散结、消瘀散结等均需在正气恢复的情况下，才能达到气行血行、气行痰消、气行水行，通过扶正而达到正复邪去的目的。

3 在中医肿瘤临床基本理论上发展了肿瘤“舌诊、脉诊”的学术内容

近年来，由于肿瘤发病率的升高，谢老临床上应诊了很多的肿瘤患者，对肿瘤病人舌诊、脉诊方面的研究进行得较为广泛、深入，对其舌象及脉象规律的探讨及在肿瘤防治方面取得了一定的成绩，发展了“舌诊、脉诊”的学术内容。

谢老认为舌质变化与肿瘤有以下的联系：舌质的正常与否可作为估计肿瘤严重程度的依据。他在临床中发现舌质正常者生存期较长，预计较好；舌瘀者多病情较重，预后较差。一些原发性肝癌患者舌上可出现“肝瘿线”，即在舌的左右两侧边缘有呈紫或青色，或条纹状或有不规则形态的斑点，黑点，境界分明。谢老认为按藏象理论，患者出现的紫斑舌位于舌边者居多，其可认为与肺、肝、胆有关。因此，当患者舌边出现瘀斑时，要重视治肝。舌质可直接反映人体正气盛衰，肿瘤病人的舌质、舌面瘀紫、瘀点以及舌腹面静脉瘀紫怒张，都属“舌质既变”，是正气虚损的先兆，这种瘀紫舌质是气滞血瘀的指标，是符合肿瘤的病理变化的。有些肿瘤患者手术后，经过中西药调理几个月，舌质可以恢复正常色泽。因此，凡是有慢性肝病、胃溃疡等一些肿瘤前期患者，舌质逐渐瘀紫，舌腹面静脉曲张瘀紫，要警惕其中某些患者癌变可能。另外，肿瘤病人的舌质由瘀紫转为淡红舌，往往表示气血耗竭，病情转危。

舌苔变化与肿瘤的联系：舌苔是由胃气熏蒸而生，正常舌苔薄白洁净，不滑不干。临床上各种肿瘤的病理基础不同，故舌苔表现也不一样。如光红苔表示正气大伤，胃气全无，虚极不能生苔，多预后不良，所谓“有胃气则生，无胃气则死”，恶化情况可以光剥的程度作为观察指标，病情能否继续缓解，亦可以舌苔能否复生为指征；舌体变化与肿瘤的联系：肿瘤病人大约1/3 体胖，1/4 左右有裂纹舌，胃癌的裂纹舌比例更高。胖及齿痕舌体多为气虚舌象，常与痰、湿、热、虚有关，而舌体瘦小则多见于阴血亏损病者。现代医学认为舌体胖大常见的原因是血浆蛋白减少、舌组织水肿、炎症充血等所造成。而舌瘦小则多是慢性消耗性疾病所致，这与中医的观点相符合。

舌下静脉与肿瘤的联系：舌下静脉，是指舌体下舌系带两旁各一支主干静脉及其分支。舌脉粗张，呈青紫或黯紫色，在恶性肿瘤诊断中有一定意

义。若舌下静脉有瘀点色紫黑要考虑恶性肿瘤的可能，应引起重视。在临床上往往舌脉粗张严重的癌症，其舌质青紫亦较严重，两者可成正比。由于判断青紫舌尚缺乏严格的标准，而舌脉主干充盈或小静脉扩张的出现比较固定和客观，故舌脉粗张在辅助诊断癌症和估计预后方面的作用不容忽视。

谢老认为中医脉诊，应用于癌症，有以下要点：癌证是比较复杂的，故脉象亦常数种并见，因而反映的是一个综合病证。若脉细沉弱，系病在里，有气血亏虚而无邪实见证，这对一个肿瘤患者而言，示病情稳定；若脉滑而弦数，则示病情猖獗，病情正在发展。有时一部分患者在手术、根治性放疗后，原发病灶已经切除或消失，邪毒已去，脉应平和或呈虚象，或见滑数、弦数等脉时，须高度警惕，是否余邪未净、肿瘤复发、转移等可能性。另外，在病情危重阶段，可出现怪脉、绝脉等，常提示病情凶险，预后极差。

概括起来，谢远明教授的学术思想就是在中医基础理论上倡导辨证辨“病”相结合理论、学术上强调治病以扶正为本，活血化瘀为标、在中医肿瘤临床基本理论上发展了肿瘤“舌诊、脉诊”的学术内容。上述理论及学术思想对肿瘤及内科疑难杂证的诊断和治疗有着一定的指导意思。

（《陕西中医》2007 年第 28 卷第 7 期）

肺癌放化疗后中医诊疗思路

曹利平 陈国庆（陕西省中医医院呼吸科，陕西西安 710003）

摘要：现代医学对肺癌的认识和各项检查手段及治疗方法不断改进和深入，中医亦对肺癌的不同阶段的治疗进行了探索和总结，在治疗中辨病与辨证相结合，从而对肺癌手术后，放化疗后进行辨证论治，在临床中取得了比较满意的疗效。

关键词：肺癌；放化疗后；中医辨证治疗

肺癌已成为21世纪发病率和死亡率增长最快、严重危害人类健康和生命的恶性肿瘤。我国肺癌病死率在城市已居肿瘤死亡首位，尤其青年和女性人群发病率和死亡率迅速增长。据统计，全世界肺癌发病率正以每年 0.5 % 的速度增长。在我国，近 20 年来肺癌发病率以每年约 11 % 的速度递增。

目前肺癌诊断新技术虽有突飞的进展，但仍缺乏早期有效的诊断方法。肺癌的诊断应包括病史、症状、体征、影像学、内窥镜、核医学、肺癌标志物、病理学、细胞学、分子生物学、基因组学及蛋白组学等多学科的综合诊断方法，从而明确肺癌的病理类型、原发肿瘤位置、侵犯范围、转移情况、肿瘤的特性等，有利于肺癌的分期、治疗方案选择及预后的估计。

随着大量科学技术新成果的应用，特别是分子诊断、靶向治疗药物、精确放疗、内窥镜及微创治疗广泛应用于临床实践，使得临床医学取得了很大的进步，尤其在肿瘤学领域令人瞩目。在肿瘤预防、早期发现和早期治疗方面的进展，加上对传统中医治疗方法的改进和新的治疗方法的应用，肿瘤的治疗效果在不断提高，治疗后病人的生活质量在改善，肿瘤所致死亡率在降低。对一些以前束手无策的晚期病例，采用综合治疗及中医辨病与辨证相结合的治疗方法也给患者带来了新的希望。

如何弘扬并提高中医治疗恶性肿瘤的疗效，只有遵照辨证论治的原则才能确保中医的疗效优势，同时要全面正确了解肺癌发病的临床特点及分期，在不同的时期恰当选择中医药治疗，使患者减轻病痛，减少放化疗毒性，增强疗效，延长生命，提高生活质量，已经被临床证实确有疗效[1]。

无论中西医在临床诊断疾病过程中都非常重视临床症状，中医在诊治过程中尤其强调病人的客观症状，有“病人所苦为之病”之说，在跟随谢远明主任医师临证学习中，将肺癌手术及放化疗后的病历进行了分析总结[2]。大致分为以下几类：

1　肺脾气虚型

此型多为肺癌术后病人。证见：短气自汗，周身疲乏，咳嗽痰多，咳痰稀薄，纳呆腹胀，便溏或大便不利，舌质淡或淡红，苔白腻，脉沉细。治宜健脾益气为治法[3]，以枳朴六君子汤加味，本方根据“衰者补之，损者益之”“形不足者，温之以气”的治疗原则。气虚甚者加黄芪、女贞子、冬虫夏草、蛤蚧，痰多者加浙贝、僵虫，痰黏不利或咯吐黄痰加鱼腥草、乌蛇、蜈蚣、土鳖，舌苔厚腻加生薏仁、炒三仙。

2　阴虚内热，兼热毒型

此型病人多见于术前放疗或未行手术接受放疗或术后放疗病人。部分病人放疗后出现放射性肺炎或间质性肺纤维化，证见：干咳无痰，或痰少，不易咯出。或痰中带血或咯血，声音嘶哑，胸闷气短，口干少津，或胸痛，咽痛舌烂，少气懒言。舌质红而干苔薄或光剥，脉细数无力。治宜滋阴润燥，清热解毒，方用一贯煎加味。

方中生地、枸杞滋养肝肾阴血；北沙参、麦冬清肺益胃；当归补血活血；川楝子条达气机，此方采取滋水涵木，清金制木，培土抑木三法并用。方中重用沙参、麦冬、生地，热毒甚加黄连、黄芩、忍冬藤、鱼腥草、龙葵；精神疲惫甚者加黄芪、女贞子；咽痛、舌烂者加玄参、草石斛；痰中带血加白及、茜草、仙鹤草、生地榆；咯血者加三七粉冲服，在此型治疗中常加入僵蚕、乌蛇、蜈蚣、土鳖、浙贝，化痰祛瘀，清热攻毒，散积消块。

肺癌病人接受放疗后，杀伤了肿瘤细胞，同时也对人体产生了不同程度的毒副作用。最易伤阴耗气，损阴伤津，所以将其归属于“热邪”“热毒”或“火邪”之类。放疗的毒副作用，主要是津液受损，气血损伤。脾胃不和，肝肾亏损，这也是肺阴阳失调的原因之一。在肺癌的辨证分型中，阴虚内热及气阴双虚型最多见。

3 气血双虚型

此型病人多见于化疗后白细胞减少，或血小板减少，或全血细胞减少。证见：少气懒言，面色苍白无华，神疲乏力，纳差，易感冒，咳嗽，吐痰，重者低热，牙龈出血，口腔黏膜反复出现溃疡，舌质淡，或淡白，脉沉细或细数。治宜健脾益气，补肾养血。方用参芪地黄汤加味。

熟地甘温滋补，滋肾填髓；山萸肉酸温收敛，养肝涩精；山药甘平滋润，补脾固肾治其本；泽泻、丹皮、茯苓泻三阴虚火湿浊之有余而治其标；黄芪、党参益气健脾，加鹿角胶、龟板胶、阿胶、女贞子滋阴补肾、补血；重用黄芪、党参、女贞子。舌质紫暗加丹参、乌蛇、蜈蚣、土鳖、浙贝、僵蚕、鱼腥草，化痰祛瘀，清热解毒，通络散结。

4 气阴双虚、痰瘀互结型

此型病人多见于老年人肺癌晚期，或放、化疗后体弱者。因失去手术根治或根治性全程放、化疗机会。部分病人连姑息性放疗和全身化疗也难以耐受。老年肺癌病人具有老年人和肺癌病人的双重特殊性，老年人的特点是五脏皆虚，临床上老年肺癌很少单一出现证候，多伴其他证候，气阴两虚与痰瘀互结，虚实交错，传变也快，老年人正气虚是本，难治也是本，而其临床表现或病人最感痛苦的却以标的表现为主。

证见：咳嗽、咳痰、咯血或痰中带血，胸闷气憋，精神疲惫，形体消瘦，或发热，纳呆，舌质暗红或紫暗，苔白或无苔，脉沉或沉细，所以从一定意义上讲治标也显得重要。此类病人要注意顾护胃气，有胃气则生，无胃气则死。顾护胃气的同时注意通利二便，因肺与大肠相表里，肺主一身之气，主宣发肃降，通调水道。肺癌致宣降失常，从而影响脾胃升降，常见大便秘结或大便难。大便不畅和小便不利又加重肺气不降，所以通腑非常重要。治以益气润肺、祛瘀化痰散结。自拟方黄芪、党参、女贞子、沙参、麦冬、生地、枸杞、白术、茯苓、冬虫夏草、蛤蚧、浙贝、僵蚕、乌蛇、蜈蚣、土鳖等。方中用黄芪、党参、女贞子，益气健脾养阴；沙参、枸杞、生地滋阴润肺；冬虫夏草、蛤蚧补肺肾、定喘止咳；浙贝、僵蚕化痰止喘；加虫类药以祛瘀通络散结，全方标本同治，随症加减。

5 典型病例

蒋某，男性，76 岁，初诊：2005 年 7 月 4 日。主诉：咳嗽，咳痰，痰中带血 1 月余。2005 年 5 月底因咳嗽、痰中带血，在某医院诊断为：右肺上叶周围型腺癌，行“聚能刀”治疗后，仍咳嗽、咳痰、痰中带血，色暗，右侧胸胁隐隐不适，活动后气短，无胸闷心慌，纳可，眠可，二便正常，患病以来无发热。证属肺积。气阴双虚，邪毒内郁型，方用一贯煎加味治疗，随访 5 年，病情稳定。

6 讨论

综合治疗肿瘤可大幅度提高治愈率和患者的生活质量[4-5]，对肺癌病人术后放化疗后采用中医辨证治疗对减轻化疗后胃肠道反应及骨髓抑制、放疗后放射性肺炎的预防和治疗、减少肺癌复发和转移以及恢复患者体质均有明显疗效。

参考文献

[1] 曹利平，苗文红，王向阳，等. 谢远明学术思想述要［J］. 陕西中医，2007，28（7）：868 – 870.

[2] 张军城，曹利平. 浅析曹利平主任医师治疗肺癌术后放化疗后的辨证思路［J］. 陕西中医，2008，29（5）：582.

[3] 杨海江，陈家鑫. 从脾胃论治肺癌的机理探讨［J］. 陕西中医学院学报，2007，30（2）：11.

[4] 秦金安，中晚期非小细胞肺癌中医证候分布规律的研究［J］. 现代中医药，2010，30（4）：64.

[5] 李岳. 实用肿瘤治疗学 [M]. 北京：科学技术出版社，2009：191.

（《现代中医》2012 年第 32 卷第 3 期）

谢远明血府逐瘀汤临床应用举隅

王向阳 陕西省中医医院呼吸科（710003）

谢远明主任医师运用血府逐瘀汤不拘泥于仅治疗“胸中血府瘀证”，而是广泛用于治疗血瘀所致的各种病证，疗效显著。现列举部分验案，供大家学习借鉴。

脱发 患者郭某，女，50 岁。主诉为脱发 2 个月。自述近 2 个月来头发稀少，每日脱发一把（大约百余根），伴心烦，易怒，失眠，多梦。近半年来月经周期紊乱，查体：舌边尖红、苔白，脉弦。毛发稀疏，无斑秃，色黑白相间。谢老认为患者处于围绝经期，情绪波动大，急躁易怒，心烦躁动，易致肝气郁结，瘀血内停。治宜理气导滞，活血通络。处方予血府逐瘀汤加丹参、炒酸枣仁、柏子仁、夜交藤各 30g，香附 12g，琥珀 10g。每日 1 剂，水煎服。服药 1 个月，心烦易怒症明显减轻，梦少，睡眠较前改善，头发每日脱量较前减少。上方加旱莲草、黑芝麻、女贞子各 30g。再服 2 个月复诊，自述头发每日脱发量与其他人相比无明显异常，心情平和宁静，失眠多梦症明显减轻，睡眠改善。上方共研细末装胶囊，每次 4 ~6 粒，每日 3 次口服。2 个月后随访，病情稳定，无明显不适。

发热 王某，女，15 岁，学生。主诉低热 1 年余。自述 1 年前不明原因发热，体温波动于 37.3 ~ 37.6 ℃之间，无五心烦热及盗汗症，发热时全身乏力，恶心呕吐，无恶寒汗出等症。曾在渭南地区医院及西京医院作检查排除了乙肝、结核、风湿等疾病，在当地静点“青霉素”、“阿奇霉素”及口服“吲哚美辛（消炎痛）”等，无明显效果，夜间体温多正常，37℃以上体温多在上午 10 时 ~ 下午 4 时出现，发热时自觉胃中灼热，喜食冷饮，平素口干不欲饮，大便干，舌质淡暗、苔白，脉细涩。谢老认为该患者为青年女性，平素身体健康，发热不伴恶寒、头身疼痛等营卫不和症，且发热持续 1

年不解，故排除外感发热。内伤发热临床上多以气虚、阴虚多见，该患者气虚症不著，亦无阴虚发热等征。久病非虚即瘀，故处以血府逐瘀汤加丹参、黄芪、葛根、青蒿各30g，丹皮、地骨皮各10g。每日1剂，水煎服。服药2周，体温下降不明显，发热时仍感胃中烧灼，颜面潮红，喜冷饮，上方加柴胡、连翘各15g，红花30g，桂枝、白芍各10g，丹皮、地骨皮各12g。服药21剂，体温恢复正常，但感乏力，纳呆，小便尚调。处方改用枳朴六君子汤加黄连、台乌各10g，荜澄茄、浙贝母、乌贼骨、木瓜各15g。2周后，体温正常。随访1年，体温均正常。

汗证　苏某，男，44岁，干部。主诉胸部汗出2～3个月。自诉近2～3月来不明原因胸部汗出，无恶寒、盗汗及手足心热，失眠，多梦，腰膝酸困，有时伴胸闷不适，纳食一般，二便调。舌质红、苔白，脉沉细。谢老认为自汗虽然主要病机为气虚所致，但该患者属中年男性，生活及工作压力均大，气机不畅，气滞血停，瘀血内阻。加之心居胸中，“汗为心液”，故胸部汗出当从心论治。治疗予血府逐瘀汤加丹参、黄芪、浮小麦各30g，白芍、桂枝、麻黄根各15g。每日1剂，水煎服。服药12剂，汗出止，自述无胸闷气短，纳食可，睡眠佳，二便调。

酗酒　林某，男，36岁，业务员。2004年5月20日首诊。主诉嗜酒10余年。自述近10年来嗜酒如命，每天必饮白酒500ml以上，直至醉倒为止。曾尝试戒酒，但未成功，欲求中药辅助戒酒。谢老认为白酒性温热，少量饮酒具有温通经络之力，但酗酒则损伤肝脏，导致肝气郁结，瘀血内阻，且酗酒则损伤肝脏，导致肝气郁结，瘀血内阻，且酗酒之人意志消沉，不思进取，多属中医“郁证”范畴。因“气为血帅，血为气母”，故谢老选用血府逐瘀汤活血化瘀，疏通气机，使气血调达，精神愉悦，从而戒除不良习惯。处方如下：葛根、丹参各30g，香附12g，柴胡、牛膝、桃仁、红花、当归、川芎、赤芍、生地、枳壳、桔梗、大黄、生草各10g。每日1剂，水煎服。服药2周，述精神好转，食欲改善，饮酒欲明显减弱，便溏，舌红，苔薄黄，脉弦。上方改大黄6g，加郁金12g，再服2周，已戒酒，且食欲精神佳，无明显身体不适，上方加黄连10g，荜澄茄15g，守方服用1～2月以固疗效。3个月后随访滴酒不沾，生活起居正常。

（《陕西中医》2005年第26卷第11期）

一贯煎加味治疗肺癌并咯血48例

王向阳　陕西省中医医院（710003）

摘要：目的：观察一贯煎加味对肺癌所致咯血的临床疗效。方法：治疗组采用一贯煎加味（麦冬、沙参、生地榆、仙鹤草、藕节、生荷叶、当归等）治疗，对照组给予荷叶丸治疗。结果：治疗组总有效率为83.3%，对照组总有效率为77.1%，两组存在显著性差异（$P<0.05$）。提示：本方法对本病具有滋阴润肺、凉血止血、标本兼治的功效。

主题词：肺肿瘤/中医药疗法　一贯煎/治疗作用

临床资料　我们选取2002年9月~2005年9月在我院呼吸科住院和门诊就诊的肺癌患者，共96例，随机分为两组，所有病例均经胸部CT、痰病检和（或）纤维支气管镜检查确诊为肺癌患者。其中治疗组48例，男30例，女18例；年龄43~75岁，平均年龄59岁；病程最短为半月，最长为2年。按组织学分类属鳞状上皮细胞癌22例，小细胞未分化癌14例，腺癌12例。按中医辨证分型分属阴虚肺热型者22例，气血双亏型18例，肝热犯肺型8例。已行手术切除者28例，已行放疗、化疗者40例，未做过任何治疗者6例。对照组48例，在性别、年龄、病程、病理分型、中医辨证分型等方面与治疗组相比无显著性差异（$P>0.05$）。病例排除标准：①年龄大于75岁或重度衰竭患者；②每日出血量>100ml者；③体温>38℃且血象明显升高者，或肺癌并发结核等其他呼吸道疾病而致咯血者。

治疗方法　治疗组给予一贯煎加味：麦冬、沙参、生地榆、仙鹤草、藕节、生荷叶各30g，当归、生地、川楝子、僵蚕、生甘草各10g，枸杞、浙贝母各15g，三七粉6g（冲），每日1剂，水煎服，10d为一疗程，连服2个疗程统计疗效。若咳嗽甚者加百部15g；气喘、动则尤甚加西洋参10g，苏子、莱菔子各15g，蛤蚧6g（冲）；放、化疗后引起白细胞降低者加黄芪、女贞子、补骨脂、败酱草、地骨皮各30g；痰黄、苔腻者加黄芩10g，龙葵、鱼腥草、生薏苡仁各30g。

对照组给予荷叶丸，1次1丸，1日3次口服，20d为一疗程。两组均给予酚磺乙胺（止血敏）2g，氨甲苯酸（止血芳酸）0.2 g，维生素 C 2g 加入 5% 葡萄糖注射液 250ml 中静点，每日 1 次，血止即停。

疗效标准　临床控制：治疗后咯血止，随访 2 月未复发者；显著：治疗后咯血量较前减少≥70%，咳嗽、气喘、咳痰、乏力等症明显减轻；有效：治疗后咯血量较前减少≥30%，临床自觉症状有所减轻；无效：治疗后咯血量不减少或反增加，临床症状加重甚则病情恶化者。

治疗结果　治疗组临床控制 9 例，显效 12 例，有效 19 例，无效 8 例，总有效率 83.3%；对照组临床控制 3 例，显效 10 例，有效 24 例，无效 11 例，总有效率 77.1%。两组对照存在显著性差异（$P<0.05$）。

讨论　咯血属中医“咳血”范畴，总由肺络受损所致，临床常因燥热伤肺、肝火犯肺、阴虚肺热导致。但因肺癌是一种全身消耗性疾病，早期症状隐匿，一旦确诊多已进入中晚期，且确诊后绝大多数患者都愿意接受西医手术、放疗、化疗等治疗，这些治疗在杀伤肿瘤细胞的同时，也损伤人体的正常细胞，使患者免疫功能低下，正气亏虚，阴血暗耗，故肺癌所致咯血临床以阴虚肺热、气血双亏型为主，中医治疗宜滋阴润肺、凉血止血、补气养血。

一贯煎出自《柳州医话》，由北沙参、麦冬、当归身、生地、枸杞子、川楝子组成，方中重用生地为君，滋阴养血以补肝肾，壮水之主以滋肝水；配枸杞子益肝阴、养肝体，使肝气条达，以防横逆为害；臣以沙参、麦冬既滋脾胃之阴，又滋水之源，肺胃津旺，金气清肃下行，自能制木，共奏培土荣木、养金抑木之功效；佐以当归身柔肝，川楝子既能疏泄肝气，又能顺肝木条达之性，且制诸药滋腻碍胃之弊。诸药合用共奏补疏兼施，寓疏于补，滋阴柔肝，条达肝气，使滋阴养血而不遏滞气机，疏肝理气又不耗伤阴血，使肝得以濡养，且肝气条畅，主治肝肾阴虚证。现代药理研究证明一贯煎煎剂中含有皂苷、鞣质、植物甾醇、三萜类、内酯、香豆素及黄酮类化合物及人体必需游离氨基酸和微量元素、多糖。所以一贯煎有保肝、抑制肝纤维化、保护胃黏膜、抗溃疡、抗缺氧、抗疲劳、镇痛、镇静、抗炎、抑菌、提高机体免疫功能，升高机体组织中 SOD 活性，减少 LPO 的含量，显示抗损伤、抗衰老等多种药效功能。肺癌所致咯血，病位虽在肺，但肺与肝、肾关系密切，肺主降而肝主升，肾主水而肺为水之上源，肾阴又为一身阴气之根本，且肝肾同源，故滋补肝肾即可达到滋阴润肺之目的。临床研究表明，一贯煎除滋阴润肺、凉血止血以治其标的作用外，更有一定的抗肿瘤及调节机体免疫力的功效，对于肺癌患者可谓标本兼治，一举两得。

参考文献

[1] 王永炎. 中医内科学［M］. 上海科学技术出版社，1987：287.

[2] 陈永祥，王和生，靳凤云，等. 一贯煎多糖对小鼠肝损伤及 SOD. LPD 的影响［J］. 中国药学杂志，1999（4）：251.

[3] 谢远明，张长富. 加味一贯煎治疗肺癌 106 例［J］. 陕西中医，2002，23（4）：302 - 303.

（《陕西中医》2007 年 28 卷第 9 期 1177 - 1178）

谢远明活血化瘀法治疗脑瘤经验

魏亚东　曹利平　王向阳　苗文红　谢燕华　张军城
陕西省中医医院（西安 710003）

摘要：目的：总结谢远明主任医师治疗脑瘤经验。方法：跟师学习，应用方经验总结。结论：谢远明主任医师擅长应用活血化瘀法治疗脑瘤，确有疗效。

主题词：脑肿瘤/中医药疗法　中医师　@谢远明

谢老是著名中医内科、肿瘤专家，多年来他以肿瘤及疑难重症作为主攻方向，学术上的主要特点是治病以扶正为本，活血化瘀为标。“上工治未病，中工治已病”，是治疗肿瘤的最高境界。

理论基础　他认为治未病，这包括未病先防及已病防变，这在他治疗肿瘤上得到了充分的体现。“正气存在，邪不可干。”人体正气（相当于免疫机理）不虚，即使邪毒（相当于致癌因子）进入机体也会被很快驱除，只有当正气虚损不足以御邪时，邪毒才能致病，这就是“邪之所凑，其气必虚”的缘故。在扶正方面，他最擅长使用的方剂就是参芪地黄汤和枳朴六君子汤，他认为肾为先天之本，脾胃为后天之本，固本即是扶正，这一思想在谢老治疗肿瘤方面得到了充分的体现，也成为他治疗肿瘤的一大特色和优势，给那些中、晚期肿瘤患者带来了带瘤长期生存的机会和希望。他致力于

“瘀证”的研究，主张“非痰即瘀”之说，得心应手地运用“活血化瘀”治法，特别是用于肿瘤的治疗，使疗效显著提高，指出血瘀病变可使肿瘤生成和发展，反之，已经形成的肿瘤，又可造成血瘀的病变，因而生成的肿瘤，可使血瘀加剧，其他原因如痰结、湿聚生成的肿瘤，又可造成血瘀病变，指出这就是瘀血与肿瘤之间互为因果的病理关系。他依据各类肿瘤的不同病理病机和症状特点进行治疗，分别采取补肾化瘀治疗脑瘤，通窍活血止痛、清热化瘀通络治疗鼻咽癌，化痰破瘀、解热散结治疗甲状腺癌，分别采用润肺化瘀或滋阴化痰的方法治疗早期及中、晚期肺癌活血化瘀、行气软坚治疗宫颈癌等。谢老活学活用王清任的“五逐瘀汤”，血府逐瘀汤治疗食道癌、神经性呕吐、精神分裂症、系统性红斑狼疮，膈下逐瘀汤治疗卵巢囊肿、子宫肌瘤、畸胎瘤；身痛逐瘀汤治疗痛风及痹证，用之得当，可获良效。

用药经验　谢老使用药物的特点主要有：①在医治肿瘤及其他疑难杂病时，多以活血化瘀法立方遣药，以达到散结化瘀之目的，但因此类患者久病体虚，又要注意扶正培本。②善于结合现代医学研究的最新成果，选用久经验证的疗效可靠的中药，体现了辨病与辨证的用药特点。③常用并善用虫类药。④辨证精当，认证准确，注意辨证施治与专病专方的有机结合，善于守方。谢老在临证中极力强调“有胃气则生”的理论，他认为对肿瘤患者，许多是因虚致瘀，因虚而致病，所以在治疗中要扶正祛邪。谢老用益气活血化瘀法则治疗肿瘤及疑难杂病时注意谨守病机，据证立法，重视保胃气和守法、守方治疗，在治疗过程中活血化瘀、化痰散结、消瘀散结等均需在正气恢复的情况下，才能达到气行血行、气行痰消、气行水行，从而通过扶正而达到正复邪去的目的。

典型病例　米某，女性，就诊日期：2003 年 10 月 20 日，主诉：脑垂体瘤术后 4 年。现病史：患者 4 年前，因头痛头晕恶心到某附院做头颅 CT，提示：“脑垂体瘤”，即行手术治疗。2 年前复发再次到北京协和医院手术治疗，术后未作其他治疗。现症：头疼、全身乏力、潮热汗出，夜间尤甚、纳差。初诊：证见头疼、全身乏力、潮热汗出，夜间尤甚、纳差。察其头颅外观正常，四肢活动自如。语言流利，对答切题，未闻特殊气味。舌体红，舌苔薄白，舌下静脉曲张，诊其脉象为细弦脉。头颅 CT 提示“脑垂体瘤”，诊断为头痛（瘀血头痛），此为气虚血瘀，瘀血阻络，阻于清窍，不通则痛。法当益气活血，通络止痛，方拟补阳还五汤加减治之：黄芪、丹参、茯苓、太子参各30g，荜澄茄、地龙、枳壳、白术、川芎、赤芍各15g，桃仁、黄连、三七、生甘草、红花、当归、全蝎、乌蛇各10g，蜈蚣2条，12剂，水煎服。每日1剂，早晚分服。

复诊（2004年4月5日）：患者持续服用上方，病情稳定，近日因受惊吓，又感头痛加重。舌质红，舌苔薄黄，脉象细弦。此乃瘀血尚存，宜加活血通络之品，故前方加水蛭10g，决明子30g，12剂，水煎服。每日1剂，早晚分服。追访结果：至2006年7月病情稳定。后未见复诊。

按：此为先天不足，后天脾气亏虚，气虚不能运行血脉，日久血瘀，瘀毒阻络，结于清窍，脑脉不通，不通则痛。法当益气活血，通络止痛，解毒散结，方拟补阳还五汤加减治之：黄芪、白术、茯苓、太子参健脾益气，以补后天之本；地龙、桃仁、红花、当归、川芎、赤芍、丹参、三七活血通络；枳壳行气，以助血行；乌蛇、蜈蚣、全蝎解毒散结；瘀毒日久生湿热，黄连、荜澄茄清热利湿。随症加减水蛭为加强破血散结之力。

本案临证思辨特点为气虚血瘀，瘀血阻络，阻于清窍，不通则痛。法当益气活血，通络止痛，方拟补阳还五汤加减治之，在减轻患者痛苦，提高生活质量，延长生存期方面起到了积极的作用。其中特别需要指出的是虫类药物抗肿瘤，黄连、荜澄茄为化湿对药，为本案特色之处。

参考文献

[1] 曹利平，苗文红，王向阳，等. 谢远明学术思想述要 [J]. 陕西中医，2007，7(7)：868－869.

[2] 曹利平，王向阳，苗文红，等. 谢远明临证思辨特点 [J]. 陕西中医，2007，7(12)：1659－1661.

（《陕西中医》2012年第33卷第9期）

谢远明老中医用中药治验脑瘤1例

陕西省中医研究院附属医院（710003）　苗文红

郑某，女，47岁，1990年7月20日初诊主诉：头痛伴呕吐1月余。患者1个月前无明显诱因突发头痛，呈胀痛，并伴剧烈呕吐，持续发作，阵发性加剧，到西安医科大学第二附属医院就诊，做CT示：三脑室后部见直径约2cm圆形略高密度病灶，边缘清楚，内有小点状钙化，三脑室后部受压闭塞，以上脑室扩大，中线无移位。提示：三脑室后部肿瘤，松果体瘤可能（1990.7.13. CT号：10206）后到西安市中医院服用中药，头痛、呕吐略有减轻。慕名找谢老诊治。现症：头胀痛，呈间歇性发作，多在下午、晚间发作，伴有呕吐，口淡无味，纳少、乏力，小便量少，色黄、大便正常。查舌质紫暗苔薄白，脉细弱。中医诊断：头痛。西医诊断：脑瘤。证属肾精亏虚兼瘀血阻滞，治以益肾化瘀，方用六味地黄汤化裁：熟地24g，山药、山萸肉各12g，丹皮、泽泻、茯苓、全蝎、乌梢蛇各10g，蜈蚣2g，丹参、半枝莲、忍冬藤各30g，每日1剂，水煎服，服药12剂后，自觉头痛明显减轻，发作次数亦减少，精神好转，纳食渐增，舌脉同前，继在原方基础上加减变化，经坚持治疗2年，头痛，呕吐症状消失。患者精神佳，面色红润，纳食正常，大、小便正常，1992年12月17日在西安市中心医院复查CT见：三脑室后部示直径约1cm之不规则高密区脑室系统不扩大，局部脑池无明显受压，与外院片对比病灶明显缩小（CT号：103399）。现坚持服药至今，无自觉症状，病人病情稳定。

按：脑瘤主要是指颅内新生物，目前病因尚不明了，可能是由于神经组织中的某些正常的或胎生的细胞，因被某些刺激因素（生物、化学、物理）所激活，引起它异常的生长与发展。任何年龄都可发病，以20~40岁为多见，一般以男性为略多，因其占据一部分颅腔空间，使颅内正常结构受到挤压，因而出现颅压增高症状。西医目前多主张手术治疗，并配合放射及化学治疗。而中医药在治疗本病对减轻头痛、呕吐症状，延长其生命有一定的作用。根据中医理论肾为先天之本，主骨生髓，脑又为髓海，其主要在肾，肾精充盈则是脑充发荣，精力充沛。本例患者诊断明确，因其素体肾精亏虚，骨髓生化乏源，清窍空虚失养不荣而致头痛，病久入络，瘀血阻滞于脑部则形成脑瘤。治疗上从治病求本出发。用六味地黄汤益肾补精，使精充脑荣，加用乌梢蛇、蜈蚣、土鳖、丹参活血化瘀通络，半枝莲抗癌解毒，因辨治准确，故效果明显。

（《陕西中医》1994年第15卷第9期）

谢远明老中医应用活血化瘀法治疗鼻咽癌的经验

谢燕华　曹利平　苗文红　王向阳　魏亚东　张军城
陕西省中医医院（西安 710002）

摘要：谢远明主任医师根据鼻咽癌的发病机制、发病特点结合自己多年经验，应用活血化瘀法治疗鼻咽癌临床疗效显著。

主题词：鼻咽癌/中医药疗法　活血化瘀剂/治疗应用　@老中医经验　@谢远明

谢远明系国家级名老中医，从事中医 40 余载，不但对中医理论的研究具有建树，而且临床经验丰富，尤其擅长诊治恶性肿瘤，对于鼻咽癌的治疗谢老应用活血化瘀法取得了很好的疗效。现将临症心得整理如下。

1　鼻咽癌的临床特点

鼻咽癌是鼻咽黏膜常见的恶性肿瘤，我国是该病的高发区，鼻咽癌的发生与饮食、病毒及遗传等多种因素有关，现在认为多食腌制肉类食物、EB 病毒感染，久居潮湿之地以及家族中有无鼻咽癌患者是其发病的高危因素。由于鼻咽解剖部位的隐蔽性及鼻咽癌临床症状的多样性，就诊时大部分患者已处于中晚期。

中医学中无鼻咽癌病名，但类似中晚期鼻咽癌症状的描述，散见于“鼻衄”“头痛”“鼻渊”“瘰疬”“上石疽”“失荣”“鼻疽”“控脑砂”等病证中。病名散见于《灵枢》《素问》《外科正宗》《医宗金鉴》等。《医宗金鉴》载曰：“鼻窍中时流黄色浊涕……若久而不愈，鼻中淋沥腥秽血水，头眩虚晕而痛者，必系虫蚀脑也，即名控脑砂。”鼻咽癌的主要表现为鼻塞、涕血、头痛、耳鸣等。

祖国医学认为鼻咽癌的形成与先天素质、外界邪毒侵袭及七情所伤有密切关系，由于肺气不宣，毒邪乘袭为患，毒热蕴结成积，结于鼻咽；或情志抑郁，致脏腑失调，气滞血瘀，痰湿凝聚，日积月累，久成肿块。谢远明老中医认为，鼻咽癌的发生是由于脾运不健，肺失清宣，痰凝、气滞、热毒蕴结而成。大多数患者早期无明显症状，而病人发现症状未及时就医和被医生疏忽是延误鼻咽癌诊断的主要原因之一。回缩性血涕是鼻咽癌早期症状之一，出现这个症状时应引起重视。早期诊断、早期治疗是提高鼻咽癌疗效的最有效的方法之一。谢老重视热毒瘀结对鼻咽癌的致癌作用，认为鼻咽癌的发生中毒瘀积聚是主要病理机制，因此强调活血化瘀、清热解毒、通络散结治疗方法的运用，在治疗鼻咽癌临床上取得了一定的疗效。

2 鼻咽癌的辨证论治

我国鼻咽癌患者以南方广州地区居多，那里气候湿热，易被热毒侵袭，日久必瘀，瘀毒互结，聚而成积，临床上大多表现为热毒兼瘀之证候，这与谢老的观点是相吻合的。热毒壅盛者，临床上多表现为鼻塞，流黄稠涕、量多，臭秽难闻，头痛，心烦口渴，舌红苔黄，脉滑数，治以清热解毒，药用辛夷、苍耳子、山豆根、重楼、白花蛇舌草、乌蛇、蜈蚣、黄芩等；气滞血瘀者，临床可见鼻塞、涕中带血，头部持续性疼痛，入夜加重，耳鸣，舌质暗红，边尖有瘀点，脉涩，治以理气化瘀、软坚散结。方用通窍活血汤化裁，喜用桃仁、红花、当归、川芎、赤芍、石上柏、夏枯草等药。若见颈部肿块，可加海藻、昆布、山慈菇、川贝等；若纳差、食少，苔黄腻者，可加生薏仁、焦三仙、藿香、佩兰等。

鼻咽癌因其对放射线十分敏感，故临床多以放疗为首选。但放射线在杀灭肿瘤细胞的同时，又不可避免地损伤患者的正常组织或器官。临证常表现为口干口苦、涕血、头痛头晕、耳鸣耳聋、吞咽困难、张口受限等症状，严重影响了患者的预后及生活质量。随着放疗的广泛应用，其引起的副作用也日益受到医家的重视。故此在临床中谢老应用活血化瘀、清热解毒之法，现代医学证实中医药配合治疗较单纯放疗明显提高。在用药方面亦证实，活血化瘀类中药可增加放疗的敏感性，可预防和治疗放疗副作用及后遗症，提高机体的免疫功能，延长生存期。治疗方法：法从证出，药随法定。正因为如此，谢老抓住了鼻咽癌主要的发病机理，即热毒瘀结，津液亏虚，因此治疗上主要以清热解毒，活血化瘀，养阴生津立法。各种证型的治疗中均有酌情加用虫类药物，以增强抗癌抑瘤之作用。若伴见鼻衄、牙痛，可加白芷、细辛、仙鹤草、三七粉等；伴见头痛剧烈，可加大川芎用量，加蔓荆子、细辛等；若放疗后局部红肿热毒，可酌加金银花、石膏等；如放化疗后白细胞低者，可加补骨脂、鸡血藤、当归等。

3 典型病例

薛某，女，24岁，鼻咽癌淋巴结转移骨转移。患者于3个月前无明显原因右颈部淋巴结肿大，后活检病理提示：淋巴结转移病灶，泡状核细胞癌，切片提示：原发灶位于鼻咽部，后在当地医院做了放疗20次，3周前右下肢疼痛，以膝关节为著，查ECT示：右股骨上段骨代谢活跃，已局部放疗5次。现症见：右膝部、大腿疼痛，全身乏力，纳差、夜眠差、二便调。舌红，苔白厚腻，脉弦滑。谢老认为本病系脾肾亏虚，气虚血瘀，不通则痛所致。给予扶正培本，健脾补肾，理气活血，通络止痛之法。方用参芪地黄汤加减：太子参30g，黄芪30g，熟地24g，山药12g，山萸肉12g，泽泻10g，茯苓30g，丹皮10g，女贞子30g，没药10g，甘草10g，乌蛇10g，蜈蚣2条，土鳖10g，炒山甲10g，土贝母15g。服药12剂后，复诊仍有右膝关节及大腿疼痛呈阵发性，纳可、眠可、大便干、小便调。舌淡红，苔白腻，脉弦细。谢老认为此病本为气虚血瘀，在益气扶正的基础上加重活血、理气止痛之力药物治疗。继续给予参芪地黄汤加减：太子参30g，黄芪30g，熟地24g，山药12g，山萸肉12g，泽泻10g，茯苓30g，丹皮10g，乌蛇10g，蜈蚣2条，全虫10g，制马钱子2g，没药10g，元胡10g，砂仁10g，当归10g，皂刺15g，金银花30g。服药12剂。后追访半年，鼻咽部MRI示：病灶较前缩小，下肢疼痛较前明显减轻，生活质量较前改善。

参考文献

[1] 郝希山．简明肿瘤学［M］．北京：人民卫生出版社，2001：306．

[2] 贾英杰．中西医结合肿瘤学［M］．武汉：华中科技大学出版社，2009：199．

[3] 南克俊，肖菊香，赵新汉，等．现代肿瘤内科治疗学［M］．西安：世界图书出版西安公司，2003：425．

（《陕西中医》2012年第33卷第12期）

谢远明老中医应用虫类药物治疗恶性肿瘤经验举隅

谢燕华 王向阳 曹利平 陕西省中医医院（西安 710003）

摘要： 虫类药物具有以毒攻毒、软坚散结等功效。谢远明主任医师结合自己多年经验应用虫类药物治疗恶性肿瘤临床疗效显著。

主题词：虫类药物；恶性肿瘤；名老中医；谢远明

虫类药物在治疗肿瘤方面，最早追溯至《神农本草经》，即收载虫类药28种，到李时珍《本草纲目》共记载虫类药107种[1]。随着医学的发展有大量的虫类药应用于临床。谢远明老中医系国家级名老中医，从事中医50余年，不但对中医理论的研究具有建树，而且临床经验丰富，尤其在恶性肿瘤方面，颇有独特之处，临证遣药组方有许多独到的见解，对于虫类药的运用方面也有不少创新之处，应用的虫类药包括蜈蚣、水蛭、全蝎、蝉蜕、土鳖虫、僵蚕、地龙等，配合其他药物随证加减，治疗恶性肿瘤疗效颇佳。现将其临床应用虫类药治疗恶性肿瘤的经验归纳如下。①活血化瘀：血液的高凝状态也是肿瘤复发转移的基础之一，《丹溪心法》曰："痰挟瘀血，遂成窠囊。"痰瘀互结是肿瘤的发生和发展过程中重要环节，因此，《血证论》有云："血积既久，亦能化为痰水。"瘀痰与癌毒相合，积聚蛰伏于脏腑器官组织之内，加重阻滞络脉。血瘀气滞痰凝肿痛形成。《阴阳应象大论》云："气伤痛，形伤肿。"故癌症多见肿痛。虫类药有活血祛瘀止痛之效，活血祛瘀又可改善络脉循环，促使痰化饮消，故虫类药的活血化瘀之功常能起到消除癌肿的作用[2]。临床上我们常用的具有抗凝作用的活血化瘀虫类药还有地龙、僵蚕、土鳖虫、穿山甲、全蝎、虻虫等。本草学对水蛭、虻虫活血祛瘀的功效已有明确记载。水蛭：咸，苦，平，有小毒，入肝经。《本草经百种录》记载："水蛭最喜食人之血，而性又迟缓善入，迟缓则生血不伤，善入则坚积易破，借其力以攻积久之滞，自有利而无害也。"《阴阳应象大论》云："气伤痛，形伤肿。"故癌症多见肿痛。虫类药有活血祛瘀止痛之效，活血祛瘀又可改善络脉循环，促使痰化饮消，故虫类药的活血化瘀之功常能起到消除癌肿的作用[3]。②攻坚破积：机体的脏器发生病理变化，形成肿块。虫类药善搜剔攻毒，其性搜剔，可入里入络，其效或破或消，直达病所，以之攻解肿瘤之毒，松透病根。吴鞠通谓："飞者走络中气分，走者走络中血分，可谓无微不入，无坚不破。"[4]叶天士"藉虫蚁血中搜逐以攻通邪结"为指导，选用全蝎、露蜂房、蜣螂、地龙干等虫类药，取其"飞者升，走者降，灵动迅速，追拔沉混气血之邪"的特性，疗诸癥瘕痼疾。可见虫类药物专于入络攻坚，其通络之力最强以食血之虫。[5]穿山甲：咸，微寒，走窜，善下行，活血通络之功较强，略有腥气，为中医外科常用药，用其消肿溃脓，《药性论》：“治山瘴疾，治小儿惊邪……痔瘘恶疮疥癣。”《医学衷中参西录》：“其走窜之性无微不至，故能宣通脏腑、贯彻经络、透达关窍，凡血凝、血聚为病皆能开之。……并能治癥瘕积聚、周身麻痹、心腹疼痛。”外科的多个方剂中，如透脓散、仙方活命饮等，都有穿山甲与皂刺同用，取其透脓外出的作用。而治肿瘤多单用，取其穿透散结化瘀作用，同时穿山甲有补虚作用，适合肿瘤病人，多用其治疗妇科肿瘤、肝癌、淋巴瘤等。《金匮要略》中治疟母用鳖甲煎丸，其中虫、鼠妇、蜣螂就有入络攻坚之效。由于癌症久而入络形成坚积难散，虫类药善入络攻坚化积，故常用之。③攻毒散结：癌毒及其毒邪结聚是癌症的主要致病因素，虫类药具有攻毒散结的作用，故常为肿瘤所选用。斑蝥：辛，热，有大毒。可破血逐瘀，散结消癥，攻毒蚀疮。《药性论》：“治瘰疬，通利水道。”《本草纲目》：“葛氏云：凡用斑蝥……以毒攻毒是矣。”全蝎：辛，平，有毒。归肝经。张锡纯在《医学衷中参西录》中认为：“蝎子……专善解毒。”《别录》论蜂房可使“诸毒皆瘥”，是味攻毒佳药。蟾酥：辛，凉，有小毒。可破癥结、行水湿、镇痛。主要用于治疗消化系统肿瘤[6]，如食道癌、胃癌、肝癌、肠癌等。治疗癌性胸、腹水可酌与葶苈子、泽泻、猪苓、茯苓、肉桂、大戟、蝼蛄等配伍。《本草汇言》道：“蟾酥……能化解一切瘀郁、壅滞诸疾，如积毒、积块、积胀……之证，有攻毒拔毒之功也。”可见虫类药，性虽毒，正因其自身所具毒性，而成为攻克癌毒首选药物，正合古人“一物降一物”之谓。

典型病例

例1　王某，女，43岁，脑垂体瘤术后1年。患者1年前体检时发现脑垂体瘤，于1996年6月行手术治疗，术后3个月出现双目失明，后在咸阳肿瘤医院治疗4个疗程后双目视力有所恢复。现症：双目视物不清，头晕，双上肢麻木，周身乏力、疼痛，以下肢为甚。纳可，眠差，大小便调。舌质紫暗，苔白，脉沉细。处方给予赤芍、川芎各15g，决明子30g，水蛭6g，丹参30g，黄芪60g，女贞子30g，乌蛇、蜈蚣、土鳖虫各10g，葛根15g，地龙、忍冬藤各30g。服药后病情尚平稳，无乏力，双手麻木疼痛较著，双目视物仍不清，头晕缓解，纳可，眠可，大小便调。处方给予黄芪90g，当归、没药各10g，金银花30g，乌蛇、蜈蚣、土鳖虫各10g，桂枝15g，白芍30g，全虫10g，杜仲、桑枝、补骨脂、炒酸枣仁、桑寄生各30g，患者持续服药至2003年6月21日复诊时，病情尚稳定。

例2 尚某，女，59岁，胰腺癌术后，患者1年前无明显诱因腹痛，腹部CT提示“胰腺肿瘤”，在西京医院行“十二指肠－空肠侧吻合术”，病理提示：胰体高分化黏液腺癌，术后化疗1次。现症：腹部及背部持续性隐痛，腹胀，纳呆，大便干结，小便调。舌质淡红，苔白，脉沉细。处方给予大黄6g，黄芩、枳壳、半夏、柴胡、黄连、乌蛇、土鳖虫、当归各10g，白芍15g，生姜6g，大枣3枚，荜澄茄15g，蜈蚣10g，肉苁蓉30g，番泻叶6g，共12剂。复诊：腹部及背部减轻，但腹泻每日4次，乏力，纳呆。上方减去当归、肉苁蓉、番泻叶，加黄芪、女贞子、元胡各30g，追访半年，病情尚稳定。

讨论 临床使用虫类药应辨证精准，选药得当，特别是毒性较大的，如斑蝥[7]可致肠胃炎、肾炎，尤以伤害肾小管；水蛭量大导致出血[8]，全蝎中含有神经毒性的物质[9]，蜈蚣中含有类似蜂毒的组织胺样物质和溶血蛋白[10]，过量可引起中毒，出现溶血、贫血、肝肾功能损害等。谢老在临床上应用虫类剂量偏大是以多年临床经验在配方中加以配伍应用，对体质虚弱的患者多以扶正的基础加以虫类药物，故我们在临证使用中应加以酌情参考使用。

参考文献

[1] 师文道．浅论虫类药的功效与临床应用［J］．吉林中医药，1999（6）：51.

[2] 高学敏．中药学［M］．北京：中国中医药出版社，2007：24－25.

[3] 张波．虫类药的功效及其抗癌作用的文献研究［J］．世界中西医结合杂志，2010，5：08.

[4] 李穗晖，周岱翰．运用虫类药治疗肿瘤经验［J］．中医杂志，2013，54：6.

[5] 徐永禄．黄振鸣运用虫类药经验［J］．中医杂志，2003，44（7）：497－498.

[6] 代丽萍，高慧敏，王智民，等．蟾皮化学成分的分离与结构鉴定［J］．药学学报，2007，42（8）：858－861.

[7] 吴丹勇，常兆生．来源于动物的抗肿瘤活性物质及其生物活性［J］．中国药学杂志，1992，27（5）：265－268.

[8] 刘贞丽，潘继富，董传海．水蛭的药理作用及其临床应用［J］．时珍国医国药，2002，13（6）：377－378.

[9] 常吉梅．全蝎的不良反应［J］．中国药房，2003，14（8）：484.

[10] 陶勇．蜈蚣毒性的研究进展［J］．中国生化药物杂志，2000，21（2）：94.

（《陕西中医》2014年第35卷第1期）

谢远明治疗多发性骨髓瘤经验

魏亚东　曹利平　鱼涛　王向阳　苗文红　李耀辉
陕西省中医医院　西安（710003）

摘要： 谢远明主任医师是中医临床大家，擅长治疗肿瘤及疑难杂症，治疗多发性骨髓瘤有独到经验，切中肾虚血瘀病机，治疗以补肾化瘀为主，辨证与辨病相结合，临证强调治病以扶正为本，活血化瘀为标，并擅用虫类药物。

关键词： 多发性骨髓瘤；名老中医经验；谢远明

基金资助： 财政部、国家中医药管理局专项基金（财社［2010］91号）

Clinical experience of XIE Yuan - ming in treating multiple myeloma

WEI Ya - dong　CAO Li - ping　YU Tao　WANG Xiang - yang
MIAO Wen - hong　LI Yao - hui
Shaanxi TCM Hospital　Xi'an（710003）　China

Abstract：As an internal medicine authority, Professor XIE Yuan - ming Specializes in treating tumour and a variety of difficult and complicated diseases. he has unique experience in the treatment of multiple myeloma. He emphasize blood stasis and kidney deficiency in pathogenesis and the fundamental principle of treatment is activating blood and tonifying kidney. It must combine Pathogenic factors and disease diagnosing. He emphasize on strengthening and consolidating body resistance, promoting blood circulation for removing blood stasis. Professor XIE Yuan - ming is good at poisonous insects.

Key word：multiple myeloma; Old Chinese medicine doctor's experience; XIE Yuan - ming

Fund assistance：Special Fund of The Ministry of Finance and State Administration of Traditional Chinese Medicine（No.［2010］91）

多发性骨髓瘤（multiple myeloma，MM）是浆细胞克隆性增生的恶性肿瘤。骨髓内有异常浆细胞（骨髓瘤细胞）的增殖，引起骨骼破坏（溶骨性改变），血清或尿的蛋白电泳出现单株峰（M蛋白），正常的多克隆免疫球蛋白合成受抑，尿内出现本周蛋白，最后导致贫血和肾功能损害。我国骨髓瘤发病率约为1/10万，低于西方工业发达国家（约4/10万）。发病年龄大约在50~60岁之间，40岁以下者较少见，男女之比为3:2。

学术理论基础

1. 在中医基础理论上倡导辨证与辨“病”相结合[1]

谢老认为，辨证论治是中医学的灵魂，是不二法门，辨的是机体内在的生理病理状态，以证为对象进行治疗，反映了中医在诊断和治疗学上的特点。辨证论治应包括中医的辨病论治，证既是包括四诊检查所得，又包括内外致病因素及病位，判断疾病在某一阶段的特殊性质及主要矛盾，辨病是按照辨证所得，与多种相类似的疾病进行鉴别，在此基础上进一步辨证，可预料病情的顺逆吉凶，可使治疗原则和方药紧密结合。从辨证到辨病再到辨证，是对疾病认识不断深化的过程。谢老在这里所说的辨“病”，范围比较宽泛，既指中医的辨病也指西医的辨病。西医传统的辨病论治，辨的是病名、病因，是以致病因素为主，机体内在的生理病理状态为辅，而建立起的一套完整的病症诊治体系。谢老强调应该把中医辨证与西医辨病的理论有机地结合起来，做到“古为今用，洋为中用”，走中西医结合的道路。

谢老认为，肾为先天之本，主骨生髓，肾虚则骨髓失养，日久则因虚致瘀，不通则痛、不荣而痛，致骨骼疼痛；若邪气过盛，脏气损伤，日渐耗伤气血阴阳，发为虚劳。针对此种虚劳，西医诊断为多发性骨髓瘤，中医辨证为肾虚血瘀，治以补肾化瘀，方药可选参芪地黄汤化裁，方从法出，法随证立，诊断及辨证明确，治疗迎刃而解。

2. 临证强调治病以扶正为本、活血化瘀为标[1]

谢老多年来以肿瘤及疑难杂症作为主攻方向，学术上的主要特点是治病以扶正为本，活血化瘀为标。“上工治未病，中工治已病”，对于肿瘤治疗的最高境界，他认为是治未病，这包括未病先防及既病防变，这在他治疗肿瘤上得到了充分的体现。“正气存内，邪不可干”，人体正气（相当于免疫机能）不虚，即使邪毒（相当于致癌因子）进入机体也会被很快驱除，只有当正气虚损不足以御邪时，邪毒才能致病，这就是“邪之所凑，其气必虚”的缘故。谢老对肿瘤的认识重视整体观念，从人体正邪的消长而论，《内经》云“正气存内，邪不可干”，“邪之所凑，其气必虚”。《医宗必读》中论述肿瘤提出：“积之成也，正气不足，而后邪气踞之。”《外科医案》进一步明确提出："正气虚则成岩。"所以说，癌症的发生、发展是一个正虚邪实的过程，正气内虚是肿瘤发生发展的根本原因，大多数的外界因素，也多是在人体正虚的情况下侵入机体而发病的。因此，提出扶正培本治则及一系列有关方药，是探索防治肿瘤的重要途径。扶正培本治则是中医防治肿瘤的基本法则，是其最大特色，贯穿在肿瘤治疗始终，大量临床及基础研究取得了可喜成果，显示出其在肿瘤综合治疗中的极其重要的地位。

在扶正方面，谢老最擅长使用的方剂就是参芪地黄汤和枳朴六君子汤，他认为肾为先天之本，脾胃为后天之本，固本即是扶正，这一思想在谢老治疗多发性骨髓瘤方面得到了充分的体现，也成为他治疗该病的一大特色和优势，给那些中、晚期多发性骨髓瘤患者带来了带瘤长期生存的机会和希望。参芪地黄汤脾、肾双补，先、后天之本均可获益，其中单纯脾气亏虚用党参，气阴双亏则用太子参，此为谢老用药一处亮点。枳朴六君子汤即六君子汤加枳壳、厚朴而成，适用于气虚兼湿之证。

谢老致力于"瘀证"的研究，主张"非痰即瘀"之说，得心应手地运用"活血化瘀"治法，特别是用于多发性骨髓瘤的治疗，使疗效显著提高，指出血瘀病变可使肿瘤生成和发展，反之，已经形成的肿瘤，又可造成血瘀的病变，因而生成的肿瘤可使血瘀加剧。其他原因如痰结、湿聚生成的肿瘤，又可造成血瘀病变，指出这就是瘀血与肿瘤之间互为因果的病理关系。中医学对血瘀证的认识以及针对血瘀证所采用的活血化瘀治疗，源远流长，经验丰富，尤其在治疗某些疑难病方面效果显著[2]。谢老的活血化瘀学术特点：①在医治多发性骨髓瘤及其他肿瘤时，多以活血化瘀法立方遣药，以达到散结化瘀之目的，但因此类病人久病体虚，又要注意扶正培本。②善于结合现代医学研究的最新成果，选用久经验证的疗效可靠之中药，体现了辨病与辨证的用药特点。③常用并善用虫类药，用之以活血通络，解毒散结。谢老在临证中极力强调"有胃气则生"的理论，他认为对于多发性骨髓瘤病人，许多是因虚致瘀，因虚而致病，所以在治疗中要扶正达邪。谢老运用益气活血化瘀法治疗本病时注意谨守病机，据证立法，重视顾护元气，保胃气，守法、守方治疗，在治疗过程中活血化瘀、化痰散结、消瘀散结等均需在正气恢复的情况下，使元气充沛，中气旺盛，才能达到气行血行、气行痰消、气行水行，从而通过扶正而达到正复邪去的目的。

典型医案

患者某，男，51岁。2004年3月6日初诊。主诉：腰痛5月余。患者2003年10月无明显诱因出现腰痛，当时未曾留意，后症状逐渐加重。2004年元月在西安交通医院行CT检查报告：肋骨及胸腰椎体改变，多考虑多发性骨髓瘤，继发多处肋骨骨折。2004年2月17日在交大第一附属医院骨穿后病理报告：提示为浆细胞性骨髓瘤。初诊症见：腰困痛，行走不便，伴左侧肩胛部疼痛，掣及胸廓。纳可，夜休可，二便调。察其面色苍白，表情痛苦，语声低沉，时有呻吟。前胸正中压之不痛，后腰压之疼痛。诊其舌质淡暗，苔白，舌下络脉青紫迂曲，脉细弱。病理报告（交大第一附属医院2004-02-17病理号：0449-04）：浆细胞性骨髓瘤。中医诊断：虚劳（肾虚血瘀），西医诊断：多发性骨髓瘤。此为肾气亏虚，瘀血留滞，法当扶正祛邪，治以补肾壮骨、化瘀通络。方用参芪地黄汤化裁。处方：太子参30g，黄芪30g，熟地24g，山药12g，山萸肉12g，泽泻10g，茯苓10g，丹皮10g，杜仲30g，补骨脂30g，蜈蚣2条，土鳖虫10g，乌蛇10g，螃蟹30g，全蝎10g，三七粉（冲）10g，生薏仁30g，白僵蚕10g。12剂，水煎400ml，早晚分服。

二诊：2004年7月15日。服用前方60剂后腰痛明显减轻，肩胛骨疼痛也有所减轻，2004年7月8日在交大第一附属医院ECT检查：多发性骨髓瘤（左7、8、10肋骨，右8-11肋骨，腰4椎体）；7月13日在交大第一附属医院复查骨穿报告：增生性骨髓象，多发性骨髓瘤。现左胁肋及背肩部疼痛。舌质淡紫，苔白，舌下络脉迂曲，脉细。此乃肾虚瘀留为主，恐滋补药物碍胃，宗前方酌加健脾胃助运化之品。处方：党参30g，黄芪30g，熟地24g，山药12g，山萸肉12g，丹皮10g，泽泻10g，茯苓10g，枳壳15g，白术15g，砂仁10g，女贞子30g，土鳖虫10g，蜈蚣2条，乌蛇10g，螃蟹30g，生薏仁30g，全虫10g，三七粉（冲）10g，白僵蚕10g。12剂，水煎400ml，早晚分服。

三诊：2005年4月27日。患者一直服用中药至今，2005年4月19日在交大第一附属医院检查尿本周蛋白（-）。4月25日在交大第一附属医院复查骨穿：多发性骨髓瘤治疗后好转。诉其腰部困痛及肩背部疼痛基本消失，现感双手麻木，纳可，夜休可，大、小便正常。舌质淡紫，苔白，舌下络脉迂曲，脉细。此乃气血不足，瘀血停留，四肢不得气血充养，治疗重在益气活血，标本兼顾，方用补阳还五汤化裁。处方：黄芪60g，当归10g，赤芍12g，川芎12g，桃仁10g，红花10g，地龙30g，补骨脂30g，乌蛇10g，蜈蚣2条，土鳖虫10g，白术15g，枳壳15g，白芍15g，桂枝15g。12剂，水煎400ml，早晚分服。

四诊：2006年2月28日。患者间断服用上方治疗，2006年2月20日在交大第一附属医院复查尿本周蛋白（-）。2月22日在交大第一附属医院复查ECT：右8后肋，右6前肋，腰1椎体骨代谢增高。2月24日复查骨穿：多发性骨髓瘤治疗后好转。现仅感左上肢麻木疼痛，余无特殊不适。舌质淡紫，苔白，舌下络脉青紫，脉细。此乃气虚血瘀，继续以益气化瘀为主。处方：黄芪60g，当归10g，赤芍12g，川芎12g，桃仁10g，红花10g，地龙30g，丹参30g，白芍15g，桂枝15g，姜黄15g，全虫10g，蜈蚣2条，乌蛇10g，羌活15g，秦艽15g。12剂，水煎400ml，早晚分服。

按：患者素体虚弱，肾中精气不足，肾虚日久，发为虚劳。病久必瘀，瘀血留滞，经络不通，则出现疼痛。治疗大法为扶正祛邪，治以补肾壮骨，化瘀通络。多发性骨髓瘤属中医虚劳范畴，谢老认为肾虚血瘀是其病机特点，治疗重在补肾，又恐滋补药物碍胃，加用健脾胃助运化之品。六味地黄汤为一传统古方，是滋补肾阴之代表方，具有益肾补肾之作用，方中重用熟地黄滋阴补肾，填精益髓，为君药。山萸肉补养肝肾，并能涩精，取“肝肾同源”之意；山药补益脾阴，亦能固肾，共为臣药。三药配合，肾肝脾三阴并补，是为“三补”，且以补肾为主。泽泻利湿而泄肾浊，并能减熟地黄之滋腻；茯苓淡渗脾湿，并助山药之健运，与泽泻共泄肾浊，助真阴得复其位；丹皮清泄虚热，并制山萸肉之温涩。三药称为“三泻”，均为佐药。六味合用，三补三泻，以补为主；肝、脾、肾三阴并补，以补肾阴为主，这是本方的配伍特点[3]。六味地黄汤加党参、黄芪即为参芪地黄汤，肾为先天之本，脾胃为后天之本，六味地黄汤补益先天之本，参、芪补益后天之本，先、后天同补，可健脾补肾以壮骨，治疗本案可使肾虚得补，瘀祛络通。病变发展过程中出现气虚血瘀，则转变治疗思路，以益气活血为主，方用补阳还五汤化裁。补阳还五汤是治疗气虚血瘀的主方，可改善瘀血阻络之证。补阳还五汤中，黄芪补益元气，意在气旺则血行，瘀去络通，为君药。当归活血通络而不伤血，为臣药。赤芍、川芎、桃仁、红花协同当归以活血祛瘀；地龙通经活络，力专善走，周行全身，以行药力，亦为佐药。全方配伍特点：重用补气药与少量活血药相伍，使气旺血行以治本，祛瘀通络以治标，标本兼顾；且补气而不壅滞，活血又不伤正。合而用之，则气旺、瘀消、络通，诸症向愈。本例多发性骨髓瘤其病机责之于肾虚瘀留，是本虚标实之证，治宜标本兼顾，扶正祛邪，以补肾祛瘀为要法，兼顾脾胃，顾护后天之本。辨证与辨病相结合，并根据病情变化及时调整治疗思路。特别需要指出的是治疗本病方中多用全蝎、蜈蚣、土鳖虫等虫类药物，有活血化瘀，解毒散结，通络止痛之功，并有一定的抗肿瘤作用。现代药理研究表明，全蝎能抑制肿瘤细胞增殖，诱导肿瘤细胞凋亡，抑制肿瘤新生血管生成，直接杀伤肿瘤细胞[4]。蜈蚣能抑制肿瘤细胞增殖，阻滞肿瘤细胞周期，诱导细胞凋亡[5]。土鳖虫体内纤溶活性蛋白及脂溶性脂肪酸均有抑制肿瘤生长的作用[6]。红花所含红花黄素是红花的主要活性成分，属查耳酮类化合物，红花黄素具有抗癌、抗血栓、抗氧化、抗炎等作用[7]。这些均为本案特色之处。

参考文献

[1] 曹利平，苗文红，王向阳，等. 谢远明学术思想述要［J］. 陕西中医，2007，28（7）：868－870.

CAO Li－ping，MIAO Wen－hong，WANG Xiang－yang，et al. Summary scholar thoughts by Professor XIE Yuan－ming. Shaanxi Journal of TCM，2007，28（7）：868－870.

[2] 杜金行，李腾飞，史载祥. 血瘀证及活血化瘀临床研究回顾与展望［J］. 中华中医药杂志，2012，27（9）：2247－2253.

DU Jin－hang，LI Teng－fei，SHI Zai－xiang. Review and prospect of clinical studies on blood stasis syndrome and promoting blood circulation therapy. China Journal of TCM and Pharmacy，2012，27（9）：2247－2253.

[3] 邓中甲. 方剂学［M］. 北京：中国中医药出版社，2003：171.

DENG Zhong－jia. Formulae of Chinese Medicine. Beijing：China Press of TCM，2003：171.

[4] 章红燕，何福根，王奇. 全蝎抗肿瘤作用机制及临床应用研究进展［J］. 中国药业，2013，22（1）：95－96.

ZHANG Hong－yan，HE Fu－gen，WANG Qi. Research progress of scorpion anti－tumor mechanism of action and clinical application. Chinese Medicine，2013，22（1）：95－96.

[5] 姜建伟，何福根，章红燕. 中药蜈蚣抗肿瘤作用机制及临床应用研究进展［J］.

海峡药学，2012，24（9）：28－29.

JIANG Jian－wei，HE Fu－gen，ZHANG Hong－yan. Research on the mechanism of anti－tumor and clinical application of Centipede. Strait pharmaceutical，2012，24（9）：28－29.

[6] 宋程，蒋益兰，唐蔚. 土鳖虫抗肿瘤的研究进展［J］. 湖南中医杂志，2011，27（6）：132－133.

SONG Cheng，JIANG Yi－lan，TANG Wei. Advances in studies on antitumor woodlouse. Hunan Journal of TCM，2011，27（6）：132－133.

[7] 张宇，李海涛，郑为超. 红花黄素抗氧化作用在缺血再灌注损伤中的保护机制［J］. 中华中医药杂志，2011，26（10）：2325－2327.

ZHANG Yu，LI Hai－tao，ZHENG Wei－chao. Protective mechanism of antioxidation by safflor yellow in ischemia reperfusion injury. China Journal of TCM and Pharmacy，2011，26（10）：2325－2327.

（《中华中医药杂志》2013 年第 28 卷第 12 期）